Treatment of Scars From Burns and Trauma
烧伤与创伤瘢痕治疗学

主 编 ［美］穆拉德·阿拉姆（Murad Alam）
　　　 ［美］杰弗里·S. 多弗（Jeffrey S. Dover）
　　　 ［美］吉尔·S. 韦贝尔（Jill S. Waibel）
　　　 ［美］肯尼斯·A. 阿恩特（Kenneth A. Arndt）
　　　 ［美］约翰·Y. S. 金（John Y. S. Kim）
　　　 ［美］J. 里根·托马斯（J. Regan Thomas）
　　　 ［美］柯蒂斯·W. 加巴尔（Curtis W. Gaball）
　　　 ［美］罗德尼·K. 陈（Rodney K. Chan）

主 译　官　浩　胡大海　吴　军

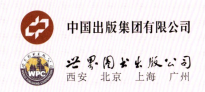

图书在版编目（CIP）数据

烧伤与创伤瘢痕治疗学 /（美）穆拉德·阿拉姆（Murad Alam）等主编；官浩，胡大海，吴军主译 . -- 西安：世界图书出版西安有限公司，2025.2

书名原文：Treatment of Scars From Burns and Trauma

ISBN 978-7-5232-1118-2

Ⅰ. ① R644.05 ② R641.05

中国国家版本馆 CIP 数据核字（2024）第 044613 号

书　　名	**烧伤与创伤瘢痕治疗学** SHAOSHANG YU CHUANGSHANG BANHEN ZHILIAOXUE
主　　编	［美］穆拉德·阿拉姆（Murad Alam）　　［美］杰弗里·S. 多弗（Jeffrey S. Dover） ［美］吉尔·S. 韦贝尔（Jill S. Waibel）　　［美］肯尼斯·A. 阿恩特（Kenneth A. Arndt） ［美］约翰·Y. S. 金（John Y. S. Kim）　　［美］J. 里根·托马斯（J. Regan Thomas） ［美］柯蒂斯·W. 加巴尔（Curtis W. Gaball）　　［美］罗德尼·K. 陈（Rodney K. Chan）
主　　译	官　浩　胡大海　吴　军
责任编辑	刘静凯　邵小婷　何志斌
装帧设计	西安非凡至臻广告文化传播有限公司
出版发行	**世界图书出版西安有限公司**
地　　址	陕西省西安市雁塔区曲江新区汇新路 355 号
邮　　编	710061
电　　话	029-87214941　029-87233647（市场营销部） 029-87234767（总编室）
网　　址	http://www.wpcxa.com
邮　　箱	xast@wpcxa.com
经　　销	新华书店
印　　刷	西安雁展印务有限公司
开　　本	889mm×1194mm　1/16
印　　张	11.5
字　　数	290 千字
版次印次	2025 年 2 月第 1 版　2025 年 2 月第 1 次印刷
版权登记	25-2024-017
国际书号	ISBN 978-7-5232-1118-2
定　　价	198.00 元

医学投稿　xastyx@163.com ‖ 029-87279745　029-87284035

（如有印装错误，请寄回本公司更换）

[Murad Alam，Jeffrey S. Dover，Jill S. Waibel，Kenneth A. Arndt，John Y. S. Kim，J. Regan Thomas，Curtis W. Gaball，Rodney K. Chan]

[*Treatment of Scars From Burns and Trauma*]

[ISBN 978-0-07-183991-4]

Copyright ©2021 by McGraw-Hill Education.

All Rights reserved. Printed in China. Except as permittedunder the United States Copyright Act of 1976, no part of this publication may be reproduced ordistributed in any form or by any means, or stored in a database or retrieval system, without theprior written permission of the publisher.

This authorized Chinese translation edition is jointly published by McGraw-Hill Education and World Publishing Xi'an Corporation Limited. This edition is authorized for sale in the People's Republic of China only, excluding Hong Kong, Macao SAR and Taiwan.

Translation Copyright © [*Treatment of Scars From Burns and Trauma*] by McGraw-Hill Education and World Publishing Xi'an Corporation Limited.

版权所有。未经出版人事先书面许可，对本出版物的任何部分不得以任何方式或途径复制传播，包括但不限于复印、录制、录音，或通过任何数据库、信息或可检索的系统。

本授权中文简体字翻译版由麦格劳－希尔教育出版公司和世界图书出版西安有限公司合作出版。此版本经授权仅限在中华人民共和国境内（不包括香港特别行政区、澳门特别行政区和台湾）销售。

翻译版权 ©［《烧伤与创伤瘢痕治疗学》］由麦格劳－希尔教育出版公司与世界图书出版西安有限公司所有。

本书封面贴有 McGraw-Hill Education 公司防伪标签，无标签者不得销售。

陕西省版权局著作权合同登记号：25-2024-017

郑重声明

医学是一门不断变化的科学。当我们的知识被新的研究和临床经验拓宽后,治疗方案和用药也需要做出相应改变。本著作的作者和出版者努力对被认为是可靠的信息来源进行了核对,以提供完整且总体上符合出版当时标准的信息。然而,考虑到人为错误的可能性或医学科学的变化,无论是作者、出版商,还是参与本著作准备或出版的其他方,都不能保证本书包含的信息各方面的准确性或完整性,因此不对任何错误、遗漏或使用本作品中包含的信息所产生的结果负责。我们鼓励读者通过其他来源对本书中提供的信息进行确认。例如,建议读者用药前检查药物的产品信息表,以确定本著作中包含的信息是准确的,没有改变药物的推荐剂量或给药禁忌证。这一建议对于新的或不常使用的药物尤其重要。

致 谢
Dedication

致我的父母 Rahat 和 Rehana，我的姐姐 Nigar、外甥女 Noor、外甥 Ali、Becki 和 Eleanor。感谢 Nathan Uebelhoer，他是我认识的最优秀、最慷慨仁厚的医生，他慷慨无私地教授我们如何治疗瘢痕。感谢信任我的瘢痕患者们，感谢他们给我学习的机会。

——Murad Alam

向代表和维护我们最崇高理想的勇敢军人致敬。

—— Curtis W. Gaball

主编
Editors

Murad Alam, MD, MSCI, MBA
Vice-Chair, Department of Dermatology
Professor of Dermatology, Otolaryngology, and Surgery
Northwestern University, Feinberg School of Medicine
Chicago, Illinois

Jeffrey S. Dover, MD, FRCPC
Director, SkinCare Physicians
Chestnut Hill, Massachusetts
Associate Clinical Professor of Dermatology
Yale University School of Medicine
New Haven, Connecticut
Adjunct Associate Professor of Dermatology
Brown Medical School
Providence, Rhode Island

Jill S. Waibel, MD
Owner and Medical Director, Miami Dermatology & Laser Institute
Assistant Voluntary Professor, University of Miami Miller School of Medicine
Subsection Chief of Dermatology, Baptist Hospital of Miami
Medical Director, Miami Cancer Institute's Multidisciplinary Skin Cancer Clinic
Miami, Florida

Kenneth A. Arndt, MD
President, SkinCare Physicians
Chestnut Hill, Massachusetts
Adjunct Professor of Dermatology
Brown Medical School
Providence, Rhode Island

John Y. S. Kim, MD
Professor of Surgery and Dermatology
Division of Plastic and Reconstructive Surgery
Northwestern University, Feinberg School of Medicine
Chicago, Illinois

J. Regan Thomas, MD
Professor, Division of Facial Plastic and Reconstructive Surgery
Department of Otolaryngology-Head and Neck Surgery
Northwestern University Feinberg School of Medicine
Chicago, Illinois

Curtis W. Gaball, CAPT, MC, USN
Staff Surgeon, Department of Otolaryngology
Chairman Emeritus
Specialty Leader, Navy Otolaryngology
Naval Medical Center
San Diego, California

Rodney K. Chan, MD, FACS, FRCSC
Professor, Department of Surgery
Uniformed Services University of the Health Sciences
Chief, Plastic and Reconstructive Surgery
Clinical Division and Burn Center
U.S. Army Institute of Surgical Research
President, STARS Plastic Surgery
San Antonio, Texas

原著作者 Contributors

Murad Alam, MD, MSCI, MBA
Vice-Chair, Department of Dermatology
Professor of Dermatology, Otolaryngology, and Surgery
Northwestern University, Feinberg School of Medicine
Chicago, Illinois

Kenneth A. Arndt, MD
President, SkinCare Physicians
Chestnut Hill, Massachusetts
Adjunct Professor of Dermatology
Brown Medical School
Providence, Rhode Island

José E. Barrera, MD
Clinical Professor, Surgery
Uniformed Services University
Washington D.C.
Adjunct Associate Clinical Professor
Facial Plastic Surgery, UT Health
Medical Director
Texas Center for Facial Plastic & Laser Surgery and RejuveMD MedSpa
San Antonio, Texas

Jordan T. Blough, BS
Division of Plastic and Reconstructive Surgery
Northwestern University, Feinberg School of Medicine
Chicago, Illinois

Diana Bolotin, MD, PhD
Chief, Section of Dermatology
Associate Professor of Dermatology
University of Chicago, Pritzker School of Medicine
Chicago, Illinois

Eric W. Cerrati, MD
Assistant Professor
Director, Facial Plastic & Reconstructive Surgery
Division of Otolaryngology – Head and Neck Surgery
University of Utah
Salt Lake City, Utah

Rodney K. Chan, MD, FACS, FRCSC
Professor, Department of Surgery
Uniformed Services University of the Health Sciences
Chief, Plastic and Reconstructive Surgery
Clinical Division and Burn Center
U.S. Army Institute of Surgical Research
President, STARS Plastic Surgery
San Antonio, Texas

Alexander Daoud, MD
Resident
Department of Dermatology
Stony Brook University
East Setauket, New York

Jeffrey S. Dover, MD, FRCPC
Director, SkinCare Physicians
Chestnut Hill, Massachusetts
Associate Clinical Professor of Dermatology
Department of Dermatology
Yale University School of Medicine
New Haven, Connecticut
Adjunct Associate Professor of Dermatology
Department of Dermatology
Brown Medical School
Providence, Rhode Island

Curtis W. Gaball, MD
Staff Surgeon, Department of Otolaryngology
Chairman Emeritus
Specialty Leader, Navy Otolaryngology
Naval Medical Center
San Diego, California

Robert D. Galiano, MD
Associate Professor of Surgery (Plastic Surgery) and Dermatology
Division of Plastic and Reconstructive Surgery
Northwestern University, Feinberg School of Medicine
Chicago, Illinois

Chloe Gianatasio, MS
Research Assistant
Miami Dermatology & Laser Institute
Miami, Florida

Arun K. Gosain, MD
Professor of Surgery (Pediatric Surgery)

Division of Plastic & Reconstructive Surgery
Ann & Robert H. Lurie Children's Hospital of Chicago
Chicago, Illinois

Katherine Hicks, MD
Facial Plastic & Reconstructive Surgery Fellow
Division of Plastic and Reconstructive Surgery
Department of Otolaryngology—Head and Neck Surgery
Northwestern University, Feinberg School of Medicine
Chicago, Illinois

Omer Ibrahim, MD
Associate
Chicago Cosmetic Surgery and Dermatology
Chicago, Illinois

Elizabeth Jones, MD
Assistant Professor
Department of Dermatology
Thomas Jefferson University
Philadelphia, Pennsylvania

John Y. S. Kim, MD
Professor of Surgery (Plastic Surgery) and Dermatology
Division of Plastic and Reconstructive Surgery
Northwestern University, Feinberg School of Medicine
Chicago, Illinois

Shilpi Khetarpal, MD
Associate Professor of Dermatology
Department of Dermatology
Cleveland Clinic
Cleveland, Ohio

Eduardo K. Moioli, MD, PhD
Clinical Associate of Medicine
Section of Dermatology, Department of Medicine
University of Chicago
Chicago, Illinois

Dorene Niv, DO
Associate
Premier Dermatology Partners
Miami, Florida

Brian A. Raphael, MD
Empire Dermatology
Physician/Founder
East Syracuse, New York

Ashley Rudnick, BS
Research Assistant
Miami Dermatology & Laser Institute
Miami, Florida

Nazanin Saedi, MD
Assistant Professor
Director, Jefferson Laser Surgery and Cosmetic Dermatology Center
Department of Dermatology & Cutaneous Biology
Thomas Jefferson University
Philadelphia, Pennsylvania

Isaac E. Schwartz, MD
Comprehensive Otolaryngology
Department Head – Otolaryngology
Chief Medical Informatics Officer
U.S. Naval Hospital Naples
Naval Medical Center
San Diego, California

J. Regan Thomas, MD
Professor, Division of Facial Plastic and Reconstructive Surgery
Department of Otolaryngology—Head and Neck Surgery
Northwestern University
Chicago, Illinois

Mara Weinstein Velez, MD
Assistant Professor
Department of Dermatology
University of Rochester Medical Center
Rochester, New York

Michael M. Vu, BS
Medical Student
Division of Plastic and Reconstructive Surgery
Northwestern University, Feinberg School of Medicine
Chicago, Illinois

Jill S. Waibel, MD
Owner and Medical Director, Miami Dermatology & Laser Institute
Assistant Voluntary Professor, University of Miami Miller School of Medicine
Subsection Chief of Dermatology, Baptist Hospital of Miami
Medical Director, Miami Cancer Institute's Multidisciplinary Skin Cancer Clinic
Miami, Florida

Abigail Waldman, MD
Director, Mohs Surgery
VA Boston Healthcare System
Assistant Professor
Department of Dermatology
Harvard Medical School
Assistant Professor of Dermatology
Department of Dermatology
Brigham and Women's Hospital
Boston, Massachusetts

Indranil Sinha
Assistant Professor, Division of Plastic Surgery
Brigham and Women's Hospital
Boston, Massachusetts

译者名单
Translators

主　审
　　吕开阳　上海交通大学医学院附属新华医院整形外科

主　译
　　官　浩　空军军医大学第一附属医院烧伤与皮肤外科
　　胡大海　空军军医大学第一附属医院烧伤与皮肤外科
　　吴　军　深圳大学第一附属医院烧伤整形科

副主译
　　沈余明　首都医科大学附属北京积水潭医院烧伤整形科
　　陈　阳　空军军医大学第一附属医院烧伤与皮肤外科
　　张万福　空军军医大学第一附属医院烧伤与皮肤外科

译　者　（按姓氏笔画排序）
　　王运帷　空军军医大学第一附属医院烧伤与皮肤外科
　　刘　宾　西安市中心医院烧伤整形科
　　何　亭　空军军医大学第一附属医院烧伤与皮肤外科
　　张　浩　空军军医大学第一附属医院烧伤与皮肤外科
　　张拔渤　空军军医大学第一附属医院烧伤与皮肤外科
　　赵　冉　山东第一医科大学附属省立医院烧伤整形外科
　　侯曙光　空军军医大学第一附属医院烧伤与皮肤外科
　　高　琳　西安交通大学附属红会医院皮肤科与医疗美容科
　　章一新　上海交通大学医学院附属第九人民医院整复外科
　　韩　夫　空军军医大学第一附属医院烧伤与皮肤外科

译 序
Foreword

与其他类型的瘢痕相比，烧伤和创伤导致的瘢痕往往面积更大，瘢痕增生程度更严重，更易导致关节挛缩、组织粘连等功能障碍，严重影响患者愈后的生活质量。此外，烧伤和创伤导致的瘢痕，特别是难以遮掩的增生性瘢痕，不仅影响外观、功能，也在不同程度上使患者面临诸多心理障碍。因此，烧伤和创伤导致的瘢痕在治疗上具有其特殊性，不仅需要精湛的医术，更需要对瘢痕患者心理状态的敏锐洞察，给予患者理解和关怀，并综合考虑瘢痕的成因、大小、部位、病理特点以及患者的具体情况，制订个性化治疗方案，最终帮助患者重返社会。

Treatment of Scars From Burns and Trauma 正是这一领域的专业著作，其专注于烧伤和创伤后瘢痕治疗这一细分领域，是烧伤外科、整形外科、创伤外科医生和皮肤科不可或缺的参考资料。本书原著作者团队主要由来自美国的包含 Murad Alam 教授在内的 30 位资深整形修复专家组成。本书内容涵盖了烧伤和创伤瘢痕诊疗的全过程、全要素，包括烧伤和创伤瘢痕对人类社会生活的影响、治疗历史，瘢痕形成机制、分类，患者选择、咨询、评估、心理重建，瘢痕康复及疼痛管理等，还详细介绍了各种治疗策略和最新的治疗技术，包括手术治疗、药物治疗、物理治疗以及最新的干细胞治疗、激光治疗等。作者深入浅出、紧扣重点、专注于传达诊疗中的细节，并结合生动而丰富的临床案例，分享了诸多实用技巧和临床经验。本书逻辑清晰、语言平实、重点突出，并配有丰富的插图和案例图片，能够有效帮助读者理解烧伤和创伤瘢痕诊疗的复杂性，并迅速掌握治疗的难点和关键点。无论是烧伤整形或创面修复领域的外科医生、还是瘢痕康复治疗师、临床药师、心理医生等，都能在本书中有所收获。

对我们而言，本书的翻译过程是一次学习的机会，也是提升自我的过程。在翻译中，我们竭力保持原著的学术严谨性和权威性，同时也注重了译文的语言流畅性和易读性。我们期望中文版能够忠实地传递原著的核心思想，同时确保中文读者能够轻松地掌握和应用书中的知识与技能。翻译团队针对专业术语、计量单位等进行了多次激烈讨论，并对新的治疗方法和术语进行了反复商讨和核实。经过两年的精心打磨，近十次的统稿和修改，本书最终得以出版。

感谢世界图书出版西安有限公司将此书引入中国学者的视野，感谢编辑们对内容的细致审核，使得本书能够保质保量地出版，并在语言表达上尽可能地忠实于原著。此外，我们对所有参与本书专业术语审校工作的专家和同仁表示衷心的感谢。最后，感谢所有在翻译过程中给予我们帮助的人！

因译者水平有限，书中难免存在错误或疏漏，我们真诚地欢迎读者批评、指正，以便我们共同学习和进步。

官 浩　胡大海　吴 军
2024 年 12 月

前言

瘢痕对患者的影响是巨大的，它会破坏患者皮肤，损毁容貌，使患者产生焦虑、尴尬情绪，并降低其自信心。瘢痕患者可能会因此回避社交。瘢痕还可能引起不适、疼痛和活动受限，甚至影响患者的日常生活，而创伤和烧伤瘢痕更是患者心中不可磨灭的印记和伤痛。

幸运的是，瘢痕是可以治疗的。我们可以改善瘢痕的外观，减少异常肤色，使粗糙的瘢痕与周围皮肤相匹配、融合。我们可以通过瘢痕松解术恢复握刀叉或系扣时所需的拇指-食指对合夹持能力。激光等能量设备可用于瘢痕的非手术治疗。未来，干细胞治疗和其他靶向治疗可能会提供更加精确、完善的瘢痕疗法，甚至可以通过多模式策略制订符合患者具体需求的个性化治疗方案。瘢痕治疗学是由皮肤科医生、整形外科医生、烧伤外科医生、耳鼻喉科医生等共同开创的交叉学科。

本书力求为读者提供一种简单且全面的瘢痕治疗方法。章节设计简短精练，直奔主题，文字内容简明扼要。因为医生制订的治疗方案是基于对患者诉求的理解，本书除了介绍瘢痕治疗方法外，还探讨了采用相关治疗方法的原因。在适当的情况下，我们对干预措施的证据质量进行了评估，并尽可能给出实用的建议。为了使建议更加全面实用，本书各章节均由相关医学专业的专家撰写而成。

希望本书能帮助读者更好地治疗瘢痕患者。

Murad Alam, MD, MSCI, MBA
2020 年 6 月于芝加哥

目 录
Contents

1 瘢痕治疗的历史 1

2 瘢痕的基础研究 8

3 自尊与心理问题 19

4 患者选择与咨询 27

5 烧伤后康复：严重烧伤后局部功能康复与疼痛管理 32

6 治疗原则：治疗方案与治疗时机 41

7 烧伤后遗症的外科矫正 44

8 瘢痕的手术修复 73

9 皮肤磨削术 83

10 点阵激光治疗烧伤与创伤性瘢痕 89

11 抗代谢药物和抗有丝分裂药物在瘢痕疙瘩和增生性瘢痕治疗中的应用 96

12 激光辅助药物递送在瘢痕治疗中的应用 107

13 自体脂肪移植修复外伤性瘢痕 117

14 干细胞移植 129

15 激光和光设备治疗瘢痕 135

16 病例实践 141

17 瘢痕治疗的未来发展方向 158

瘢痕治疗的历史

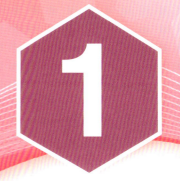

Omer Ibrahim, Nazanin Saedi, Jeffrey S. Dover, Kenneth A. Arndt

章节大纲

引　言

古代的疗法
　蜂蜜
　芦荟
　可可
　橡树皮

从自然界到实验室

20世纪以来
　战争创伤
　现代瘢痕治疗

参考文献

摘　要

随着瘢痕的出现，瘢痕治疗应运而生。古代埃及人、罗马人和中国人均发现了一些能够促进创面愈合、减轻瘢痕的药物。流传至今的用于创面修复的常见药物包括蜂蜜、芦荟、可可和橡树皮。Wilhelm Fabry在17世纪撰写了第一部关于烧伤的医学专著，其中不仅详细描述了烧伤创面的愈合过程，也包含如何治疗烧伤导致的瘢痕增生和挛缩。20世纪，得益于在战场救治过程中不断发展的新技术，瘢痕的预防和治疗取得了长足的进步。

引　言

"瘢痕（Scar）"一词源于希腊词"eskara"，意为烧伤导致的痂或痂壳。如今，"瘢痕"一词用于指代任何病理性伤口愈合过程后可见的痕迹。在古埃及，瘢痕或痕迹被用作身份标识，为个体赋予独特性。例如，"Charetos，右手小指处有一块瘢痕"或"Maron，Onnopresu的长子，40岁，出生时额头上有瘢痕"[1]。瘢痕治疗的目标除了防止创面感染或毁容外，还需缓解瘙痒和（或）疼痛症状。在现代文化中，瘢痕被赋予了更加负面的意义。当代影视作品中，许多反派角色都带有标志性的瘢痕，旨在引发恐惧、厌恶和蔑视。社会对美丽和完美的期待和关注是相当之高的，往往是无法实现的理想状态，这也使得瘢痕成为不受欢迎和被排斥的存在。严重的瘢痕会使患者的身心和生活受到严重影响。因此对于医生来说，了解这些瘢痕治疗的知识至关重要。在本章中，我们将简要回顾过去，讨论瘢痕治疗的历史。

古代的疗法

预防烧伤或创伤后瘢痕形成并促进其健康愈合是一个备受关注的领域，其历史可以追溯到古埃及、古罗马和古代中国。古代用于治疗局部创面、减轻瘢痕的常用药包括羊膜、熟土豆皮、可可、橡树皮、蜂蜜等（表1-1）[2]。无论是神话、迷信、民间传说，还是客观证据，这些药物的使用都是希望能实现更安全、更清洁的创面愈合，并将毁容程度降到最低。

蜂 蜜

蜂蜜实惠且容易获得，其用于治疗外伤、烧伤、慢性溃疡和皮肤感染的历史至少有2700年[2]。蜂蜜作为治疗这些疾病的证据可能是矛盾的，有时甚至是有争议的。然而，许多研究表明，蜂蜜敷料可减少污染、加速愈合、减轻瘢痕[2-4]。蜂蜜的功效在于其酸度高，含有过氧化氢、黄酮类化合物、酚酸以及其他未知成分。蜂蜜的pH值为3.2~4.5，水分含量低，可防止细菌定植和生长[5]。过氧化氢的存在和高渗透压有助于其杀菌效果[6,7]。此外，过氧化氢可刺激成纤维细胞生长、组织再生和血管生成[5]。上述这些特性都可以净化创面，减少坏死组织，从而加快愈合速度并减少瘢痕形成[2,5]。蜂蜜目前不是常规治疗创面或预防瘢痕形成的主要物质。然而，蜂蜜浸渍的敷料被广泛用于治疗慢性、不易愈合的溃疡。在一些资源有限的发展中国家，蜂蜜相对容易获得，被用于来治疗创面感染和溃疡。

芦 荟

芦荟自古以来就被用于多种制剂中来治疗各种疾病，尤其是皮肤相关疾病[8]。与蜂蜜一样，芦荟是一种复杂的天然产品混合物，其似乎具有抗炎、抗菌、促血管生成和合成代谢特性。用芦荟治疗的人体肝脏组织和肺细胞系表现出粒细胞集落刺激因子和干细胞因子的表达上调[9]，其制剂还可以诱导细胞间通信和成纤维细胞增殖[8]。芦荟提取物在修复辐射损伤、压疮和其他创面方面具有显著作用[10,11]。现在，芦荟主要用于制作多种产品，包括用于皮肤和毛发护理的面霜、乳液和凝胶。

可 可

可可提取物已被证明具有缓解烧伤创面的不适和消毒作用[12]。黄酮类化合物和植物代谢物均存在于可可和蜂蜜中，对组织具有抗氧化作用[13]。摄入富含黄烷醇的可可已被证明够能加快皮肤的微循环。然而，这种特性的局部适用性值得怀疑。可可的促血管生成和抗氧化作用可能有助于创面的安全愈合，从而减少瘢痕，但仍缺乏循证证据[8]。

表1-1 治疗创面和瘢痕的天然疗法

疗法	特性
芦荟	抗炎，抗菌，血管生成，促进合成
香蕉叶	保湿剂
β-葡聚糖	促进合成，抗菌
熟土豆皮	保湿剂
可可	血管生成，抗氧化
蜂蜜	抗炎，抗菌，血管生成，促进合成，抗氧化
橡树皮	抗菌
洋葱提取物	组织重塑

橡树皮

温哥华岛的当地人使用树皮提取物来治疗多种皮肤病,包括创面和瘢痕[12]。橡树皮含有单宁,可凝结细胞表面蛋白质,降低细胞渗出,减少创面分泌物[13]。橡树皮还含有苯甲酸和水杨酸,这可能是其具有杀菌特性的原因。它对很多细菌有抑制作用,包括耐甲氧西林金黄色葡萄球菌(MRSA)[8]。由于其抗菌特性,古代传统医学已将橡树皮用于临床实践中[14]。

从自然界到实验室

随着药物研究从自然界快速向工业化和实验室迈进,探索更客观、科学的瘢痕治疗方案的研究也正在快速发展[15]。Wilhelm Fabry(1560—1634),常被称为"德国外科之父",于1607年撰写了 De Combustionibus,这是第一本专注于烧伤治疗的综合书籍。Fabry基于客观证据和合理的假设,以敏锐、科学的方式来治疗烧伤和瘢痕。在他的开创性著作中,Fabry用了两章来阐述"影响美观的瘢痕及其治疗方法"和"烧伤后肌肉挛缩和关节变形"[16]。在上述章节中,他阐述了如何通过创新的外科技术和药物来治疗瘢痕。

Fabry将烧伤后形成的影响美观的瘢痕归咎于热力损伤及皮肤固有水分的流失继发皮肤硬化引起的挛缩。他写道:"干枯的田地只会催生扭曲的黑荆棘、毒麦和各种缺陷的生长,而湿润的土壤会孕育健全的作物。"[16]Fabry为改善瘢痕外观而采取的许多药物干预措施都是围绕着补充受损皮肤的水分和软化增生性瘢痕的概念,这些概念至今仍在使用。Fabry为"硬化瘢痕"研制的外用软膏中含有熊脂、母鸡油脂、百合油及鸡蛋黄等成分,可软化瘢痕(表1-2)。治疗过程为先用煮过麸皮和没药的水清洗瘢痕,然后在患处涂上软膏,最后将一小片在水银中浸泡过的铅片覆盖在瘢痕上[16]。Fabry还研制了一种专门针对"突起"或增生性瘢痕的外用药。该药含有药蜀葵根、洋甘菊花、亚麻籽以及烹煮过的羯羊头脚等(表1-3)。每次用药后,Fabry都强调要揉按患处以松解瘢痕组织[16]。

表1-2 Wilhelm Fabry软膏用于普通瘢痕

成分	量	单位
母鸡油脂	2	打兰
熊脂	2	打兰
深色百里香油	2	打兰
百合精油	2	打兰
蛋黄	2	打兰
没药油	1	打兰
蚯蚓汁	0.5	打兰

注:1打兰=1/8盎司(1盎司=28.349g)

表1-3 Wilhelm Fabry软膏用于增生性瘢痕

成分	量	单位
药蜀葵根	1	盎司
葫芦蔓草根	1	盎司
白百合根	1	盎司
洋甘菊花	1	抔
苜蓿花	1	抔
胡芦巴籽	0.5	盎司
亚麻籽	0.5	盎司

注:与羯羊头、脚在水中同煮(1盎司=28.349g)

面对过度增生、挛缩或者顽固性瘢痕,Fabry建议用特殊术式切除瘢痕。在取得患者知情同意后,尽量保留瘢痕边缘正常皮肤。瘢痕切除后,给予切口一定的张力,保持开放,以达到无张力愈合。为了维持创面开放,Fabry发明了一个特殊的扩张支架。该支架可以在皮缘施加张力,通过将切口两侧皮肤拉开,促使切口维持在开放状态(图1-1)。支架会定期收紧,以进一步拉伸切口。而针对切口开放后的创面,则是用烈酒(乙醇水溶液)清洗后,用浸汞的薄铅片覆盖。创面完全愈合后,移除支架。Fabry甚至意识到了术后治疗炎症后色素沉着的重要性。一旦创面完全愈合,一些美白药物,例如百合花露、特定种类的花露、鸡蛋提取物以及蛋壳提取物，都可用于减轻瘢痕色素沉着[16]。如果挛缩位于关节处且无法手术，除了外用药，Fabry还发明了几种支具，可以提供渐进式的张力，用于牵伸关节，使挛缩的关节恢复正常位置和功能（图1-2）[16]。

20世纪以来

战争创伤

论及瘢痕治疗历史，不能不提及20世纪的军事史。火药、燃油汽车和国际战争等因素促进了皮肤瘢痕治疗的迅速发展。随着战火在

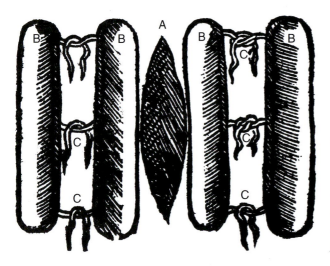

图1-1 Wilhelm Fabry 的创面开放装置：将绒垫（B）附着在需要切除的瘢痕上（A），定期收紧两者之间的系带（C），在维持创面开放的同时，亦可以治疗（经伦敦惠康研究所图书馆许可转载，摘自 G Fabricius Hildanus, Opera observationum et curationum-chirurgicarum quae extant omnia, Frankfurt am Main, Joannis Beyer, 1646.）

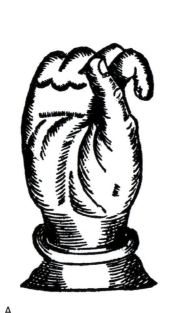
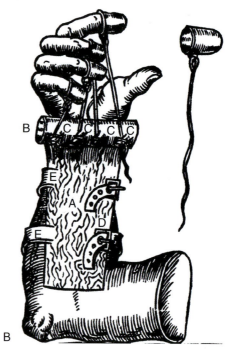

图1-2 （A）图示由于烧伤后瘢痕挛缩，Fabry的患者出现明显的右手过度背伸；（B）Fabry发明的装置可以让A图中挛缩的手指在渐进式的牵引力下，逐步复位到正常位置（图B中A位置）（经伦敦惠康研究所图书馆许可转载，摘自 G Fabricius Hildanus, Opera observationum et curationum-chirurgicarum quae extant omnia, Frankfurt am Main, Joannis Beyer, 1646.）

全球蔓延，装配来复枪和加农炮的士兵攻城略地，推翻政府，世界秩序被确立。然而每一次的侵略战争，都有无数的士兵因战伤残、毁容后归国。在前线和国内的医生就是那个年代早期的整形外科医生，他们在前线和后方救治伤兵、治疗创伤后瘢痕。许多人把军事医学的发展归功于拿破仑（Napoleon Bonaparte）的卫生部部长 Dominique Jean Larrey（1776—1842）[1]。当伤残、毁容的老兵被遗弃时，Larrey 坚持给他们治疗。事实上，他的人道主义、详尽的病情记录和液体管理疗法，成为了现代烧伤治疗中心的先驱[1]。

军事医学起初主要是针对急性创面的治疗，后来逐步扩展到对创伤后的瘢痕治疗。瘢痕治疗的原则主要是去除影响外观的部分，代之以健康的、具有活性的其他部位组织[17]。在第一次世界大战期间，英国针对战争伤亡的救治，建立了高度专科化的医院。1917 年，在 Harold Gilles 爵士的领导下，Sidcup 女王医院建立，其专门治疗在武装冲突中因爆炸和烧伤导致的面部损毁。这里的外科医生都是骨科和皮肤移植领域的专家，主刀超过 22 000 台手术[1]。第二次世界大战也推动了烧伤瘢痕治疗的进步。手术方案的重点是切除烧伤组织、移植皮肤、覆盖创面、增加供皮部位的可用性、预防挛缩[1]。压力绷带和外用含硅辅料成为预防增生性瘢痕的主要手段，近年来相关研究已经证实了其有效性[18-20]。

现代瘢痕治疗

20 世纪与 21 世纪之交，瘢痕治疗理念发生了显著改变。治疗策略从组织替换向组织修复转变。局部用药、病灶内治疗以及基于光和激光的治疗方法迅速发展，这些治疗方法同 Fabry 的尝试一样，目的在于使受损皮肤恢复正常。

压力绷带联合外用硅胶材料（包括凝胶、凝胶片、喷雾）成为主流。绷带联合其他外用软膏，如维生素 E、皮质类固醇、洋葱提取物和纸带等，也成为前沿治疗方法之一。微创手术，包括化学剥脱和病灶内注射，成为抑制成纤维细胞生长和胶原蛋白沉积的主要方法。有前景的病灶内用药包括曲安奈德、5- 氟尿嘧啶、丝裂霉素、博来霉素、干扰素和维 A 酸。

过去的 30 年里，激光的出现彻底改变了瘢痕修复。1995 年的一次开创性学术报告，证实了使用脉冲染料激光改善瘢痕外观的有效性，这是最早的激光相关报告之一。Alster 和 Williams 使用血管脉冲染料激光改善了胸骨切开术后增生性瘢痕引起的红斑、质地和瘙痒等[21]。此外，剥脱式和非剥脱式激光的发展改变了瘢痕治疗的方式，并使其真正现代化。1964 年发明的 CO_2 激光器，可产生波长 10 600 nm 的红外光，其主要作用底物是水。激光发出的高热使组织凝固和蛋白质变性，而受损蛋白质的重塑起到止血和皮肤再生的作用[22]。20 世纪 90 年代中期，脉冲 CO_2 激光为瘢痕治疗提供了一种令人振奋的、有前景的替代方案。然而，这种激光存在一定风险，可能导致粟粒疹、结疤、长期红斑、感染和永久性色素脱失等。

因此，1996 年引入了铒：钇铝石榴石（Er:YAG）激光器。这种激光波长 2940 nm，被水吸收的量是 CO_2 激光的 10~16 倍，因此浅层升温更多。然而，随着浅层不断升温，临床医生会降低热效应以降低风险，但由于恢复时间较长和不良反应，Er：YAG 和 CO_2 激光带来的巨大欣喜转瞬即逝。因此，20 世纪 90 年代末，人们迎来了非剥脱性激光修复瘢痕的时代。

非剥脱式激光能够在保留表皮的同时仍然允许真皮内大量加热，以促进胶原蛋白的分解和重塑[22]。理论上，这样可以在最短的时间内促进皮肤活化，降低结痂和色素沉着等风险。

在 21 世纪初，人们对剥脱性和非剥脱性激光的热情昙花一现。2004 年点阵激光设备的推出，迅速重燃了人们对激光辅助皮肤年轻化和瘢痕修复的兴趣。点阵激光能形成圆柱形的热损伤区，间隔着完全正常的肌肤。损伤区之间的备用区域充当储备层以提供营养和完整的微结构，从而促进皮肤更安全、快速地愈合。点阵激光分为剥脱式（波长 2940~10 600 nm）和非剥脱式（波长 1320~1927 nm）。尽管非剥脱式点阵激光较剥脱式激光更为温和，但许多研究表明，非剥脱式点阵激光在疗效上优于非剥脱式非点阵激光[22]。总体而言，点阵激光设备和其他光源技术已经彻底改变了瘢痕治疗方式，其凭借可接受的恢复时间和更低的风险带来出色的治疗效果[23-29]。然而，这些设备仍处于起步阶段，目前仅仅是刚发现这些治疗方法的潜在优势。

瘢痕治疗领域是不断发展变化的。皮肤疾病的治疗始于大自然——用蜂蜜、橡树皮和可可来促进创面愈合，并最大限度地减轻毁容。渐渐的，医学领域越来越重视皮肤美容和功能，产生了科学假说、实验研究和实验证据，并因此产生了新的局部疗法、病灶内疗法以及激光疗法。从古代疗法到 Wilhelm Fabry 等的瘢痕治疗，再到如今的激光设备，每一个发展里程碑，都建立在上一代人研究的基础之上。若没有从古沿用至今的自然疗法，没有几个世纪前医生的造诣，没有研究人员的勤勉，瘢痕的治疗不会达到现在这种可通过高度先进的仪器来控制瘢痕生长的水平。就像激光，人们之前从未想过它可以离开虚构电影的屏幕，成为常规医疗实践的一部分。

（吴 军 译）

参考文献

[1] Petro JA. An idiosyncratic history of burn scars. Semin Cutan Med Surg, 2015, 34(1): 2–6.

[2] Baghel PS, Shukla S, Mathur RK, et al. A comparative study to evaluate the effect of honey dressing and silver sulfadiazene dressing on wound healing in burn patients. Indian J Plast Surg, 2009, 42(2): 176–181.

[3] Wahdan HA. Causes of the antimicrobial activity of honey. Infection, 1998, 26(1): 26–31.

[4] French VM, Cooper RA, Molan PC. The antibacterial activity of honey against coagulase-negative staphylococci. J Antimicrob Chemother, 2005, 56(1): 228–231.

[5] Vijaya KK, Nishteswar K. Wound healing activity of honey: a pilot study. Ayu, 2012, 33(3): 374–377.

[6] Oryan A, Zaker S R. Effects of topical application of honey on cutaneous wound healing in rabbits. Zentralbl Veterinarmed A, 1998, 45(3): 181–188.

[7] Bose B. Honey or sugar in treatment of infected wounds? Lancet, 1982, 1(8278): 963.

[8] Davis SC, Perez R. Cosmeceuticals and natural products: wound healing. Clin Dermatol, 2009, 27(5): 502–506.

[9] Talmadge J, Chavez J, Jacobs L, et al. Fractionation of Aloe vera L. inner gel, purification and molecular profiling of activity. Int Immunopharmacol, 2004, 4(14): 1757–1773.

[10] Thomas DR, Goode PS, LaMaster K, et al. Acemannan hydrogel dressing versus saline dressing for pressure ulcers. A randomized, controlled trial. Adv Wound Care, 1998, 11(6): 273–276.

[11] Klein AD, Penneys NS. Aloe vera. J Am Acad Dermatol, 1988, 18(4 Pt 1): 714–720.

[12] Dillinger TL, Barriga P, Escarcega S, et al. Food of the gods: cure for humanity? A cultural history of the medicinal and ritual use of chocolate. J Nutr, 2000, 130(8S Suppl): 2057S–2072S.

[13] Middleton E Jr, Kandaswami C, Theoharides TC. The effects of plant flavonoids on mammalian cells: implications for inflammation, heart disease, and cancer. Pharmacol Rev, 2000, 52(4): 673–751.

[14] Turner NJ, Hebda RJ. Contemporary use of bark for medicine by two Salishan native elders of southeast Vancouver Island, Canada. J Ethnopharmacol, 1990, 29(1): 59–72.

[15] Brown DJ, Dattner AM. Phytotherapeutic approaches to common dermatologic conditions. Arch Dermatol, 1998, 134(11): 1401–1404.

[16] Naylor IL, Curtis B, Kirkpatrick JJ. Treatment of burn scars and contractures in the early seventeenth century: wilhelm fabry's approach. Med Hist, 1996, 40(4): 472–486.

[17] Tredget EE, Levi B, Donelan MB. Biology and principles of scar management and burn reconstruction. Surg Clin North Am, 2014, 94(4): 793–815.

[18] Ahn ST, Monafo WW, Mustoe TA. Topical silicone gel: a new treatment for hypertrophic scars. Surgery, 1989, 106(4): 781–786; discussion 786–787.

[19] Kealey GP, Jensen KL, Laubenthal KN, et al. Prospective randomized comparison of two types of pressure therapy garments. J Burn Care Rehabil, 1990, 11(4): 334–336.

[20] Steinstraesser L, Flak E, Witte B, et al. Pressure garment therapy alone and in combination with silicone for the prevention of hypertrophic scarring: randomized controlled trial with intraindividual comparison. Plast Reconstr Surg, 2011, 128(4): 306e–313e.

[21] Alster TS, Williams CM. Treatment of keloid sternotomy scars with 585 nm flashlamp-pumped pulsed-dye laser. Lancet, 1995, 345(8959): 1198–200.

[22] Stewart N, Lim AC, Lowe PM, et al. Lasers and laser-like devices: part one. Australas J Dermatol, 2013, 54(3): 173–183.

[23] Anderson RR, Donelan MB, Hivnor C, et al. Laser treatment of traumatic scars with an emphasis on ablative fractional laser resurfacing: consensus report. JAMA Dermatol, 2014, 150(2): 187–193.

[24] Balaraman B, Geddes ER, Friedman PM. Best reconstructive techniques: Improving the final scar. Dermatol Surg, 2015, 41(Suppl 10): S265–S275.

[25] Cohen BE, Brauer JA, Geronemus RG. Acne scarring: a review of available therapeutic lasers. Lasers Surg Med, 2015, 48(2): 95–115.

[26] Finney R, Torbeck R, Saedi N. Non-ablative fractional resurfacing in the treatment of scar contracture. Lasers Surg Med, 2015, 48(2): 170–173.

[27] Gold MH, McGuire M, Mustoe TA, et al. Updated international clinical recommendations on scar management: part 2--algorithms for scar prevention and treatment. Dermatol Surg, 2014, 40(8): 825–831.

[28] Heppt MV, Breuninger H, Reinholz M, et al . Current strategies in the treatment of scars and keloids. Facial Plast Surg, 2015, 31(4): 386–395.

[29] Shumaker PR. Laser treatment of traumatic scars: a military perspective. Semin Cutan Med Surg, 2015, 34(1): 17–23.

2 瘢痕的基础研究

Eduardo K. Moioli, Diana Bolotin

章节大纲

引　言

创面愈合与瘢痕形成
- 炎症诱导成人创面愈合
- 创面愈合过程中的肉芽组织与早期瘢痕形成
- 组织重塑

病理性瘢痕：增生性瘢痕和瘢痕疙瘩
- 病理性瘢痕的临床和组织学表现
- 病理性瘢痕中的成纤维细胞与其他细胞类型
- 病理性瘢痕中的炎症与免疫系统
- 转化生长因子-β及其在创面愈合与瘢痕形成中的作用
- 病理性瘢痕中细胞凋亡的减少
- 机械力在病理性瘢痕形成中的作用
- 萎缩性瘢痕

结　论

参考文献

摘　要

成人皮肤在愈合过程中往往会伴随瘢痕的形成，这个过程主要包含3个阶段：炎症、组织形成和组织重塑。在创面愈合的炎症阶段结束时，成纤维细胞和内皮细胞成为组织形成阶段中的主要参与者。正常瘢痕内的细胞外基质（Extracellular Matrix, ECM）的重塑在创伤后早期开始并持续数月，直到瘢痕最终成型。增生性瘢痕和瘢痕疙瘩未能顺利度过正常和平稳的创伤愈合过程，表现为异常的细胞反应和ECM过度沉积。生理性瘢痕的形成有助于恢复皮肤屏障功能和维持局部稳态，但这个过程也可能对感觉功能、运动能力、皮肤附属器功能和外观产生不利影响。尽管多种生长因子和细胞因子参与创面愈合和瘢痕形成的过程，但转化生长因子β（TGF-β）值得我们特别关注。生长因子和细胞因子的显著失衡和异常最终导致胶原蛋白的大量生成和细胞产物的过量释放。位于高张力部位（如胸部正中区域）的创面更容易形成增生性瘢痕和瘢痕疙瘩。萎缩性瘢痕的发病机制尚未得到充分的研究，但多数学者推测是由于胶原蛋白的破坏导致了真皮萎缩。

引 言

皮肤表面功能的缺失，如屏障保护功能缺失、皮肤稳态失衡或受伤引起的皮肤感觉障碍，可导致残疾或死亡。这些功能的破坏可能导致患者丧失对周围环境关键感知信号的感知能力，使得人体无法维持体液和电解质平衡及温度控制，或引发致命感染。鉴于皮肤对生存具有诸多至关重要的功能，在受伤后迅速修复创面以维持体液平衡和控制局部活动受限的进一步发展非常关键。因此，生理性创面愈合和随后的正常瘢痕形成对生存至关重要。据估计，每年约有一亿人受到瘢痕的困扰[1]。瘢痕可能由手术、创伤、烧伤或感染等引起。创面愈合是一个受到精细调控且反应迅速的修复过程，其首要目标是恢复体内稳态，随后通过组织重塑优化机体功能。尽管体内平衡和保护屏障功能可通过瘢痕的纤维化迅速恢复，但许多其他功能可能会永久受损或失去正常附属结构，如神经、汗腺和毛囊。纤维化还可能导致挛缩从而限制骨骼活动，损害皮肤以外的功能。瘢痕会破坏正常轮廓的完整性，还可能造成皮肤表面特性（如柔韧性）的改变、不对称和畸形等负面影响。理想的生理性瘢痕仅会导致皮肤特性的轻微改变，而病理性瘢痕会导致增生、增生伴挛缩、瘢痕疙瘩或萎缩。随着我们对创面愈合机制的理解不断加深，在保证充分修复的同时，在分子、细胞和组织水平上的精准干预有助于预防不必要的或病理性的瘢痕形成。本章将概述创面愈合的过程，生理和病理性瘢痕的基础研究（如增生性瘢痕和瘢痕疙瘩）。

创面愈合与瘢痕形成

创面愈合的进程和结果在很大程度上取决于创面的深度。Ⅱ度创面通过基底细胞从伤口边缘、毛囊深处及皮脂腺等附属结构迁移而再上皮化。浅表性伤口可以迅速愈合，且瘢痕形成较少或无瘢痕。相反，累及真皮深层和皮下组织的全皮层损伤会触发急性炎症反应，并导致细胞因子释放和炎症细胞（如中性粒细胞、单核细胞和成纤维细胞）迁移，这些细胞在信号传导和组织修复中发挥着关键作用。由于全皮层损伤创面中的皮肤附属器已经完全缺失，再上皮化必须从创面边缘开始。愈合期炎症的持续存在可能增加创面形成增生性瘢痕的风险。因此，为了获得最佳的瘢痕愈合效果，必须确保创面愈合的各个阶段（包括止血、炎症、血管生成、胶原蛋白合成、再上皮化和组织重塑）之间保持平衡。

成人皮肤创面的愈合过程通常会伴随着瘢痕的形成，并涉及3个主要阶段：炎症阶段、组织形成阶段和组织重塑阶段[2]。每个阶段的发生发展虽然是连续的，但在时间上有所重叠，并处于动态变化之中。受伤后，早期止血过程会立即暂时性地稳定伤口，并启动可溶性细胞因子和不可溶性基质与炎性细胞之间的通讯，这些炎性细胞随后迁移至伤口处并介导创面愈合的启动。炎症细胞促进细胞微环境中细胞外基质（ECM）的产生，以及间充质细胞的趋化、增殖和分化，促使组织形成，随后通过重塑优化组织功能。

从受伤后数小时起，直至创面愈合和瘢痕形成的全过程，角质形成细胞全程参与再上皮化过程。角质形成细胞从创面边缘向中心迁移，穿透下方的结缔组织和上面的焦痂。调节再上皮化的生长因子主要包括表皮生长因子（EGF）、转化生长因子α（TGF-α）和成纤维细胞生长因子7（FGF-7）等。这些因子可以促进角质形成细胞的迁移和有丝分裂[3]。

炎症诱导成人创面愈合

在创面愈合的炎症阶段，组织损伤首先会破坏血管结构的完整性，进而激活循环中的血细胞形成血栓。此阶段的主要目标是通过凝血实现止血，并暂时恢复因创伤而受损的皮肤屏障功能。血栓还可以作为细胞迁移和永久性结构 ECM 沉积的支架结构。血栓中的关键细胞类型是血小板，它们分泌多种生长因子，包括转化生长因子（TGF-β）、血小板衍化生长因子（PDGF）和血管内皮生长因子（VEGF），这些因子可促进修复细胞的迁移和发挥相关功能。VEGF 介导血管通透性，允许重要炎症细胞外渗。随后，在中性粒细胞（受伤后几分钟内）和单核细胞（受伤后 24~48 h 内）浸润创面之后，创面开始再上皮化，同时启动结缔组织收缩和血管新生[4]。浸润的单核细胞转化为活化的巨噬细胞，表达集落刺激因子 1（CSF-1）、肿瘤坏死因子 α（TNF-α）、PDGF、FGF、白细胞介素-1（IL-1）、TGF-β 和胰岛素样生长因子-I（IGF-I），它们在炎症阶段向组织形成阶段的过渡中起着关键作用[2]。为响应生长因子（如 VEGF、FGF 和 PDGF）的表达，炎症诱导的肉芽组织在受伤后 4 d 左右开始形成。

虽然炎症阶段在愈合过程中似乎至关重要，但早期胚胎能够在没有炎症浸润的情况下愈合创面。这就引出了一个问题，即炎症反应在成人创面愈合过程中是否真的有益或必要[5]。另一方面，过度或持续的炎症反应是有害的，通常会导致病理性瘢痕的形成。慢性炎症性创面（如坏疽性脓皮病）正说明了过度炎症反应的危害，其强烈的炎症浸润特性使常规药物难以控制，但使用旨在减少炎症反应的皮质类固醇治疗后可快速愈合。因此，虽然炎症反应看似对伤面愈合的开始至关重要，但在愈合失衡或不加干预的情况下，它可能会导致病理性瘢痕的形成或在随后的创面愈合阶段导致不完全愈合。

创面愈合过程中的肉芽组织与早期瘢痕形成

在炎症阶段结束时，成纤维细胞和内皮细胞成为组织形成阶段的主要效应细胞。为了使成纤维细胞参与新组织的形成，它们需要先退出静止状态，下调 I 型胶原的表达，上调整合素表达，使其能够借助纤维蛋白凝块内的纤维蛋白、纤维连接蛋白和玻连蛋白进行附着和迁移[6]。纤维连接蛋白和成纤维细胞上纤维连接蛋白结合整合素的出现可能是肉芽组织形成的限速步骤[2,7]。此外，成纤维细胞还需分泌蛋白水解酶，如胶原酶、明胶酶、基质溶解素和纤溶酶原激活剂，才能穿透血凝块或天然 ECM[8]。成纤维细胞的活化和功能转变部分解释了创伤和真皮成纤维细胞迁移之间存在的滞后期，如果组织再次受损，这一阶段可能会被绕过，因为这些细胞似乎已经被激活[7]。当成纤维细胞浸润创面血凝块时，ECM 开始形成，最初主要是在富含纤维连接蛋白的迁移阶段，随后在富含胶原蛋白的基质沉积时转变到促纤维化阶段[9,10]。促纤维化和创面收缩阶段受到 TGF-β 的调控[2,10-12]。

通过研究创面内梭形细胞的形态，成纤维细胞在创面愈合中的作用得到确立，但这些细胞的特定细胞表面标记物尚不明确。虽然目前推测创面愈合中成纤维细胞可能来源于周围真皮，但成纤维细胞样细胞的远处起源（如骨髓），可能在向创面提供新的结缔组织细胞。已有研究表明，骨髓间充质干细胞在结缔组织生长因子（CTGF）作用下可分化为分泌胶原蛋白的成纤维细胞样细胞[13]。此外，骨髓间充质干细胞在暴露于 TGF-β1 后可诱导 α-平滑肌肌动蛋白（α-SMA）表达，并增强这些细胞的收缩能力，其表现更像在增生性瘢痕中发现的收缩性成纤维细胞。进一步明确祖细胞向创面愈合成纤维细胞和肌成纤维细胞分化的途径可能有助于制订未来的治疗方案，以控制和优化创面愈合与瘢痕形成。

与纤维连接蛋白和胶原蛋白类似，透明质酸（HA）是成纤维细胞 ECM 的关键成分，也在细胞迁移中发挥作用。早期创面愈合时，上皮细胞优先表达 HA 受体 CD44[14]，而早期肉芽组织中的成纤维细胞则产生大量 HA[15]。HA 犹如细胞迁移中的低阻力"地毯"，这一过程再现了胚胎时期的创面愈合特点。

纤维化发生的同时伴随着肉芽组织中大量的血管生成。邻近血管的内皮细胞通过提供表皮修复所需的营养和氧气，促进新的毛细血管生成，以支持创面愈合和瘢痕形成。受损的内皮细胞和浸润性巨噬细胞表达碱性成纤维细胞生长因子（bFGF），这是一种在创面愈合早期关键的血管生成因子[16]。bFGF 还会诱导内皮细胞表达 VEGF，在损伤后第 4~7 d 的肉芽组织内的血管生成过程中起关键作用[17,18]。VEGF 在损伤后缺氧刺激的表皮细胞中也有表达。重要的是，内皮细胞必须通过表达整合素 αvβ3 来响应 VEGF 的血管生成刺激，特别是在肉芽组织中新生血管的进展端。实验研究发现，阻断整合素 αvβ3 的表达会导致用以支持肉芽组织的血管生成不足，从而导致创面愈合减缓[19,20]。多种其他血管生成因子也可能参与肉芽组织中新血管的形成，包括血管生成素、促血管生成素和促血管生成素 1 等[21,22]。与成纤维细胞类似，内皮细胞在形成新血管时也必须迁移，并且至少有部分内皮细胞通过附着在血管周围纤维连接蛋白上的纤维连接蛋白受体的表达进行迁移[2]。由内皮细胞过移而驱动的蛋白水解也主要通过纤溶酶原激活剂和原胶原酶的表达发生，这可导致基底膜的分解。

在损伤后 1~2 周，成纤维细胞的细胞质中开始出现含有肌动蛋白的微丝，这是其向肌成纤维细胞表型转变的特征，这些过程标志着创面收缩的开始[9]。TGF-β1 和 TGF-β2 可能在成纤维细胞向肌成纤维细胞的转变中发挥关键作用[11,13]。机械因素也在起作用，创面的张力会促进肌成纤维细胞的收缩和增殖。成纤维细胞在体外释放机械应力并锚定凝胶后，细胞表面受体脱敏，细胞恢复到更静止的状态，这也证实了机械因素的作用[23]。这些发现可能解释了为什么高张力下的创面容易形成增生性瘢痕。降低创面张力可能会缩短肌成纤维细胞的存在时间并抑制瘢痕的过度增生。

当成纤维细胞沉积为纤维状 ECM 时，肉芽组织也在向瘢痕转变。与富含细胞的肉芽组织相比，瘢痕是一种相对无细胞的纤维组织，这是创面中细胞（包括肌成纤维细胞）持续凋亡的结果[24]。

组织重塑

正常瘢痕内的 ECM 重塑在创伤后早期开始并持续数月，直到瘢痕最终成型。ECM 的组成成分在创面愈合和瘢痕形成过程中的不同阶段都有所不同。在每个阶段中，ECM 不仅提供结构支持，还通过整合素与 ECM 中的配体相互作用来调节细胞功能。炎症早期，创面基质主要由纤维蛋白和纤维连接蛋白组成。随着肉芽组织的形成，ECM 成分随着基质分子的变化而调整，其中包括玻连蛋白、细胞粘合素、血小板反应蛋白 -1 和 -2、糖胺聚糖（如 HA、硫酸软骨素 -4 和硫酸皮肤素）；蛋白聚糖（如核心蛋白聚糖、双糖链蛋白聚糖、多功能蛋白聚糖和粘连蛋白聚糖）；以及Ⅲ型和Ⅵ型胶原蛋白。当炎症和初始组织形成阶段完成后，重塑阶段开始占据主导地位。此时，Ⅰ型胶原蛋白逐渐替代临时基质，从而提高创面的拉伸强度。实际上，在受伤后 2~3 周胶原蛋白总量就达到峰值，因为这种蛋白质会快速、无序地沉积，以恢复皮肤的内环境稳态。最初沉积的Ⅲ型胶原蛋白通过降解和新的沉积逐渐被Ⅰ型胶原蛋白替代。这一过程可能受到创面内压力和张力的刺激。有趣的是，处于张力下的胶原蛋白可抵抗蛋白水解酶的降解，而在创面愈合早期快速沉积的无序排列的胶原蛋白易受蛋白水解酶的影响。在此阶段起作用的主要蛋白酶是基质金属蛋白酶（MMP）。MMP 由多种细胞释放，包括角质形成细胞、成纤维细胞和炎症细胞。

MMP包括胶原酶、基质溶解素和明胶酶，它们可能在胶原重塑的限速步骤中发挥作用。MMP受金属蛋白酶组织抑制剂TIMP的调节[25]。随着Ⅰ型胶原蛋白成为ECM中的主要结构蛋白，瘢痕也随之发生重塑，张力能引导胶原纤维完成最佳排列，从而提高瘢痕的拉伸强度。在受伤后1个月左右，皮肤抗拉伸强度接近初始强度的40%。在组织重塑的末期，即受伤后6~12个月，皮肤的抗拉伸强度峰值可达到原来的80%。

病理性瘢痕：增生性瘢痕和瘢痕疙瘩

生理性瘢痕会重建皮肤屏障功能和局部稳态，但也会对感觉功能、运动功能、皮肤附件功能和容貌产生不利影响。病理性瘢痕的危害比生理性瘢痕更严重。增生性瘢痕和瘢痕疙瘩没有经历正常和平衡的创面愈合阶段，表现出异常的细胞反应和ECM沉积。增生性瘢痕和瘢痕疙瘩瘢痕都会导致局部畸形，其发生率相对较高，对功能的影响取决于发生部位。烧伤后增生性瘢痕的发生率可高达80%[26]。瘢痕疙瘩在深肤色人群中的患病率较高，与高加索人[27, 28]相比，非裔美国人的患病率增加了5~15倍，而且最常见的发病年龄往往在10~30岁[29]。两者发病率无性别差异。

病理性瘢痕的临床和组织学表现

临床上，增生性瘢痕通常表现为隆起，并伴有红斑和瘙痒。根据定义，这些瘢痕不会超出原始创面的边缘。它们可能会随着时间消退，但也可能会导致严重的挛缩，从而影响正常的功能，尤其是关节上的皮肤发生瘢痕时。瘢痕疙瘩最初看起来与增生性瘢痕相似，但它会继续发展，不会消退，并生长到创面边缘以外。起初，在瘢痕形成的前1~2个月，人们可能难以区分增生性瘢痕和瘢痕疙瘩，因为二者在早期可能具有相似的组织病理学特征。瘢痕疙瘩通常没有红斑，表现为正常肤色或色素沉着（图2-1），也可能伴有瘙痒、烧灼或疼痛等症状。

增生性瘢痕的组织病理学特征与瘢痕疙瘩不同。增生性瘢痕主要由与表皮平行的Ⅲ型胶原纤维组成，并基于这种细小、随机排列的胶原纤维形成特征性结节结构。瘢痕疙瘩由许多无序沉积的Ⅰ型和Ⅲ型胶原纤维束组成，伴有不规则的间隔胶原带，纤维紧密排列[30]。常规苏木精和伊红染色下，正常瘢痕组织的胶原纤维显得较宽且呈嗜酸性（图2-2）。增生性瘢痕中细胞较多，肌成纤维细胞增生明显，但瘢痕疙瘩中细胞较少，肌成纤维细胞数量不多。如前所述，在创面愈合过程中，肌成纤维细胞是肉芽组织的临时组成细胞，可促进创面收缩。在病理性瘢痕中，如增生性瘢痕中所见，这些细胞持续存在，在挛缩期结束时

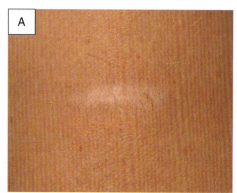 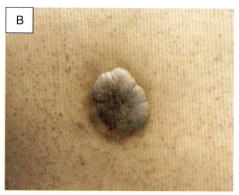

图2-1 生理性瘢痕和瘢痕疙瘩的临床表现：（A）生理性瘢痕无明显过度纤维化，表现平整，质地光滑；（B）瘢痕疙瘩则表现为过度纤维化，最终形成一个坚硬、色素沉着的斑块，并延伸至创面边缘以外

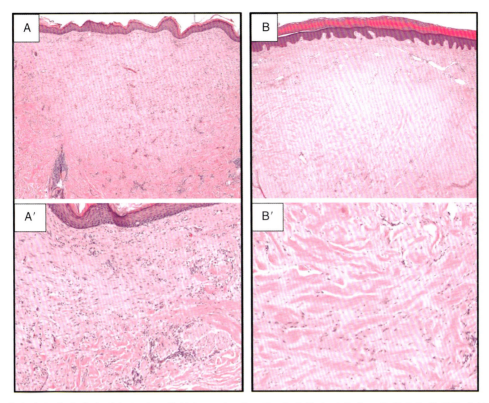

图2-2 正常瘢痕和瘢痕疙瘩的组织病理学特征：（A和A'）浅表性生理瘢痕，具有平行排列的成纤维细胞，表皮消失和胶原束变薄；（B和B'）瘢痕疙瘩，具有广泛的嗜酸性胶原束，占据了大部分真皮浅层和深层

不会发生预期的凋亡。这些转化的特异性成纤维细胞表达一种具有特殊作用的标记物——α-SMA，通过检测其动态表达，可以在创面愈合和瘢痕形成期间对这些细胞进行监测。先前的研究表明，正常瘢痕和瘢痕疙瘩中的成纤维细胞缺乏α-SMA的表达，而在增生性瘢痕中，α-SMA染色为阳性[30]。

病理性瘢痕中的成纤维细胞与其他细胞类型

尽管成纤维细胞对不同刺激所表现的反应不同，但它是纤维化疾病发生发展过程中的主要效应细胞。增生性瘢痕和瘢痕疙瘩的一个关键区别是瘢痕疙瘩中的成纤维细胞对细胞因子刺激的反应更为异常[31]。瘢痕疙瘩成纤维细胞增加了组织纤溶酶原激活物抑制剂的表达，降低了尿激酶的表达，导致胶原蛋白降解减少[30]。简而言之，伤口越深，瘢痕越明显。

这一过程的部分原因是特定亚群的成纤维细胞被激活。真皮深层网状成纤维细胞与真皮乳头层或毛囊表层成纤维细胞存在本质区别。深层成纤维细胞增殖速度较慢，体积较大[32]。这些细胞的胶原酶mRNA的表达减少，产生更多的促纤维化生长因子（TGF-β）、结缔组织生长因子（有助于肌成纤维细胞分化）和热休克蛋白47（Ⅰ型胶原伴侣蛋白）。深层真皮成纤维细胞还表现出更强的收缩性，这可能是由于α-SMA生成增加所致。综上所述，伤口越深，愈合面积越大，瘢痕越严重，这不仅是因为组织损伤更广，也由于特定成纤维细胞的表型差异。似乎当皮肤损伤达到一定的阈值深度，就会激活更多的纤维化成纤维细胞，从而形成瘢痕。之前，在人类志愿者髋部外侧使用划伤模型进行的实验表明，只有当约33%深度的正常髋部皮肤被破坏，或破坏深度达到0.53 mm后，才开始出现临床可见的瘢痕[33]。

其他细胞类型也很重要，因为它们可与真皮成纤维细胞进行信号传递。例如，朗格汉斯细胞（Langerhans Cell，LC）是局部皮肤免疫系统的一部分，其数量在增生性瘢痕中相对较多[31]。LC还能招募T细胞，这可能会影响增生性瘢痕的过度和持续炎症期。据推测，随着IL-4的增加和IL-1α的减少，LC数量的增加和细胞因子失衡可能会引发增生性瘢痕的形成[34]。角质形成细胞在增生性瘢痕和瘢痕疙瘩中也表现异常。研究表明，与生理性瘢痕相比，早期增生性瘢痕的角质形成细胞具有更高的增殖指数，表现为Ki-67、角蛋白5和14的表达增加，以及代表过度增殖的角蛋白K6和K16的异常表达[35,36]。角质形成细胞的失调可能影响成纤维细胞的功能，并促使异常和过度瘢痕的形成。

病理性瘢痕中的炎症与免疫系统

细胞因子是炎症反应对损伤或感染产生免疫应答中的关键信使。虽然已经阐述了许多细胞因子及其作用，但许多细胞因子可以归为特定细胞类型的亚群。免疫系统的CD4⁺T细胞可被细分为辅助性T细胞Th1和Th2，它们表达特定的细胞因子。Th1反应的特点是表达IL-2、IFN-γ和IL-12，这些因子在创面愈合和瘢痕形成中很重要，因为这种免疫反应已被证实主要起抗纤维化作用。相反，Th2反应是促纤维化的，其特征是表达IL-4、IL-5、IL-10和IL-13等细胞因子。烧伤后增生性瘢痕中可见与Th1相关的细胞因子表达显著下调，而Th2相关的细胞因子表达上调[37]。因此，以Th2应答为主的免疫反应可能会增加烧伤后增生性瘢痕中的纤维化[38]。

由于持续性的炎症反应能促进增生性瘢痕的形成，某些特定的白细胞介素已在这些病理性瘢痕的形成中被评估。IL-15在以前被描述为T细胞趋化因子或T细胞生长因子。活动性增生性瘢痕中的IL-15表达高于缓解性增生性瘢痕、正常增生性瘢痕和正常皮肤，这与T细胞的大量浸润有关[39]。此外，IL-15可抑制活动性增生性瘢痕中的T细胞凋亡，可能是预防和减少病理性瘢痕的药物靶点。

Toll样受体（Toll-like Receptor，TLR）是存在于巨噬细胞和树突状细胞等固有免疫系统细胞中的跨膜受体，可识别保守分子。例如，TLR-4可识别革兰氏阴性细菌的脂多糖。最近一项研究通过免疫组化和定量逆转录聚合酶链反应（RT-PCR）证实，与正常皮肤成纤维细胞相比，烧伤患者增生性瘢痕中的成纤维细胞中具有增强的TLR-4信号转导[40]。鉴于TLR-4的激活会导致其他器官系统（如肝脏）的炎症反应和纤维化增加，它也可能在真皮成纤维细胞的纤维化进展中发挥作用。

研究表明，基于TLR-4诱导的细胞因子在烧伤后增生性瘢痕成纤维细胞中的表达，小干扰RNA（siRNA）可以沉默特定基因[40]。靶向TLR-4激活的MyD88 siRNA的传递可导致增生性瘢痕成纤维细胞中炎性细胞因子表达降低。siRNA技术可能是控制创面愈合、限制过度瘢痕形成和预防增生性瘢痕的有效工具。

转化生长因子-β及其在创面愈合与瘢痕形成中的作用

尽管有很多生长因子和细胞因子参与伤口愈合和瘢痕形成，但TGF-β尤其值得关注和深入讨论。TGF-β被认为是一种促纤维化因子。但需要注意的是，不同的TGF-β亚型对不同类型的细胞有不同的影响，并且这些影响往往具有剂量依赖性。深入研究胎儿创面的愈合机制能进一步阐明TGF-β在创面愈合和瘢痕形成过程中的作用。值得注意的是，胎儿皮肤创面可以无瘢痕愈合，这是与成人皮肤创面愈合的不同之处。鉴于TGF-β亚型在纤维化过程中的重要性，多项研究检测并评估了胎儿与成人皮肤中TGF-β亚型的表达。胎儿皮肤中TGF-β1 mRNA表达较低，而TGF-β2表达较高。在真皮中，TGF-β1的免疫组化染色在胎儿皮肤中较弱，但在成人皮肤中呈强阳性[41]。TGF-β亚型的总含量在定量测量时存在差异。虽然TGF-β1约占成人皮肤中TGF-β总量的88%，但它在胎儿皮肤中仅占60%。相反，胎儿皮肤中TGF-β3含量比成人皮肤高5倍[42]。此外，胎儿未受伤皮肤中的下游TGF-β信号通路因子水平较高，如磷酸化受体Smads，而纤维化相关靶基因表达较低[42]。尽管目前对胎儿创面愈合的机制仍知之甚少，但它可能会揭示TGF-β超家族成员在瘢痕形成中的作用。未来，抑制或递送特定的亚型可能有助于预防病理性瘢痕。

尽管最初通过调节TGF-β分子预防瘢痕的尝试尚未取得明确的积极结果，但从改善瘢痕的尝试中排除这些因素可能还为时尚早。首先，剂量依赖性可能是关键因素。例如，高剂量的TGF-β3在成骨条件下能够促进间充质干细胞的矿化沉积，而低剂量的TGF-β3则相反，它会阻止间充质干细胞成骨，使其维持一种更加纤维化和未分化的表型[43]。其次，各亚型的表达时机也很重要。创伤后早期，血小板释放的TGF-β可招募炎症细胞，如巨噬细胞、中性粒细胞和成纤维细胞。随后，TGF-β影响血管生成和纤维增生。此外，TGF-β会调节ECM的重塑。TGF-β表达的时机和持续时间也很复杂，可能会对瘢痕形成产生很大影响。最后，仅从生长因子浓度的角度可能无法解释胎儿无瘢痕愈合和成人愈合之间的差异。目前尚不清楚生长因子受体的调控，如膜转运、内吞和再循环在瘢痕形成的病理生理学方面发挥了多大作用。TGF-β受体结合下游的细胞内通路，如Smads的磷酸化，也可能对前述调控有影响，这与ECM中TGF-β的可用量无关。此外，胎儿和成人成纤维细胞之间的表型差异至关重要。胎儿成纤维细胞缺乏增殖能力，且在对TGF-β作出反应时，其收缩能力不如成人的成纤维细胞。此外，胎儿肌成纤维细胞的分化和纤维化潜能相对较低。综合以上所有因素可能是从细胞因子和生长因子层面成功抑制瘢痕形成和治疗瘢痕的必要条件。

病理性瘢痕中细胞凋亡的减少

生长因子和细胞因子的严重失衡和变异最终导致胶原蛋白和细胞产物过度累积。这些信号失衡导致病理性瘢痕中细胞的持续存在和数量增加，这是细胞存活和凋亡信号失调的结果。在正常创面愈合的收缩期结束后，肌成纤维细胞会发生凋亡。大鼠皮肤创伤模型研究表明，肉芽组织中肌成纤维细胞和血管细胞的凋亡在皮肤受伤后20 d达到高峰[24]。凋亡标志物在第20 d逐渐增加，随后逐渐减少，这可能是由于肉芽组织在形成瘢痕时细胞数量减少所致。与正常皮肤成纤维细胞相比，瘢痕疙瘩的成纤维细胞在体外培养时显示凋亡标志物和凋亡相关基因减少[44]。瘢痕疙瘩中成纤维细胞的凋亡相关基因表达下调，包括抗细胞凋亡因子-1（DAD-1）、核苷二磷酸激酶B、谷胱甘肽S-转移酶、谷胱甘肽S-转移酶微粒体、谷胱甘肽过氧化物酶、TNF受体1相关蛋白、19 kDa相互作用蛋白3和细胞质动力蛋白轻链1[45]。此外，Bcl-2是一种保护细胞免于凋亡的原癌基因，它在病理性瘢痕的基底角质形成细胞和成纤维细胞样细胞中表达增加。肿瘤抑制基因p53的表达也会降低[46]。由于病理性瘢痕中观察到细胞生存异常，有人甚至认为这类瘢痕是良性肿瘤。

机械力在病理性瘢痕形成中的作用

高张力部位（如胸正中部）的创面更容易形成增生性瘢痕和瘢痕疙瘩。机械应力对创面成纤维细胞的影响已被广泛研究[47-49]。在体外皮肤等效模型中，瘢痕疙瘩成纤维细胞显示出更高的增殖后张力[49]。与正常成纤维细胞相比，瘢痕疙瘩成纤维细胞中与张力相关的基因*Hsp27*、*PAI-2*（纤溶酶原激活物抑制剂-2）和整合素α2β1的表达都显著升高。当*Hsp27*在瘢痕疙瘩成纤维细胞中被siRNA敲除时，I型胶原蛋白、纤维连接蛋白和α-SMA表达下调[50]。因此，调控这些张力相关基因可能会影响瘢痕疙瘩和增生性瘢痕中过量的ECM沉积，而且这已被证明是预防和治疗病理性瘢痕的有效辅助手段。

萎缩性瘢痕

萎缩性瘢痕的发病机制目前尚不明确，可能是胶原蛋白的破坏导致的皮肤萎缩[51]。在由糖皮质激素（如局部使用倍他米松）引起的医源性皮肤萎缩中，Ⅰ型和Ⅲ型胶原蛋白前肽的含量明显减少，这一点在人类皮肤上的负压吸疱实验中得到了证实[52]。表皮与皮下组织因真皮内的过度炎症和纤维化引起的过度粘连也可能会导致皮肤萎缩。最后，个别患者体内胶原蛋白或弹性蛋白合成的细微缺陷可能进一步导致萎缩性瘢痕的形成，例如遗传性结缔组织疾病患者。当前，瘢痕学界已经注意到萎缩性瘢痕的特定病因可能是多种生物学机制的相互作用，这些机制可能具有相似的临床表现，需要进一步研究以提高我们对其发病机制的认识。此外，多种不同的分子和细胞通路可能导致相同的临床表现——萎缩。

结　论

组织损伤后形成的瘢痕，其主要作用是恢复体内稳态。然而，瘢痕实际上可能导致功能丧失、运动无力、感觉减退、体温调节障碍和外观畸形。尽管生理性瘢痕的不良影响可能较小，但病理性瘢痕会导致显著的病态表现。增生性瘢痕和瘢痕疙瘩的发病率很高，甚至会造成严重残疾，尤其是在烧伤后。深入了解瘢痕和创面愈合的基础科学可能有助于在未来研发调节相关细胞进程的工具，从而在受伤后获得更理想的瘢痕治疗和功能改善效果。正如本章所述，及时、适当、精细调控的炎症反应对于瘢痕的最佳愈合至关重要。递送所需的生长因子，抑制有害的细胞因子，可能很快会成为创伤或烧伤患者的治疗选择。重现胎儿期的无瘢痕创面愈合过程必须精准协调各种细胞类型和生长因子的作用时间。随着我们对瘢痕基础科学的理解不断加深，转化研究必须与实验室研究结果相结合，以更有效地影响和改善临床预后。

（官　浩 译）

参考文献

[1] Bayat A, McGrouther DA, Ferguson MW. Skin scarring. BMJ, 2003, 326(7380): 88–92.

[2] Singer AJ, Clark RA. Cutaneous wound healing. New Engl J Med, 1999, 341(10): 738–746.

[3] Barrandon Y, Green H. Cell migration is essential for sustained growth of keratinocyte colonies: the roles of transforming growth factor-alpha and epidermal growth factor. Cell, 1987, 50(7): 1131–1137.

[4] Hubner G, Brauchle M, Smola H, et al. Differential regulation of pro-inflammatory cytokines during wound healing in normal and glucocorticoid-treated mice. Cytokine, 1996, 8(7): 548–556.

[5] Hopkinson-Woolley J, Hughes D, Gordon S, et al. Macrophage recruitment during limb development and wound healing in the embryonic and foetal mouse. J Cell Sci, 1994, 107(Pt 5): 1159–1167.

[6] Greiling D, Clark RA. Fibronectin provides a conduit for fibroblast transmigration from collagenous stroma into fibrin clot provisional matrix. J Cell Sci, 1997, 110(Pt 7): 861–870.

[7] McClain SA, Simon M, Jones E, et al. Mesenchymal cell activation is the rate-limiting step of granulation tissue induction. Am J Pathol, 1996, 149(4): 1257–1270.

[8] Vaalamo M, Mattila L, Johansson N, et al. Distinct populations of stromal cells express collagenase-3 (MMP-13) and collagenase-1 (MMP-1) in chronic ulcers but not in normally healing wounds. J Invest Dermatol, 1997, 109(1): 96–101.

[9] Welch MP, Odland GF, Clark RA. Temporal relationships of F-actin bundle formation, collagen and fibronectin matrix assembly, and fibronectin receptor expression to wound contraction. J Cell Biol, 1990, 110(1): 133–145.

[10] Clark RA, Nielsen LD, Welch MP, et al. Collagen matrices attenuate the collagen-synthetic response of cultured fibroblasts to TGF-beta. J Cell Sci, 1995, 108(Pt 3): 1251–1261.

[11] Montesano R, Orci L. Transforming growth factor beta stimulates collagen-matrix contraction by fibroblasts: Implications for wound healing. Proc Natl Acad Sci U S A, 1988, 85(13): 4894–4897.

[12] Chen MA, Davidson TM. Scar management: prevention and treatment strategies. Curr Opin Otolaryngol Head Neck Surg, 2005, 13(4): 242–247.

[13] Lee CH, Shah B, Moioli EK, et al. CTGF directs fibroblast differentiation from human mesenchymal stem/stromal cells and defines connective tissue healing in a rodent injury model. J Clin Invest, 2010, 120(9): 3340–3349.

[14] Alho AM, Underhill CB. The hyaluronate receptor is preferentially expressed on proliferating epithelial cells. J Cell Biol, 1989, 108(4): 1557–1565.

[15] Bronson RE, Bertolami CN, Siebert EP. Modulation of fibroblast growth and glycosaminoglycan synthesis by interleukin-1. Coll Relate Res, 1987, 7(5): 323–332.

[16] Ortega S, Ittmann M, Tsang SH, et al. Neuronal defects and delayed wound healing in mice lacking fibroblast growth factor 2. Proc Natl Acad Sci USA, 1998, 95(10): 5672–5677.

[17] Seghezzi G, Patel S, Ren CJ, et al. Fibroblast growth factor-2 (FGF-2) induces vascular endothelial growth factor (VEGF) expression in the endothelial cells of forming capillaries: an autocrine mechanism contributing to angiogenesis. J Cell Biol, 1998, 141(7): 1659–1673.

[18] Nissen NN, Polverini PJ, Koch AE, et al. Vascular endothelial growth factor mediates angiogenic activity during the proliferative phase of wound healing. Am J Pathol, 1998, 152(6): 1445–1452.

[19] Brooks PC, Clark RA, Cheresh DA. Requirement of vascular integrin alpha v beta 3 for angiogenesis. Science, 1994, 264(5158): 569–571.

[20] Clark RA, Tonnesen MG, Gailit J, et al. Transient functional expression of alphaVbeta 3 on vascular cells during wound repair. Am J Pathol, 1996, 148(5): 1407–1421.

[21] Risau W. Mechanisms of angiogenesis. Nature, 1997, 386(6626): 671–674.

[22] Folkman J, D'Amore P A. Blood vessel formation: what is its molecular basis? Cell, 1996, 87(7): 1153–1155.

[23] Lin YC, Grinnell F. Decreased level of PDGF-stimulated receptor autophosphorylation by fibroblasts in mechanically relaxed collagen matrices. J Cell Biol, 1993, 122(3): 663–672.

[24] Desmouliere A, Redard M, Darby I, et al. Apoptosis mediates the decrease in cellularity during the transition between granulation tissue and scar. Am J Pathol, 1995, 146(1): 56–66.

[25] Visse R, Nagase H. Matrix metalloproteinases and tissue inhibitors of metalloproteinases: structure, function, and biochemistry. Circ Res, 2003, 92(8): 827–839.

[26] Bombaro KM, Engrav LH, Carrougher GJ, et al. What is the prevalence of hypertrophic scarring following burns? Burns, 2003, 29(4): 299–302.

[27] Burd A, Huang L. Hypertrophic response and keloid diathesis: two very different forms of scar. Plast Reconstr Surg, 2005, 116(7): 150e–157e.

[28] Slemp AE, Kirschner RE. Keloids and scars: a review of keloids and scars, their pathogenesis, risk factors, and management. Curr OPin Pediatr, 2006, 18(4): 396–402.

[29] Lane JE, Waller JL, Davis LS. Relationship between age of ear piercing and keloid formation. Pediatrics, 2005, 115(5): 1312–1314.

[30] Ehrlich HP, Desmouliere A, Diegelmann RF, et al. Morphological and immunochemical differences between keloid and hypertrophic scar. Am J Pathol, 1994, 145(1): 105–113.

[31] Kose O, Waseem A. Keloids and hypertrophic scars: are they two different sides of the same coin? Dermatol Surg, 2008, 34(3): 336–346.

[32] Wang J, Dodd C, Shankowsky HA, et al. Deep dermal fibroblasts contribute to hypertrophic scarring. Lab Investig, 2008, 88(12): 1278–1290.

[33] Dunkin CS, Pleat JM, Gillespie PH, et al. Scarring occurs at a critical depth of skin injury: precise measurement in a graduated dermal scratch in human volunteers. Plast Reconstr Surg, 2007, 119(6): 1722–1732; discussion 33–34.

[34] Niessen FB, Schalkwijk J, Vos H, et al. Hypertrophic scar formation is associated with an increased number of epidermal Langerhans cells. J Pathol, 2004, 202(1): 121–129.

[35] Machesney M, Tidman N, Waseem A, et al. Activated keratinocytes in the epidermis of hypertrophic scars. Am J Pathol, 1998, 152(5): 1133–1141.

[36] Andriessen MP, Niessen FB, Van de Kerkhof PC, et al. Hypertrophic scarring is associated with epidermal abnormalities: an immunohistochemical study. J Pathol, 1998, 186(2): 192–200.

[37] Miller AC, Rashid RM, Elamin EM. The "T" in trauma: the helper T-cell response and the role of immunomodulation in trauma and burn patients. J Trauma, 2007, 63(6): 1407–1417.

[38] Tredget EE, Levi B, Donelan MB. Biology and principles of scar management and burn reconstruction. Surg Clin North Am, 2014, 94(4): 793–815.

[39] Castagnoli C, Trombotto C, Ariotti S, et al. Expression and role of IL-15 in post-burn hypertrophic scars. J Invest Dermatol, 1999, 113(2): 238–245.

[40] Wang J, Hori K, Ding J, et al. Toll-like receptors expressed by dermal fibroblasts contribute to hypertrophic scarring. J Cell Physiol, 2011, 226(5): 1265–1273.

[41] Chen W, Fu X, Ge S, et al. Ontogeny of expression of transforming growth factor-beta and its receptors and their possible relationship with scarless healing in human fetal skin. Wound Repair Regen, 2005, 13(1): 68–75.

[42] Walraven M, Beelen RH, Ulrich MM. Transforming growth factor-beta (TGF-beta) signaling in healthy human fetal skin: a descriptive study. J Dermatol Sci, 2015, 78(2): 117–124.

[43] Moioli EK, Hong L, Mao J J. Inhibition of osteogenic differentiation of human mesenchymal stem cells. Wound Repair Regen, 2007, 15(3): 413–421.

[44] Messadi DV, Le A, Berg S, et al. Expression of apoptosisassociated genes by human dermal scar fibroblasts. Wound Repair Regen, 1999, 7(6): 511–517.

[45] Sayah DN, Soo C, Shaw WW, et al. Downregulation of apoptosis-related genes in keloid tissues. J Surg Res, 1999, 87(2): 209–216.

[46] Teofoli P, Barduagni S, Ribuffo M, et al. Expression of Bcl-2, p53, c-jun and c-fos protooncogenes in keloids and hypertrophic scars. J Dermatol Sci, 1999, 22(1): 31–37.

[47] Agha R, Ogawa R, Pietramaggiori G, et al. A review of the role of mechanical forces in cutaneous wound healing. J Surg Res, 2011, 171(2): 700–708.

[48] Wong VW, Akaishi S, Longaker MT, et al. Pushing back: wound mechanotransduction in repair and regeneration. J Invest Dermatol, 2011, 131(11): 2186–2196.

[49] Suarez E, Syed F, Rasgado TA, et al. Skin equivalent tensional force alters keloid fibroblast behavior and phenotype. Wound Repair Regen, 2014, 22(5): 557–568.

[50] Suarez E, Syed F, Alonso-Rasgado T, et al. Up-regulation of tension-related proteins in keloids: knockdown of Hsp27, alpha2beta1-integrin, and PAI-2 shows convincing reduction of extracellular matrix production. Plast Reconstr Surg, 2013, 131(2): 158e–173e.

[51] Sobanko JF, Alster TS. Management of acne scarring, part I: a comparative review of laser surgical approaches. Am J Clin Dermatol, 2012, 13(5): 319–330.

[52] Oikarinen A, Haapasaari KM, Sutinen M, et al. The molecular basis of glucocorticoid-induced skin atrophy: topical glucocorticoid apparently decreases both collagen synthesis and the corresponding collagen mRNA level in human skin in vivo. Br J Dermatol, 1998, 139(6): 1106–1110.

自尊与心理问题

Abigail Waldman, Murad Alam

摘 要

创伤和烧伤导致的瘢痕会影响患者的心理健康及行为,常表现为抑郁及创伤后应激反应,甚至身心俱疲。尽管对大多数患者来说,在导致瘢痕的不良事件发生后1年内,其症状会逐渐减轻,但识别和关注那些有长期后遗症风险的患者十分重要,以帮助他们得到充分的治疗。瘢痕部位、瘢痕类型、患者年龄(儿童或成人)、患者性格、应对方式、社会支持程度及既往情绪障碍都会影响瘢痕患者的心理感受。根据患者主观认知的瘢痕严重程度进行干预,确保其能获得足够的社会支持,并特别关注有精神病史的患者的需求,有助于降低瘢痕患者心理疾病发病率。

章节大纲

引 言

瘢痕严重程度的评估量表 vs. 患者自述

瘢痕部位

瘢痕种类

应对方式、人格特征和社会支持

既往情绪障碍

儿童和照护人员

治疗和解决方案

患者感知的瘢痕严重程度

瘢痕患者的既往精神病史

瘢痕患者的社会支持

总结和未来发展方向

参考文献

引 言

烧伤、创伤、痤疮等损伤导致的各种类型的瘢痕,都会对患者的心理健康和行为产生重大影响[1]。精神类疾病和人格障碍在烧伤瘢痕患者中的发病率也较高[2],最常见的包括抑郁症、性格障碍、酗酒和吸毒[3-6]。相较于7.8%的基线水平,烧伤和其他创伤后瘢痕患者在受伤后1年及1年以上的创伤后应激障碍(PTSD)发生率为15%~45%[7, 8]。据报道,20%的瘢痕患者存在焦虑,50%的患者存在自信心不足和情绪低落[1]。在与瘢痕患者的访谈中,大多数人的描述是感觉自己"难看"或"不正常"和"受到羞辱",认为自己被他人评价为"有犯罪倾向"或"意志薄弱"。在许多情况下,瘢痕会使人不断回忆起痛苦之事。患者因为瘢痕导致自信心不足、内向、焦虑、抑郁和易怒,最终影响其人际关系和职场关系[1]。

> "我觉得我在很多方面,甚至在职业上,都在拖自己后腿……它严重影响着我的生活,我一直试图将它抛在脑后,但它却每天都困扰着我。我照镜子时感觉很痛苦,因为在所有的角度和灯光下,我看到的只有瘢痕,这对我来说几乎是毁灭性的。因此,我几乎每天都要给自己打气,让自己提起精神继续前行。"(来自一位面部有痤疮瘢痕的中年女性)

并非所有患者对瘢痕造成的心理影响都是不适应的。据说,许多患者会经历创伤后成长(Post-Traumatic Growth, PTG),其人格运作和幸福水平都超过了创伤前的水平[9]。对于大多数患者来说,在导致瘢痕事件发生后的第一年内,身心痛苦会逐渐减轻[10, 11]。识别那些容易产生更严重的长期心理后遗症的患者,并了解瘢痕对其生活的影响,是解决这些患者需求的基础。本章将回顾与瘢痕形成后社会心理学症状相关的因素,以及潜在的治疗方法。

瘢痕严重程度的评估量表 vs. 患者自述

瘢痕可能表现为线状的(即"细白线")、隆起的(增生性瘢痕/瘢痕疙瘩)、萎缩性的、广泛分布或挛缩性的。瘢痕可能涉及较大的皮肤表面积(如烧伤瘢痕),或局限性于特定部位(如痤疮瘢痕),有些瘢痕比较明显,例如耳朵上的瘢痕疙瘩,有些瘢痕则较为隐蔽,例如胸骨瘢痕疙瘩。

有多种经过验证的方法可用于评估瘢痕的严重程度。这些方法通常由按李克特量表或视觉模拟量表中的评分项目而组成。测量的项目通常包括:与周围皮肤的颜色匹配度、红斑程度、整体轮廓(包括隆起或凹陷)、细微轮廓(包括纹理和粗糙度)以及色素减退或色素沉着。虽然瘢痕严重程度有相应的衡量标准,瘢痕评分较差的患者可能会遭受更大的社会心理压力,但这并没有足够的数据支撑。事实上,量表测量的瘢痕严重程度与患者对瘢痕的自述之间似乎没有相关性[12-14]。当使用 Derriford 外观量表(DAS24)、皮肤病生活质量指数(DLQI)等经过验证的工具测量患者的社会心理困扰(广义上定义为消极的人生观和对生活的不满)时,与量表测量结果相比,患者的主观感受与其社会心理困扰或抑郁症状的水平相关性更高[12,15,16]。有趣的是,在患有其他类型毁容性疾病的患者中,可以观察到患者疾病严重程度与其社会心理困扰之间存在关联[17]。

虽然心理症状似乎与瘢痕严重程度的主观描述成正比,但 PTG 程度可能与瘢痕严重程度量表的评分直接相关[9]。随着时间的推移,患者对严重瘢痕的看法会发生变化,这些变化可能归因于发生瘢痕后生活态度的变化(精神信仰、对生活的重新认识),自我认知的变化(更强的心理适应能力)及人际关系的改善(更加珍视朋友和家人、更富有同情心)[18,19]。

瘢痕部位

瘢痕部位对患者社会心理困扰的预测价值尚不明确,且缺乏一致性。在烧伤患者中,瘢痕可见度与他人的敌意和惊吓反应有关,但瘢痕部位与患者个体的抑郁症状、自尊心强弱、焦虑程度或适应能力无关[15,20]。令人惊讶的是,手上的瘢痕,尤其是那些影响手功能的瘢痕,与 PTG 的发生率增加有关,而相对隐蔽的瘢痕则会导致更大的社会心理困扰。这种差异的产生可能是因为不同位置的瘢痕可视程度不同,其应对策略也不同[12]。

瘢痕种类

虽然隆起性瘢痕(如瘢痕疙瘩)与其他瘢痕(如萎缩性瘢痕)相比不会造成更多的生活困扰[12],但很少有研究比较不同瘢痕类型对患者的社会心理学影响。个体认为其对造成瘢痕的伤害应负的责任大小可被用于预测其心理适应能力。自述羞愧感程度较高的患者，如那些因非自杀性自伤（Nonsuicidal Self-Injury，NSSI）造成瘢痕者，或某些创伤的幸存者，具有更高的自伤可能性、更严重的抑郁和边缘性症状以及更强烈的自我厌恶感和瘢痕相关后悔程度[21]。尤其是与其他来源的瘢痕相比，NSSI造成的瘢痕与更负面的自我评价相关。与其他原因造成的瘢痕相比，NSSI瘢痕患者对身体形象的评价更为负面，包括外表、身体区域满意度和对超重的关注度。NSSI相关的瘢痕会使患者产生羞耻、厌恶、悔恨和尴尬等情感，从而导致他们积极寻求手术切除方法，以消除过去自残带来的持续的痛苦记忆。患有NSSI相关瘢痕的患者"愿意留下更多瘢痕，只要它看起来不像是自残造成的伤口"[22, 23]。

应对方式、人格特征和社会支持

应对方式和人格特征是瘢痕患者社会心理预后的最重要预测因素。由于大部分文献都与烧伤瘢痕有关，因此需要进一步研究，从而将这些发现推广到所有类型的瘢痕。

应对方式是指个体克服或最小化压力事件的机制。具体的应对机制在烧伤应对问卷中有广泛的定义，包括重新评估/调整（例如，让自己变得更好或专注于生活中最重要的事情）、回避（例如，希望问题消失，使用毒品）、情感支持（例如，加强自己的社交或精神网络）、乐观/解决问题（例如，相信瘢痕会随着时间的推移而改善，告诉自己有能力克服困难）、自我控制（例如，把感情藏在心里），以及工具性行动（例如，加入一个帮助解决类似问题的团体，并向专业人士或经历过相同问题的其他人寻求建议和实际帮助）[24]。

可能影响瘢痕自我认知的人格特征包括开放性（例如，喜欢冒险）、责任心（例如，关注细节和条理性）、外向性（例如，喜欢社交）、随和（例如，信任和合作）和神经质（例如，担忧、焦虑）。通过人格评估［NEO人格问卷修订版（NEO-PI-R）、CBQ和流行病学研究中心抑郁量表（CES-D）］，研究人员确定神经质和回避型应对是烧伤等瘢痕事件后出现抑郁症状的重要预测因子。在烧伤瘢痕人群中，创伤后应激障碍患者（PTSD）大多数表现为神经质[25-26]。

烧伤瘢痕后的积极调整可以减少抑郁症状，这种应对策略需要乐观和外向的人格特征[16]。此外，研究显示，基于情感支持的应对方式（包括更强的社会接纳感和对社会支持、就业及娱乐活动的满意度）可以减少社会心理困扰。随访显示，烧伤后低水平的社会支持可能导致PTSD，生活方式孤立的烧伤患者恢复较差[27-28]。

此外，对他人负面评价的关注越少，对外貌相关信息的重视程度越低，烧伤瘢痕形成后的适应能力越强。研究发现，在烧伤后1年，外表对自我定义的重要程度可以调节瘢痕严重程度对身体形象不满和社会心理功能的影响[29]。这一点对女性来说可能比男性更显著[15]。

既往情绪障碍

关于既往精神病史是否会增加瘢痕患者发生社会心理困扰的风险，目前仍存在争议。据报道，先前确诊精神疾病的患者在遭受烧伤后会出现更严重的精神并发症。一旦住院，有早期精神病史的患者会求助于先前建立的不良适应模式，包括退缩、抑郁和难以控制的敌意[30, 31]。在创伤相关的文献中对这种现象也有类似报道，在46例飞机失事幸存者中，超过2/3的灾后精神障碍病例是可以通过灾前精神病史分析来预测的[32]。

儿童和照护人员

与成人不同，存在烧伤瘢痕的儿童似乎不会出现严重的行为问题或精神障碍。与年龄和性别相匹配的对照组相比，大多数烧伤儿童在受伤后2年内都能做出令人满意的调整，且没有明显的异常行为问题。在所研究的儿童烧伤幸存者中，只有20%~30%表现出符合临床定义的行为问题，甚至只有少部分患儿会出现符合初级精神疾病诊断标准中的严重症状。有趣的是，与对照组相比，10年前遭受严重烧伤的青少年自述显示他们具有更高水平的适应性和更积极的人格特征（如情绪稳定性、亲和性和外向性）[33]。

尽管与烧伤瘢痕的成年人相比，患有抑郁症和PTSD的儿童要少得多，但研究表明，烧伤瘢痕儿童在社会交往中往往会感到困扰，这会严重影响他们的潜力。虽然这种困扰可能无法通过标准化的行为检查表或生活质量的总体评分来检测，但它会严重损害瘢痕患儿的心理健康。学校里的霸凌行为以及老师和家长对孩子期望的降低，都会影响孩子的自尊。研究表明，即使在正常的课堂环境中，对外表的敏感程度也会影响瘢痕患儿的行为，如果孩子们对自己的外表感到不适，他们就不愿意举手回答问题[34-38]。

治疗和解决方案

患者如何看待自己的瘢痕，以及他们对这些瘢痕的行为适应，是长期社会心理预后良好的主要决定因素，而不是瘢痕的客观状况或外观。令人充满信心的是，行为是可以学习、调整的（图3-1）。

患者感知的瘢痕严重程度

考虑到患者自述的瘢痕外观在影响其预后方面的首要作用，医生必须理解患者的自我认知，而不是依靠自己的医学知识"客观"评估。简单地询问患者的瘢痕并让他们对其进行评分，有助于制订更完善的治疗方案。例如，如果患者将自己的瘢痕描述为非常严重，尤其是这种自我感觉与更客观、公正的测量结果之间存在差异，那么改善瘢痕的药物或手术干预可能无法从根本上"治愈"患者自我感知的瘢痕。将瘢痕判定为严重的患者会经历更严重的社会心

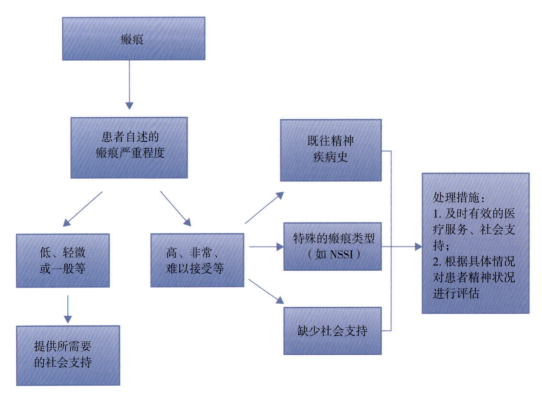

图3-1　瘢痕患者的社会心理困扰处理流程

理困扰和抑郁症状。在这种情况下，解决患者应对技能和社会支持网络的多学科方法可能更有效[31]。

瘢痕患者的既往精神病史

如果患者在瘢痕形成之前已确诊有精神疾病，且此瘢痕可能与羞耻感有关（如NSSI），抑或只依赖有限的社交网络平台而无法得到及时充分的帮助，那么与医疗专业人员的合作则可能有助于治疗这些疾病，并改善患者对其瘢痕的自我观感。对于NSSI相关瘢痕的治疗，采用正念疗法和接受疗法（例如，基于正念的复发预防、基于正念的认知疗法、接受和承诺疗法）[39-41]可以帮助患者培养自我同情感，而不是对之前的自残和由此导致的瘢痕不断自责。结合正念疗法还可以重建瘢痕的负面内含，从而降低以后自残的可能性[21,41]。同样，慈悲聚焦疗法可以显著减少羞耻感，并使患者更好地接受自己的现状和经历[41]。

瘢痕患者的社会支持

针对烧伤后社会心理适应的研究表明，对未来前景不断表现出积极信念的患者和家庭会做得更好。患者周围的社会支持可以创造一个环境，让他或她相信未来是美好的[42,43]。研究表明，自述瘢痕严重程度较高的患者能够从建立有意义的社会支持网络中受益[44,45]。如果已经经历过这种成长支持的患者也在某些支持小组中，那么鼓励患者参加这些支持小组可能有助于PTG。通过社交技能培训，帮助个人在社交场合从他人处获得更多积极反馈可能会有所帮助[12,46]。对烧伤瘢痕青少年进行强化的短期社会技能培训可以有效改善其社会心理适应能力。在烧伤瘢痕人群中使用教学和体验技巧培训1年后，治疗组的改善程度明显高于对照组[9,47]。烧伤患者训练营也可以提供类似的积极社交体验，从而促进患者成长。然而，据我们所知，目前还没有针对一般（即非烧伤）瘢痕患者的训练营。针对一般的毁容或瘢痕患者，线上的社会组织可能会提供一定的帮助。以下是能够访问相关资源的链接[48]：

- Change Faces是一个线上支持团体和慈善机构，为受到疾病、皮肤印记或瘢痕困扰的患者和家庭提供帮助：https://www.changingfaces.org.uk/Home
- The Experience Project是一个可以讨论各种话题的网站，其中"我有瘢痕"论坛允许有瘢痕的人讨论各种治疗方法：http://www.experienceproject.com/groups/Have-A-Scar/17709
- Real Self网站的论坛里，患者可以与其他患者及医生讨论瘢痕的治疗方案：https://www.realself.com/question/what-results-can-expect-scar-revision-surgery
- 还有许多组织为皮肤遮瑕提供帮助：

http://www.skincamouflagenetwork.org.uk/index.html

http://www.skin-camouflage.net/

https://www.changingfaces.org.uk/Skin-Camouflage

总结和未来发展方向

临床医生评定的瘢痕严重程度和选择的瘢痕分类已被证实与患者的社会心理困扰程度无关。相反，患者自己对瘢痕严重程度的主观评分和患者表现出积极人格特征的程度（如外向、乐观、充满希望）似乎最能预测瘢痕的社会心理影响。尤其是在瘢痕患儿中，其他人对瘢痕的负面反应程度，如凝视、嘲笑和欺凌，可能会对患儿造成羞辱。由此导致的被排斥感、孤独感和孤立感可能会对患者随后的社会交往和未来的就业机会产生重要影响。在改善瘢痕患者自尊和心理健康的工作中，如果能纳入更完善的患者自述瘢痕结果指标和生活质量工具，并对所有瘢痕患者的社会心理困扰进行更深入地研究，而不仅仅是烧创伤瘢痕患者，有助于取得更好的研究效果。

进一步对瘢痕进行公共宣教可能会减少新瘢痕患者的羞耻感，并降其负面自我认知。最后，如果这些新瘢痕患者能够获得更多的服务，包括更多的社会支持，他们会恢复得更好。

（陈　阳　译）

参考文献

[1] Brown BC, McKenna SP, Siddhi K, et al. The hidden cost of skin scars: quality of life after skin scarring. J Plast Reconstr Aesthet Surg, 2008, 61(9): 1049-1058. DOI: http://dx.doi.org/10.1016/j.bjps.2008.03.020.

[2] Kolman P. The incidence of psychopathology in burned adult patients: a critical review. J Burn Care Rehabil, 1983, 4: 430–436.

[3] Brezel BS, Kassenbrock JM, Stein JM. Burns in substance abusers and in neurologically and mentally impaired patients. J Burn Care Rehabil, 1988, 9(2): 169–171.

[4] Noyes R Jr, Andreasen N J, Hartford CE. The psychological reaction to severe burns. Psychosomatics, 1971, 12(6): 416–422. DOI: S0033-3182(71)71486-8.

[5] Rockwell E, Dimsdale JE, Carroll W, et al. Preexisting psychiatric disorders in burn patients. J Burn Care Rehabil, 1988, 9(1): 83–86.

[6] MacArthur JD, Moore FD. Epidemiology of burns. The burnprone patient. JAMA, 1975, 231(3): 259–263.

[7] Ehde DM, Patterson DR, Wiechman SA, et al. Posttraumatic stress symptoms and distress 1 year after burn injury. J Burn Care Rehabil, 2000, 21(2): 105–111.

[8] Levine E, Degutis L, Pruzinsky T, et al. Quality of life and facial trauma: psychological and body image effects. Ann Plast Surg, 2005, 54(5): 502–510. DOI: 00000637-200505000-00010.

[9] Baillie S E, Sellwood W, Wisely J A. Post-traumatic growth in adults following a burn. Burns, 2014, 40(6): 1089–1096. DOI: 10.1016/j.burns.2014.04.007.

[10] Patterson DR, Everett JJ, Bombardier CH, et al. Psychological effects of severe burn injuries. Psychol Bull, 1993, 113(2): 362–378.

[11] Blades BC, Jones C, Munster AM. Quality of life after major burns. J Trauma, 1979, 19(8): 556–558.

[12] Brown BC, Moss TP, McGrouther DA, et al. Skin scar preconceptions must be challenged: importance of self-perception in skin scarring. J Plast Reconstr Aesthet Surg, 2010, 63(6): 1022–1029. DOI: 10.1016/j.bjps.2009.03.019.

[13] Simons M, Price N, Kimble R, et al. Patient experiences of burn scars in adults and children and development of a health-related quality of life conceptual model: a qualitative study. Burns, 2016, 42(3): 620–632. DOI: S0305-4179(15)00400-3.

[14] Tyack Z, Ziviani J, Kimble R, et al. Measuring the impact of burn scarring on health-related quality of life: development and preliminary content validation of the Brisbane Burn Scar Impact Profile (BBSIP) for children and adults. Burns, 2015, 41(7): 1405–1419. DOI: 10.1016/j.burns.2015.05.021.

[15] Lawrence JW, Fauerbach JA, Heinberg L, et al. Visible vs. hidden scars and their relation to body esteem. J Burn Care Rehabil, 2004, 25(1): 25–32. DOI: 10.1097/01.BCR.0000105090.99736.48.

[16] Andrews RM, Browne AL, Drummond PD, et al. The impact of personality and coping on the development of depressive symptoms in adult burns survivors. Burns, 2010, 36(1): 29–37. DOI: 10.1016/j.burns.2009.06.202.

[17] Ong J, Clarke A, White P, et al. Does severity predict distress? The relationship between subjective and objective measures of appearance and psychological adjustment, during treatment for facial lipoatrophy. Body Image, 2007, 4(3): 239–248. DOI: S1740-1445(07)00065-4.

[18] Waldman A, Maisel A, Weil A, et al. Patients believe that cosmetic procedures affect their quality of life: An interview study of patient-reported motivations. J Am Acad Dermatol, 2019, 80(6): 1671–1681. DOI: 10.1016/j.jaad.2019.01.059.

[19] Maisel A, Waldman A, Furlan K, et al. Self-reported patient motivations for seeking cosmetic procedures. JAMA Dermatol, 2018, 154(10): 1167–1174. DOI: 10.1001/jamadermatol.2018.2357.

[20] Tebble NJ, Thomas DW, Price P. Anxiety and self-consciousness in patients with minor facial lacerations. J Adv Nurs, 2004, 47(4): 417–426. DOI: 10.1111/j.1365-2648.2004.03123.x.

[21] Bachtelle SE, Pepper CM. The physical results of nonsuicidal self-injury: the meaning behind the scars. J Nerv Ment Dis, 2015, 203(12): 927–933. DOI: 10.1097/NMD.0000000000000398.

[22] Dyer A, Mayer-Eckhard L, White AJ, et al. The role of scar origin in shaping men's body image. Am J Mens Health, 2015, 9(2): 115–123. DOI: 10.1177/1557988314531446.

[23] Dyer A, Hennrich L, Borgmann E, et al. Body image and noticeable self-inflicted scars. J Nerv Ment Dis, 2013, 201(12): 1080–1084. DOI: 10.1097/NMD.0000000000000057.

[24] Willebrand M, Kildal M, Ekselius L, et al. Development of the Coping with Burns Questionnaire. Pers Individ Dif, 2001, 30(6): 1059–1072. DOI: http://dx.doi.org/10.1016/S0191-8869(00)00096-9.

[25] Lawrence JW, Fauerbach JA. Personality, coping, chronic stress, social support and PTSD symptoms among adult burn survivors: a path analysis. J Burn Care Res, 2003, 24(1): 63–72.

[26] Fauerbach JA, Pruzinsky T, Saxe GN. Psychological health and function after burn injury: setting research priorities. J Burn Care Res, 2007, 28(4): 587–592. DOI: 10.1097/BCR.0B013E318093E470.

[27] Perry S, Difede J, Musngi G, et al. Predictors of posttraumatic stress disorder after burn injury. Am J Psychiatry, 1992, 149(7): 931–935. DOI: 10.1176/ajp.149.7.931.

[28] Taal LA, Faber AW. Posttraumatic stress and maladjustment among adult burn survivors 1-2 years postburn. Burns, 1998, 24(4): 285–292. DOI: S0305417998000308.

[29] Thombs BD, Notes LD, Lawrence JW, et al. From survival to socialization: A longitudinal study of body image in survivors of severe burn injury. J Psychosom Res, 2008, 64(2): 205–212. DOI: 10.1016/j.jpsychores.2007.09.003.

[30] Andreasen NJ, Noyes R Jr, Hartford CE. Factors influencing adjustment of burn patients during hospitalization. Psychosom Med, 1972, 34(6): 517–525.

[31] Hoogewerf CJ, van Baar ME, Middelkoop E, et al. Impact of facial burns: Relationship between depressive symptoms, self-esteem and scar severity. Gen Hosp Psychiatry, 2014, 36(3): 271–276. DOI: 10.1016/j.genhosppsych.2013.12.001.

[32] Smith EM, North CS, McCool RE, et al. Acute postdisaster psychiatric disorders: Identification of persons at risk. Am J Psychiatry, 1990, 147(2): 202–206. DOI: 10.1176/ajp.147.2.202.

[33] Liber JM, Faber AW, Treffers PD, et al. Coping style, personality and adolescent adjustment 10 years post-burn. Burns, 2008, 34(6): 775–782. DOI: 10.1016/j.burns.2007.10.008.

[34] Bakker A, Van Loey NE, Van der Heijden PG, et al. Acute stress reactions in couples after a burn event to their young child. J Pediatr Psychol, 2012, 37(10): 1127–1135. DOI: 10.1093/jpepsy/jss083.

[35] Krakowski AC, Totri CR, Donelan MB, et al. Scar management in the pediatric and adolescent populations. Pediatrics, 2016, 137(2): 1–15. DOI: 10.1542/peds.2014-2065.

[36] Maskell J, Newcombe P, Martin G, et al. Psychosocial functioning differences in pediatric burn survivors compared with healthy norms. J Burn Care Res, 2013, 34(4): 465–476. DOI: 10.1097/BCR.0b013e31827217a9.

[37] McGarry S, Elliott C, McDonald A, et al. Paediatric burns: From the voice of the child. Burns, 2014, 40(4): 606–615. DOI: 10.1016/j.burns.2013.08.031.

[38] Robert R, Meyer W, Bishop S, et al. Disfiguring burn scars and adolescent self-esteem. Burns, 1999, 25(7): 581–585. DOI: S0305417999000650.

[39] Luoma JB, Villatte JL. Mindfulness in the treatment of suicidal individuals. Cogn Behav Pract, 2012, 19(2): 265–276. DOI: 10.1016/j.cbpra.2010.12.003.

[40] Gratz KL, Gunderson JG. Preliminary data on an acceptance-based emotion regulation group intervention for deliberate self-harm among women with borderline personality disorder. Behav Ther, 2006, 37(1): 25–35. DOI: S0005-7894(06)00005-0.

[41] Lewis SP. The overlooked role of self-injury scars: Commentary and suggestions for clinical practice. J Nerv Ment Dis, 2016, 204(1): 33–35. DOI: 10.1097/NMD.0000000000000436.

[42] Kornhaber R, Wilson A, Abu-Qamar M, et al. Inpatient peer support for adult burn survivors -a valuable resource: a phenomenological analysis of the Australian experience. Burns, 2015, 41(1): 110–117. DOI: 10.1016/j.burns.2014.05.003.

[43] Muftin Z, Thompson AR. A systematic review of self-help for disfigurement: Effectiveness, usability, and acceptability. Body Image, 2013, 10(4): 442–450. DOI: 10.1016/j.bodyim.2013.07.005.

[44] He F, Zhou Q, Zhao Z, et al. Effect of perceived social support and dispositional optimism on the depression of burn patients. J Health Psychol, 2016, 21(6): 1119–1125. DOI: 1359105314546776.

[45] Thompson AR, Broom L. Positively managing intrusive reactions to disfigurement: An interpretative phenomenological analysis of naturalistic coping. Divers Health Care, 2009, 6(3): 171–180.

[46] Bessell A, Clarke A, Harcourt D, et al. Incorporating user perspectives in the design of an online intervention tool for people with visible differences: Face IT. Behav Cogn Psychother, 2010, 38(5): 577–596. DOI: 10.1017/S1352465810000305.

[47] Blakeney P, Thomas C, Holzer C 3rd, et al. Efficacy of a short-term, intensive social skills training program for burned adolescents. J Burn Care Rehabil, 2005, 26(6): 546–555. DOI: 00004630-200511000-00018.

[48] Badger K, Royse D. Adult burn survivors' views of peer support: a qualitative study. Soc Work Health Care, 2010, 49(4):299–313. DOI:10.1080/00981380903493095.

患者选择与咨询

Mara Weinstein Velez, Nazanin Saedi, Jeffrey S. Dover, Kenneth A. Arndt

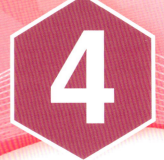

章节大纲

患者选择

治疗时机

设定切合实际的预期，为潜在患者提供咨询

参考文献

摘 要

严重烧伤或创伤后瘢痕患者可以从多学科联合治疗中受益，这包括烧伤和创伤科、骨科、整形外科、皮肤激光电治疗科和理疗科。这种多学科合作的方法最有可能改善功能、增强美观并缓解症状。近年来，随着微创和无创激光等瘢痕修复技术的不断发展，更多的瘢痕患者能够从中获益。

患者选择

在评估严重创伤和烧伤后挛缩性瘢痕患者时，需要考虑多种因素，包括功能的改善、外观的恢复和症状的缓解[1]。通常，为了帮助实现这些结果，需要多学科的努力，包括烧伤与创伤科、骨科、整形外科、皮肤激光电治疗科和理疗科等[2]。最近，激光技术的进步在优化功能方面发挥了重要作用。在与患者沟通和解决其问题的过程中，为患者设定切合实际的期望至关重要，其中包括适当的患者选择[1]。

目前关于激光手术治疗创伤性瘢痕的许多知识大多来自战争伤员的治疗实践[2]，例如简易爆炸装置爆炸后造成的烧伤[3]。治疗这一特定患者群体相关的成功经验已被推广到更广泛的患者群体，例如那些在肿瘤切除后形成瘢痕或因意外而形成挛缩性瘢痕的患者[3]。一般来说，每个瘢痕都略有不同，需要根据瘢痕和患者的个体特征来指导治疗[1]。在本章中，我们将重点关注患者选择，因为它与所有的瘢痕改善疗法相关，同时应特别关注激光疗法，因为这些疗法比传统的瘢痕疗法更新颖，且人们对其知之甚少。

瘢痕可以根据以下几个特征进行分级：色素异常（红斑、色素沉着或色素减退），瘢痕类型（增生、扁平或萎缩）和瘢痕部位[1]。这些因素有助于指导最初的治疗选择和治疗参数。红斑和增生性瘢痕通常在受伤后第一年内出现。一般来说，血管激光联合点阵激光疗法对伴有红斑和增生的瘢痕最有效。带有色素沉着的瘢痕治疗更具挑战性，它对激光治疗的反应迟钝，且效果不明显。萎缩性瘢痕也是一个挑战。然而，先前的研究表明，点阵激光疗法可以刺激萎缩性瘢痕患者的胶原蛋白新生和重塑[1]。患者的 Fitzpatrick 皮肤分型（Ⅰ~Ⅵ）、年龄、疼痛耐受性、合并症、与瘢痕相关的功能限制、社交焦虑以及瘢痕相关的多汗症和/或多毛症[4]也是制订全面治疗计划时要考虑的重要因素。

创伤性瘢痕不仅会影响外观，还能引起疼痛、灼热、瘙痒、功能障碍和活动度（Rang of Motion, ROM）减少[5]。使用脉冲染料激光（Pulsed Dye Laser, PDL）治疗红斑和增生性瘢痕两次后临床改善率可达 57%~83%，红斑、瘙痒、疼痛和瘢痕增生等症状均有所减轻[6]。然而，最近的研究结果显示，同时使用 PDL 和剥脱性点阵激光（Ablative Fractional Laser, AFL）可有效改善瘢痕的外观和质地，最重要的是可以改善功能和 ROM。Perry 等[3]报道，AFL 可显著减少腕部和前臂的瘢痕挛缩。在他们的研究中，13 例因不同损伤机制造成类似关节活动障碍的患者接受了不同的重建手术，包括切开复位内固定术、筋膜切开术、皮瓣、全厚及中厚皮片移植术，患者每 6~8 周接受一次 AFL 治疗，平均 3.68 次[3]。从最初受伤或末次手术后，首次激光治疗中位时长为 6.7 个月。治疗后，所有患者的腕部（屈曲/伸展）和前臂（旋前/旋后）活动度均明显增加，疼痛减轻，瘢痕相关的不适完全消失[3]。Kroonen 等[7]对前臂损伤后接受中厚皮片移植造成前臂瘢痕挛缩的患者进行了治疗，结果与上一报道类似。在两项研究中[3,7]，AFL 干预都是在最后一次手术后 7 个月之内开始的。

瘢痕挛缩增加了皮肤的张力，降低了活动度，可能会导致慢性糜烂和溃疡[8]。对于因伤致残而遭受身心痛苦的患者，无法愈合的创面可能会延迟康复并延长恢复时间。开放性创面是病灶感染和疼痛的来源，也可能会妨碍假肢的安装。Shumaker 及其同事[8]对爆炸伤后多处创伤性瘢痕患者进行了治疗，即在最初受伤的 6 个月内进行两次间隔 8 周的 CO_2 点阵激光治疗。研究人员发现，在首次治疗两个月后，先前所有的糜烂和溃疡几乎完全缓解。AFL 治疗可能也适用于老年慢性创伤后患者。Phillips 和他的同事[9]报道了 2 例 Mohs 术后老年患者和 1 例机动车事故后左脚受伤的患者，在采用 AFL 治疗后 3 周内慢性下肢溃疡加速愈合。值得注意的是，这些患者在其他方面都很健康，无静脉或动脉功能不全。这两项研究都证实 AFL 干预对慢性创面具有显著疗效。

不幸的是，儿童也可能遭受复杂的创伤和烧伤后瘢痕。由于天性好奇和在危险情况下缺乏经验和判断力，儿童特别容易受到创伤[10]。Admani 等[10]报道了 1 例 3 岁女性患儿的病例，其右脸颊被狗咬伤，伤口长 7 cm，宽 2 cm。她接受了组织扩张术重建以覆盖脸颊缺损。伤后瘢痕区域有明显的红斑、萎缩、增生以及微笑时脸部存在不对称和挛缩，这导致她出现了严重的社交焦虑。该团队针对该患儿情况开展了多学科合作治疗，包括创伤咨询、物理治疗和作业治疗在内的多模式治疗方案；AFL、PDL 和自体脂肪移植的联合治疗均在全身麻醉下进行。在对她的 4 次治疗中，针对增生性瘢痕进行激光辅助下的曲安奈德注射。在经过 9 次（至少每 8 周 1 次）联合激光治疗（AFL 和 PDL）后，瘢痕区域的质地、红斑和挛缩都得到了极大的改善。重要的是，孩子的焦虑和家庭宠物导致的创伤后应激几乎得到了解决[10]。

关于儿童创伤性瘢痕病例的报道似乎较少，但要注意的是，这些瘢痕可能会对儿童的生长发育产生长期的社会心理影响。首次咨询时，患儿和家长应重点关注瘢痕如何影响他们的日常交流和互动。例如，Krakowski 等[11]治疗了一例 7 岁患儿，该患儿在 15 月龄时遭受了体表面积大于 30% 的烫伤。尽管患儿先前接受了多次矫正手术、植皮和物理治疗，仍然造成了四肢畸形及挛缩性瘢痕。虽然烧伤面积很大，但患儿的近端甲皱襞受累和随后的指（趾）

甲营养不良是她焦虑的主要原因，也是导致她社交障碍的最重要原因[11]。作为治疗计划的一部分，AFL被用于治疗她的四肢和左无名指的近端指甲挛缩。采用AFL治疗3个月后，该患儿的功能明显改善、疼痛显著减轻。此时患儿愿意在不涂指甲油的情况下让人拍摄她的指甲，因为其指甲在仅治疗一次后就得到了明显改善[11]。

在某些情况下，除了使用AFL和（或）PDL外，还可以考虑使用其他非侵入性方式来改善瘢痕区域的功能。因爆炸伤或其他形式的创伤[4]而造成单处或多处截肢的患者，可能需要激光脱毛以提高假肢的匹配性和舒适性。激光脱毛还可以降低与假体衬垫相关的毛囊炎和脓肿发生率，从而提高截肢者的生活质量。假体下过多的汗水可能会刺激皮肤，引起皮肤不适和软化，甚至导致假体在行走过程中脱落。在这些情况下，可使用A型肉毒毒素[4]或微波技术减少出汗。

治疗时机

开始点阵激光治疗的最佳时间尚不清楚。然而，共识和循证指南表明，如前所述，剥脱性和非剥脱性点阵激光在损伤后1年内具有良好的耐受性。事实上，在受伤后数周到数个月内进行早期干预，可能有利于减少瘢痕挛缩的形成，并有可能促进理疗和康复工作。甚至可以在手术治疗前后立即进行激光治疗，以软化瘢痕和改善预后[1]。目前认为，应至少间隔4周再次使用AFL治疗，才能在最初的3~5个疗程内改善功能[1,4]。当AFL与物理治疗、作业治疗以及PDL和皮质类固醇注射等辅助治疗联合使用时[4]，可以获得最佳效果。尽管在瘢痕早期开展治疗有潜在的好处，但应该注意，早期瘢痕比成熟的瘢痕更容易破裂，因此早期瘢痕应该采用保守的激光参数设置，尤其是在选择联合治疗时要特别小心[4]。

设定切合实际的预期，为潜在患者提供咨询

烧伤和创伤性创面难以治疗，是临床上最具挑战性的皮肤问题之一[12]。除了精神上的痛苦，创伤后瘢痕患者还会遭受剧烈疼痛、瘙痒和感觉障碍。相同的病变可能会表现出多种不同的症状，包括残留溃疡、多发性色素改变、瘢痕增生和活动度减小[12]。

患者和家属应在治疗前评估时进行适当的咨询，整个咨询过程应有激光外科医生和心理健康专业人员的参与。首先，应进行详细的病史询问和体格检查[13]。应提供的相关信息包括：瘢痕的病程和损伤原因、此后发生的并发症、当前的症状、功能是否受限、患者目前的心理状况以及任何以前或即将进行的手术细节[14]。对以前治疗（如激光或手术）的反应也很重要。瘢痕的特征、解剖位置和近期的重建手术，如皮肤或皮瓣移植，这些信息有助于指导制订适当的治疗方案，包括各种辅助治疗（皮质类固醇、血管激光、激光脱毛、减少出汗）[14]。适当情况下，应获得基线资料、每次随访照片以及ROM测量数据，以记录进展情况。此外，患者寻求治疗的动机、合并症以及可能导致患者自愿前来就诊的复杂因素也应进行讨论。

点阵激光的相对禁忌证是免疫缺陷病史或正在接受免疫抑制治疗的活动性系统性疾病，因为它们可能影响创面愈合。此外，在治疗区域内有活动性局部或全身感染、结缔组织疾病和活动性银屑病或白癜风的患者，以及正在哺乳期或怀孕的患者，应谨慎治疗[15]。术前6~12个月内口服异维A酸通常被认为是激光治疗的禁忌证。然而，较新的研究表明，在服用低剂量异维甲酸（10 mg）的患者中应用点阵激光治疗是安全的[17]，而对于痤疮和瘢痕患者，口服剂量对激光治疗无影响。如前所述，不应对抱有不切实际期望或患有身体畸形恐惧症的患者进行治疗[18]。

在全面回顾这些禁忌证并讨论了治疗方案后，医生应取得并记录患者口头或书面知情同意[13]。激光治疗的潜在风险和并发症包括瘢痕恶化和形成新瘢痕，患者也应被告知这些潜在的不良结果[19-21]。在未对眼睛采取适当保护措施的情况下可能会发生眼损伤，通常可使用适当的闭合式护目镜进行预防。在治疗过程中，AFL可在治疗后几个小时内诱发一过性红斑和荨麻疹样肿胀[4]。治疗后1~2 d可能会有一些轻微的浆液性分泌物，可通过敷一层薄薄的凡士林和非黏性敷料缓解症状。点状出血通常很少，特别是与Er：YAG激光相比[1]，CO_2点阵激光具有更大的凝固区。患者可以在治疗后24 h内淋浴，并鼓励其进行身体活动，以最大程度地促进瘢痕重塑[4]。激光治疗一般不会引发感染（<1%），因此几乎不需要预防性使用抗生素。然而，有疱疹病毒感染史的患者，如果治疗区在面部附近，则需要使用抗病毒药物。罕见的不良反应包括持续红斑，术后疼痛持续2 h以上并需要药物治疗，瘢痕表皮剥脱以及一过性炎症后色素沉着[1,14]。

在初步咨询中要关注AFL术中和术后的疼痛控制。一般情况下，事故、创伤性脑损伤或疼痛综合征导致的创伤后应激障碍患者可能较难耐受该手术，或可能需要更多的疼痛管理[14]。有些患者可能在导致瘢痕的损伤中遭受了神经损伤，这种情况需要麻醉干预。大多数AFL治疗在门诊进行，只进行局部或注射麻醉。对于受累面积较大或有创伤后应激的儿童和成人，可考虑使用清醒镇静或全身麻醉[1]。减轻疼痛的其他方法包括使用直接应用于皮肤的振动装置、冰块或作用于治疗部位的冷空气。

任何改善瘢痕的方案，包括AFL，都必须明确治疗目标。尽管随着激光医学和外科手术技术的进步，治疗效果和预后都有所改善，但患者应明白，治疗目标不是获得完美或正常的皮肤，而是提高功能水平，将外表缺陷降至最低，并改善症状。这些目标只能通过团队协作方式实现，包括病例管理，心理健康专业人员合作，持续的物理、作业和娱乐疗法，假肢支持，步态训练，手术和非手术医学评估和干预[4]。即使在一系列激光治疗后，可能仍然需要手术修复。激光专家和烧伤、整形及重建外科医生的密切合作将有助于为患者制订最佳的治疗方案。

（沈余明　译）

参考文献

[1] Anderson RR, Donelan MB, Hivnor C et al. Laser treatment of traumatic scars with an emphasis on ablative fractional laser resurfacing. JAMA Dermatol, 2014, 150(2): 187–193.

[2] Uebelhoer N. Advances in laser scar rehabilitation. Sem Cutan Med Surg, 2015, 34: 1.

[3] Perry A, Elston J, Reynolds H, et al. Ablative fractional photothermolysis in the treatment of scar contractures of the wrists and forearms: a retrospective data analysis. J Am Acad Dermatol, 2014, 71(4): 841–842.

[4] Shumaker P. Laser treatment of traumatic scars: a military perspective. Sem Cutan Med Surg, 2015, 34: 17–23.

[5] Waibel J, Wulkan AJ, Lupo M, et al. Treatment of burn scars with the 1, 550 nm non ablative fractional erbium laser. Lasers Surg Med, 2012, 44: 441–446.

[6] Alster T. Improvement of erythematous and hypertrophic scars by the 585nm pulsed dye laser. Ann Plast Surg, 1994, 32: 186–190.

[7] Kroonen L, Shumaker P, Kwan JM, et al. Treatment of split-thickness skin graft related forearm scar contractures with a carbon dioxide laser protocol: 3 case reports. JHS, 2013, 38A: 2164–2168.

[8] Shumaker P, Kwan JM, Badiavas EV, et al. Rapid healing of scar-associated chronic wounds after ablative fractional resurfacing. Arch Dermatol, 2012, 148(11): 1289–1293.

[9] Phillips TJ, Morton LM, Uebelhoer N, et al. Ablative fractional carbon dioxide laser in the treatment of chronic, posttraumatic, lower-extremity ulcers in elderly patients. JAMA Dermatol, 2015, 151(8): 868–871.

[10] Admani S, Gertner JW, Gosman A, et al. Multidisciplinary, multimodal approach for a child with a traumatic facial scar. Sem Cutan Med Surg, 2015, 34: 24–27.

[11] Krakowski AC, Admani S, Shumaker PR, et al. Fractionated carbon dioxide laser as a novel, noninvasive treatment approach to burn scar related nail dystrophy. Dermatol Surg, 2014, 40(3): 351–354.

[12] Waibel J, Rudnick A. Current trends and future considerations in scar treatment. Sem Cutan Med Surg, 2015, 34: 13–16.

[13] Weinstein M, Vidimos AT. Patient evaluation, informed consent, preoperative assessment, and care. In: robinson J, Hanke WJ, Siegel DM, Fratila A, eds. Surgery of the Skin. 3rd ed. New York: Elsevier, 2015: 73–83.

[14] Uebelhoer N, Ross EV, Shumaker P. Ablative fractional resurfacing for the treatment of traumatic scars and contractures. Sem Cutan Med Surg，2012, 31: 110–120.

[15] Goal A, Krupashankar DS, Aurangabadkar S, et al. Fractional lasers in dermatology – Current status and recommendations. Indian J Dermatol Venereol Leprol, 2011, 77: 369–379.

[16] Tannous Z. Fractional resurfacing. Clin Dermatol, 2007, 25: 480–486.

[17] Yoon JH, Park EJ, Kwon IH, et al. Concomitant use of an infrared fractional laser with low-dose isotretinoin for the treatment of acne and acne scars. J Dermatolog Treat, 2014, 25(2): 142–146.

[18] Kim HW, Chang SE, Kin JE, et al. The safe delivery of fractional ablative carbon dioxide laser treatment for acne scars in Asian patients receiving oral isotretinoin. Dermatol Surg, 2014, 40(12): 1361–1366.

[19] Lee SJ, Kim JH, Lee SE, et al. Hypertrophic scarring after burn scar treatment with a 10, 600nm carbon dioxide fractional laser. Dermatol Surg, 2011, 37: 1168–1172.

[20] Fife DJ, Fitzpatrick RE, Zachary CB. Complications of fractional CO_2 laser resurfacing: Four cases. Lasers Surg Med, 2009, 41: 171–184.

[21] Metelitsa AI, Alster TS. Fractionated laser skin resurfacing treatment complications: A review. Dermatol Surg, 2010, 36: 299–306.

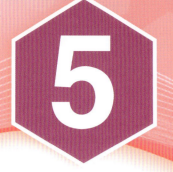

5 烧伤康复：严重烧伤后局部功能康复与疼痛管理

Rodney K. Chan, Indranil Sinha

章节大纲

引 言

严重烧伤的早期康复
    面部挛缩畸形
    颈部挛缩畸形
    腋部挛缩畸形
    手部挛缩畸形
    臀部与膝关节挛缩畸形
    足部挛缩畸形

严重烧伤的后期康复

烧伤的长期康复

瘢痕管理

烧伤患者康复过程中的疼痛管理

烧伤疼痛的特征

疼痛评估

药物治疗
    阿片类镇痛剂
    抗焦虑药
    氯胺酮
    其他非阿片类镇痛剂

非药物治疗

结 论

参考文献

摘 要

烧伤瘢痕会给患者带来一系列不良影响，包括瘢痕挛缩畸形、截肢、慢性疼痛、增生性瘢痕及心理后遗症等。为了最大程度地减轻此类伤害，应积极采取有针对性的康复措施，以帮助患者恢复日常活动，回归家庭和社会。理想的康复治疗方案应至少包含3个阶段：严重烧伤后早期康复、后期康复及长期康复。在烧伤瘢痕管理中，疼痛管理至关重要，应贯穿始终。

注：本文仅代表作者观点，不代表美国陆军医学部、美国陆军部或美国政府的官方政策或立场

引 言

随着烧伤后急救复苏、感染控制以及伤后早期清创技术的发展，重症烧伤患者的存活率有所提高。在儿童群体中，烧伤面积达到总体表面积（Total Body Surface Area, TBSA）99%的患儿死亡率可达50%[1]。然而，此类患者通常会伴随严重的并发症，需要接受长期的治疗（包括物理疗法与作业疗法）。相关的并发症包含瘢痕挛缩畸形、截肢、慢性疼痛、瘢痕增生以及不同程度的心理后遗症。因此，患者需要经历多次手术及其他侵入性治疗，或需要长期多次住院。为帮助患者尽可能回归正常生活，烧伤治疗中心应为他们制订有针对性的康复策略以预防可能存在的长期影响。此外，烧伤瘢痕所带来的严重疼痛问题也值得关注，其往往是降低患者生活质量的主要因素之一。在应对此类问题上，应尽早干预，防大于治。

严重烧伤的早期康复

烧伤后关节部位的瘢痕挛缩将导致关节活动度（ROM）减小，关节畸变，甚至是残疾。烧伤后长期不活动会逐渐使皮肤、关节周围肌腱与肌肉挛缩，最终致残[2]。导致关节挛缩畸形的高危因素包括长期住院、大面积烧伤、烧伤伴有吸入性损伤及烧伤截肢[3]。各类关节挛缩的预防原则是一致的，包含患者体位摆放、支具固定、加压疗法以及关节活动度训练。支具固定是预防挛缩的最常见措施之一，其联合石膏固定可以进一步帮助矫正挛缩畸形[4]。支具应定期检查调整，以确定局部是否贴合良好，夹板功能是否正常，并排除支具开裂和皮肤破损的风险。患者佩戴支具的最佳时长以及不同支具之间的效果差异仍需进一步研究。运动疗法在早期康复中也十分重要。一般来说，护士或物理治疗师应每天两次帮助患者对全身关节行被动运动治疗[2]。最近也有研究显示，组织伸展的总时长或许比治疗次数更重要。被动运动可能会给患者带来极大的痛苦，因此治疗前应使用止痛药物以减轻患者在ROM训练过程中的疼痛及焦虑情绪。本章将着重讨论一些常见的烧伤后挛缩畸形及相应的预防措施。

面部挛缩畸形

面部烧伤可导致严重的面部畸形，其中小口畸形及睑外翻较为多见。面部挛缩畸形会给患者的面部功能和容貌带来毁灭性的损伤。目前，对于面部烧伤的患者，建议在伤后2周行面部烧伤评估，并对届时仍未愈合的创面进行清创、植皮[5-7]。术后预防性治疗包括面部皮肤被动拉伸，应用口腔矫正器或定制面罩[8]。口周的挛缩畸形（小口畸形）往往会导致进食困难、口腔卫生及呼吸受限等问题。早期及时应用面罩及口腔矫正器可以减少后期手术矫正的需求[9]。此外，透明材料制成的加压面罩可用于预防增生性瘢痕或面部瘢痕挛缩[8]。

颈部挛缩畸形

颈部烧伤瘢痕挛缩会导致斜颈畸形。颈部插管的患者为颈部瘢痕挛缩的高危人群，且挛缩多偏向于插管侧，导致斜颈。出现颈部挛缩的患者应借助毛巾卷或泡沫颈圈等，将颈部维持于中立位或可轻度伸展的位置。某些前置或后置颈部支具也可帮助固定颈部。此外，也有一些动态防斜颈支具可借助固定带将前额部与床头连接，允许头部进行不同程度的旋转[10]。

腋部挛缩畸形

肩关节挛缩是最常见的一种关节挛缩[3]。肩部挛缩所致上肢功能缺失会对患者生活质量造成极大影响。肩关节挛缩多为内收挛缩，因此应定期帮助患者对应地行上肢大幅度外展运动以减轻挛缩程度。使用泡沫楔形垫来将手臂置于 90°~100° 的外展和伸直位置，可同步预防肘部挛缩。Godleski 团队的研究表明，定期应用合适的腋窝楔形支具可以帮助 90% 的患者恢复肩部大于 90° 的外展和屈曲运动[11]。其他治疗方式，如置于床头的悬挂式固定槽或安装于床边的外展支架，也有一定的帮助。对于挛缩较为严重的患者，则仍应通过手术治疗改善肩部活动度[12]。

手部挛缩畸形

手部的关节和肌腱较为表浅，因此易发生关节挛缩[8]。延误治疗可能会导致多种手部畸形，包括爪型手（掌指关节背伸过度，近端指间关节屈曲）、锤状指（远端指间关节背伸障碍）、纽扣指（近端指间关节屈曲，远端指间关节过伸）等。对于严重的深度烧伤，为了预防永久性残疾的发生，应及时切除挛缩瘢痕，并联合植皮、支具固定及积极的物理疗法等[2]。指蹼挛缩亦为常见的手部挛缩畸形，往往需要皮瓣手术加以改善。此外，烧伤后早期液体复苏所致手部水肿也可影响手部功能，抬高患肢或使用 Coban 弹力绷带包扎可以减轻水肿[13]。

臀部与膝关节挛缩畸形

髋关节与膝关节挛缩畸形多见于婴幼儿，有时也可见于成人。早期下床活动及行走是最好的预防措施。对于需要长期卧床的患者，应使他们保持俯卧位以有效降低臀部挛缩风险。其他可以采取的辅助治疗包括应用膝关节固定器、日常关节活动度训练以及应用支具伸展膝关节[2]。

足部挛缩畸形

最常见的足部畸形为摇椅足，涉及跖骨头半脱位，足部伸肌肌腱短缩以及足部弓形翻转畸形。早期支具固定配合活动度训练可帮助预防足部畸形。对于足背部烧伤，通过逐步更换支具帮助足部逐渐伸展可有效地预防挛缩[14]。需要注意的是，无论应用何种支具进行矫形，都应定期检查足部皮肤有无破损、溃疡形成等。对于矫形支具可能引起的足部不适，裁剪掉支具的足跟部分可在一定程度上改善这种情况。

严重烧伤的后期康复

严重烧伤患者的早期康复通常在 ICU 中完成，当患者被转至普通病房后，就进入了后期康复阶段。此时患者通常已恢复意识，他们清楚自己创面的具体情况，创面处理流程及物理治疗需求。这可能会给治疗团队带来额外的困难，因为患者虽然已经准备好从物理治疗的角度接受更多的挑战，但此时也会更清楚康复过程中的疼痛和焦虑。在这一治疗阶段，患者应坚持接受原有的被动活动度训练，并在此基础上，逐步增加主动运动治疗以及力量训练。研究表明，烧伤后进行规律的训练可以显著减少后续手术松解瘢痕挛缩的需求[15]。

提高和激励患者参与康复治疗积极性的方法包括：通过明确告知患者及其家属最终的治疗目标来增加他们的信心，选择合适的时机给予镇痛药，让患者参与他们喜欢的活动等。

烧伤的长期康复

在患者出院后，外科医生及康复治疗师应持续对患者进行康复管理。烧伤外科医生应对患者进行长期随访，以及时发现和评估瘢痕相关并发症以及挛缩畸形，并给予其相应的心理疏导。患者也应定期前往专业康复中心或医院的康复门诊进行循序渐进的关节活动度训练、力量训练及瘢痕管理。

瘢痕管理

在严重烧伤的患者中，增生性瘢痕的发病率为32%~67%[16-18]。一般情况下，创面正常愈合后，瘢痕会持续充血约9周。在增生性瘢痕中，创面会持续泛红，逐渐高于正常皮肤，质地变硬。增生性瘢痕的出现一般与新生血管形成增加、持续的炎症反应、过度的纤维化及增生相关[19]。此类瘢痕多会导致明显的挛缩及畸形，从而影响外观。同种异体皮肤移植或人工真皮是目前用于抑制瘢痕形成的主要手段，但效果不甚理想[20]。

目前，预防瘢痕增生的手段主要包括瘢痕局部按摩、外用弹力衣、局部应用硅酮类药物、类固醇注射、手术治疗以及激光治疗，但其有效性均需要进一步验证[21]。瘢痕局部按摩可以由患者本人或在家属帮助下完成。应稍加力度对瘢痕进行按摩和拉伸，并每天反复多次进行，但每次按摩的具体时长和治疗间隔尚无明确推荐。弹力衣是治疗大面积瘢痕的理想工具，建议患者每日尽可能长时间的佩戴，并坚持12~18个月[2]。通常而言，弹力衣应每2~3个月更换一次，以保证其对瘢痕的局部压力效果。弹力衣的主要问题在于价格昂贵，且佩戴不适。局部应用硅酮类药物已被证明可以减缓增生性瘢痕及瘢痕疙瘩的进展，但其背后的机理尚不明确。相比弹力衣，外用硅酮类药物更适合用于小面积瘢痕，其主要的不良反应为局部皮疹，停用即可消退[22]。类固醇类药物注射可以通过减少局部胶原蛋白沉积来改善瘢痕增生。一般在数周内完成1~3次治疗为一个疗程[23]。手术治疗一般包含瘢痕切开、切除、瘢痕松解或植皮（如有必要）。激光治疗可在瘢痕形成早期抑制血管新生，从而减少增生性瘢痕的形成。

烧伤患者康复过程中的疼痛管理

烧伤所致疼痛一般是急性的，特殊情况下可能持续数年。合理的疼痛管理可以提高患者满意度，而疼痛管理不到位可能影响到瘢痕愈合，还可能导致慢性疼痛、抑郁、创伤后应激障碍甚至是自杀倾向[1,2]。Browne团队在11年间观察了492例烧伤后患者，发现18%的患者存在持续性疼痛，27%的患者有抑郁表现，14%的患者存在创伤后应激障碍症状[3]。尽管烧伤管理的手段不断推陈出新，但合理的疼痛管理仍是临床医护人员面临的一大挑战。烧伤后瘢痕疼痛被视为最难处理的疼痛之一，因为此类疼痛往往反复无常，难以预测，并会随着患者的心理状态以及当时的情况而改变[4]。此外，烧伤的治疗涉及到反复地清创换药以及相应的物理治疗，往往会引起创面疼痛。因此，疼痛管理应当覆盖烧伤康复的每个环节，以保证患者可以全身心地、舒适地参与到运动康复治疗中，并取得最佳效果。

有效的疼痛管理对于预防疼痛所致的长期不良反应至关重要。疼痛管理需要多方共同参与，包括患者、患者家属、护士、护工、物理治疗师、作业治疗师及内科医生。此多学科协同团队应熟知疼痛管理策略，并积极评估患者的疼痛程度。本章节主要探讨烧伤所致疼痛的特点，介绍常用的疼痛评估工具，以及针对疼痛的药物和非药物治疗方法。

烧伤疼痛的特征

烧伤所致疼痛的特征一般与累及深度及患者受伤时所处环境有关。Ⅰ度或浅Ⅱ度烧伤主要累及表皮与局部真皮，这将直接刺激疼痛感受器。由于神经末梢直接暴露于外界，穿衣、空气流动、触碰或热刺激均会导致原发性痛觉过敏。此外，炎症反应的启动会导致化学介质释放，进一步刺激和敏感化疼痛感受器[4,5]。此时，周围未损伤区域的痛觉传入纤维亦会对机械刺激产生过强的反应，称为继发性痛觉过敏[4,6]。对于中度或深度烧伤，浅层的神经纤维大多都已破坏，强烈的疼痛感一般来源于对深层神经的刺激[5]。当皮肤全层烧伤时，由于真皮及其中的感觉纤维已被完全破坏，患者通常无痛觉感受，但仍然会因强烈的炎症反应造成相当程度的不适[5,7]。

疼痛可分为背景性疼痛、操作性疼痛以及爆发性疼痛。背景性疼痛通常是指受伤后持续存在的潜在疼痛，一般表现为轻到中度的钝痛。此类疼痛一般出现于静息时，在疼痛强度、性质以及持续时间上往往因人而异[8]，并会在感染或炎症的情况下进一步加重[5,9]。一般来说，情绪焦虑的患者所感受到的背景性疼痛程度往往更为强烈[10]。操作性疼痛一般与医疗操作相关，是在创面处理、清洁、清创换药、物理或作业治疗过程中出现的急性疼痛。此类疼痛往往为短暂且强烈的灼烧样锐痛，通常难以处理[10,11]。因此，在接受换药或物理治疗的前后，患者往往会情绪极度紧张，而情绪因素则会进一步加重疼痛，形成恶性循环。爆发性疼痛为日常生活活动引起的、偶发的、短暂性锐痛，止痛药物剂量不足也会诱发爆发性疼痛，此类疼痛多见于下肢或关节烧伤的患者，且难以控制[9]。

疼痛评估

疼痛评估应包含一系列规范化流程。由于疼痛程度在整个愈合过程中会经常波动，所以需要多次评估。虽然疼痛感知是相对主观的感受，因人而异，但一套标准化的评估体系在疼痛管理中仍是不可或缺的。应定期询问患者是否有痛感以及感知到的疼痛性质、部位、疼痛加重和缓解因素。同时，应仔细检查疼痛部位，观察有无感染、局部肿胀等情况,排除敷料放置、包扎不当等引起的疼痛。疼痛评估一般可借助疼痛程度评级量表、数字模拟量表、视觉模拟量表或面部表情疼痛量表等工具。评估者应熟悉这类评估手段，从而保证高效、准确的的评估，帮助后续治疗。程度评级类量表一般包含一系列描述性词汇（轻度、重度、极度等）供患者选择[6]。

数字模拟量表一般让患者从1到10中选一个数字来体现疼痛程度[12]。视觉模拟量表则是一张以水平刻度线代表从无痛到难以忍受的剧痛的量表图，而患者可在图上标出自己当前的不适程度，然后进行测量[4,6,13]。面部表情疼痛量表则是由一系列表达不同情绪的面部表情图构成，患者选择最能反映当前情绪的面部表情图从而准确地反应其感受到的疼痛程度。Gordon团队组织了一个多中心随机对照实验，对不同的疼痛量表进行了比较，结果显示72%的患者更倾向于使用疼痛表情评估量表[14]。值得注意的是，量表的选择应根据患者的年龄及认知水平的不同做出相应调整。对于婴幼儿或患有认知障碍的患者而言，FLACC量表（Faces, Legs, Activity,Cry and Consolability Scale，FLACC）是使用最为广泛的一种量表[15]。对于患有痴呆症的患者而言，晚期老年痴呆症疼痛评估量表（Pain Assessment in Advanced Dementia Scale, PAINAD）则较为多用，此量表包含患者面部表情、肢体表达、语言表达以及是否易于被安抚等评估因素[16]。如前所述，无论采用何种量表，为了使量表发挥最大效益，都应定期对患者进行重新评估以明确其疼痛水平。应根据疼痛程度的变化对治疗方案、药物剂量等进行相应地调整，并仔细评估有无潜在的、可能诱发疼痛的情况存在（如感染、肿胀等）[17]。

药物治疗

目前，有多种药物被应用于烧伤疼痛管理，药物选择与给药方案十分关键，应仔细斟酌。烧伤会改变体内药物的药代动力学，这主要是因为烧伤会使皮肤受损，进而导致体内大量蛋白质丢失；液体复苏扩容会导致蛋白浓度降低；局部循环开放导致药物分布总容积增加等[18]。另外，由于药物-受体相互作用的变化，药效也会发生变化。这会导致对药效和药物毒副作用的预测变得较为困难。烧伤患者可能需要比正常剂量更多或更少的药物来达到预期效果[18]。在某些情况下，患者可能需要使用比常规剂量更高的阿片类药物才能实现令人满意的镇痛效果。尽管如此，目前尚无明确证据表明在烧伤治疗过程中使用阿片类药物会增加阿片类药物的成瘾作用[7]。

阿片类镇痛剂

阿片类镇痛剂为烧伤后疼痛管理中的最主要药物。此类药物通过模拟内源性阿片肽，与神经中的 μ、δ 和 κ 阿片受体结合而产生镇痛效应[19]。针对不同的患者，应采用不同类型的制剂：需要即刻快速镇痛时，一般选择静脉给药；口服给药则主要用于治疗背景性疼痛；对于儿童患者，舌下含服阿片类药物往往更方便、见效更快[20]。阿片类镇痛剂也可通过肌注给药，但由于烧伤患者往往存在大量体液丢失，会影响药物吸收，一般不推荐此类给药方式。针对清醒的患者，患者自控镇痛（Patient-controlled Analgesia, PCA）是较为推荐的一种方式。Prakash 团队开展了一项随机对照实验，探究了换药期间 PCA 所需芬太尼的最佳剂量[21]。结果显示，以 1 mcg/kg 为基础推注剂量再追加 30 mg 需求剂量（锁定间隔设置为 5 min）的小组，平均视觉模拟评分最低，镇痛效果最佳[21]。然而，阿片类药物也会产生许多不良反应，包括呼吸抑制、便秘、恶心、呕吐、镇静、皮肤瘙痒、痛觉过敏和药物耐受等[22]。给患者使用阿片类药物的同时应制订肠道护理方案。阿片类药物的耐受性是其突出特点，表现为同等镇痛水平下对阿片类药物剂量的需求增加[22]。美沙酮是一种 μ 阿片受体激动剂，具有拮抗 N- 甲基 -D- 天冬氨酸受体（NMDA）功能的作用，其药效与阿片类药物相类似，被用于阿片类药物耐受的患者。早期应用美沙酮可帮助患者缩短呼吸机依赖时间[23]。在阿片类药物不良反应中，包含一种反常现象，即用药后痛觉增强，被称为阿片诱导痛觉过敏（Opioid-Induced Hyperalgesia, OIH）。针对此类情况，应尝试交替使用阿片类药物、美沙酮以及其他非阿片类镇痛药（非甾体类抗炎药、加巴喷丁或氯胺酮）[4,22]。

抗焦虑药

烧伤患者多伴有焦虑不安的情绪，这是由于他们往往深受背景性疼痛的困扰，并会因为手术、创面护理等操作经受反复的疼痛刺激。因此，联合应用抗焦虑药与镇痛药可以更好地改善患者的治疗体验[24]。苯二氮䓬类药物通过刺激 γ- 氨基丁酸，降低内源性儿茶酚胺的释放发挥药理作用[25]。常见的不良反应包括呼吸抑制、谵妄、恶心、呕吐、药物依赖以及耐受。对于极度焦虑和剧烈疼痛的患者，联合应用抗焦虑药和阿片类药物治疗背景性疼痛和术前焦虑最为有效[26]。

氯胺酮

氯胺酮是一种非典型麻醉剂，可用于烧伤患者的镇痛（低剂量）和麻醉（高剂量）。该药物是作用于丘脑和边缘系统中的非竞争性 NDMA 受体拮抗剂[4]。此外，其对循环系统有一定的兴奋作用，且不会造成呼吸抑制。因此，氯胺酮多被用于换药和床边操作前的清醒镇静[27-29]。此外，氯胺酮也可用于神经病理性疼痛，OIH 或其他继发性痛觉过敏[30,31]。最近的研究表明，氯胺酮也有一定的抗抑郁效果，但其应用的最佳剂量及相关的不良反应尚不明确[32]。

其他非阿片类镇痛剂

对乙酰氨基酚类药物与阿片类药物联合应用时具有协同作用，因此是一种有效的辅助类药剂。非甾体抗炎药（NSAID）有镇痛抗炎退热的效果，可以有效地缓解轻到中度的烧伤疼痛。与对乙酰氨基酚类似，NSAID 往往可以借助其协同作用逐步减少阿片类药物的使用剂量[27]。此类药物通过抑制环氧化酶（COX）及前列腺素的释放发挥药效。一般来说，NSAID 类药物不作常规推荐，因为他们有可能会导致胃溃疡、血小板功能异常、肾功能不全等并发症的发生[5,33]。对于明确需要使用 NSAID 的患者，应同时行必要的肠道保护。

加巴喷丁是一种可有效控制神经性疼痛的药物，它在结构上与γ-氨基丁酸类似，可以同时作用于外周与中枢系统。尽管其具体的药理机制尚不明确，但已被证实可以降低中枢的痛觉敏感性[4]。目前，加巴喷丁是控制神经性疼痛的首选用药，并被推荐用于持续性烧伤痛无法缓解的患者[35,36]。此外，它还可以用于减轻烧伤后瘙痒症状[37]。

可乐定是一种α2受体激动剂，具有镇静、镇痛及抗焦虑的作用，可在疼痛治疗过程中用作辅助药剂，已被证实能够增强阿片类药物的镇痛效果并减少阿片类药物的使用剂量[27]。对于需要输注氯胺酮的重度烧伤患者，可以联合口服可乐定，以缓解氯胺酮引起的交感神经反应[38]。可以单独使用可乐定来预防患者出现低血压，但应避免将其应用于血压不稳定的患者。

非药物治疗

由于患者的心理状态会影响到他们对疼痛的感知，因此非药物干预也可以帮助患者减轻疼痛感。对于焦虑情绪较为严重或者在住院期间出现焦虑症状的患者，精神科医生、行为治疗师以及疼痛专家的早期介入可以使患者获益。通过操作前预治疗、认知行为治疗、催眠疗法以及虚拟现实（VR）技术，可在一定程度上帮助改善患者的疼痛。在每次对患者进行相关操作前，医护团队及治疗师都应为患者做好操作前准备，包括向患者仔细介绍操作流程，并预先告知可能存在的疼痛和不适以及相应的应对措施。行为疗法即教导患者正确应对疼痛的方法，包括合理放松、注意力转移和重新评估技巧等[27]。研究表明，催眠疗法有助于减轻患者的疼痛程度、焦虑程度以及对阿片类药物的需求[39]。VR技术是利用计算机生成一种模拟环境，通过头戴式设备使患者沉浸到该环境中，利用视觉刺激帮助患者转移疼痛注意力。一项前瞻性随机对照实验显示，VR治疗可以有效减轻患者的疼痛、恶心、焦虑等症状[40]。

结 论

烧伤康复是一项严峻的任务，患者的积极参与、医疗相关人员的努力、相应的支持系统等缺一不可。除了必要的手术治疗外，支具固定、物理治疗以及疼痛管理同样重要，合理地应用各种技术和措施才能达到最理想的康复效果。

（章一新 译）

参考文献

[1] Upton D, Andrews A. The impact of stress at dressing change in patients with burns: a review of the literature on pain and itching. Wounds, 2014, 26(3): 77–82.

[2] Andrews RM, Browne AL, Wood F, et al. Predictors of patient satisfaction with pain management and improvement 3 months after burn injury. J Burn Care Res, 2012, 33(3): 442–452. DOI: 10.1097/BCR.0b013e31823359ee.

[3] Browne AL, Andrews R, Schug SA, et al. Persistent pain outcomes and patient satisfaction with pain management after burn injury. Clin J Pain, 2011, 27(2): 136–145.

[4] Retrouvey H, Shahrokhi S. Pain and the thermally injured patient—A review of current therapies. J Burn Care Res, 2015, 36(2): 315–323. DOI: 10.1097/BCR.0000000000000073.

[5] Hanafiah Z, Potparic O, Fernandez T. Addressing pain in burn injury. Curr Anaesth Crit Care, 2008, 19(5-6): 287–292. DOI: 10.1016/j.cacc.2008.09.010.

[6] Richardson P, Mustard L. The management of pain in the burns unit. Burns, 2009, 35(7): 921–936. DOI: 10.1016/j.burns.2009.03.003.

[7] Abdi S, Zhou Y. Management of pain after burn injury. Curr Opin Anaesthesiol, 2002, 15(5): 563–567.

[8] Patterson DR, Hoflund H, Espey K, et al. Pain management. Burns, 2004, 30(8): A10–A15. DOI: 10.1016/j.burns.2004.08.004.

[9] Summer GJ, Puntillo KA, Miaskowski C, et al. Burn injury pain: The continuing challenge. J Pain, 2007, 8(7): 533–548. DOI: 10.1016/j.jpain.2007.02.426.

[10] Choinière M, Melzack R, Rondeau J, et al. The pain of burns: Characteristics and correlates. J Trauma, 1989, 29(11): 1531–1539.

[11] Byers JF, Bridges S, Kijek J, et al. Burn patients' pain and anxiety experiences. J Burn Care Rehabil, 2001, 22(2): 144–149.

[12] Ferreira-Valente MA, Pais-Ribeiro JL, Jensen MP. Validity of four pain intensity rating scales. Pain, 2011, 152(10): 2399–2404. DOI: 10. 1016/j. pain. 2011. 07. 005.

[13] Hjermstad MJ, Fayers PM, Haugen DF, et al. Studies comparing numerical rating scales, verbal rating scales, and visual analogue scales for assessment of pain intensity in adults: a systematic literature review. J Pain Symptom Manage, 2011, 41(6): 1073–1093. DOI: 10. 1016/j. jpainsymman. 2010. 08. 016.

[14] Gordon M, Greenfield E, Marvin J, et al. Use of pain assessment tools: Is there a preference? J Burn Care Rehabil, 1998, 19(5): 451–454.

[15] Merkel SI, Voepel-Lewis T, Shayevitz JR, et al. The FLACC: a behavioral scale for scoring postoperative pain in young children. Pediatr Nurs, 1997, 23(3): 293–297.

[16] Warden V, Hurley AC, Volicer L. Development and psychometric evaluation of the Pain Assessment in Advanced Dementia (PAINAD) scale. J Am Med Dir Assoc, 2003, 4(1): 9–15. DOI: 10. 1097/01. JAM. 0000043422. 31640. F7.

[17] Faucher L, Furukawa K. Practice guidelines for the management of pain. J Burn Care Res, 2006, 27(5): 659–668. DOI: 10. 1097/01. BCR. 0000238117. 41490. 00.

[18] Blanchet B, Jullien V, Vinsonneau C, et al. Influence of burns on pharmacokinetics and pharmacodynamics of drugs used in the care of burn patients. Clin Pharmacokinet, 2008, 47(10): 635–654. DOI: 10. 2165/00003088–200847100–00002.

[19] Christie MJ, Connor M, Vaughan CW, et al. Cellular actions of opioids and other analgesics: Implications for synergism in pain relief. Clin Exp Pharmacol Physiol, 2000, 27(7): 520–523.

[20] Sharar SR, Carrougher GJ, Selzer K, et al. A comparison of oral transmucosal fentanyl citrate and oral oxycodone for pediatric outpatient wound care. J Burn Care Rehabil, 2002, 23(1): 27–31.

[21] Prakash S, Fatima T, Pawar M. Patient-controlled analgesia with fentanyl for burn dressing changes. Anesth Analg, 2004, 99(2): 552–555. DOI: 10. 1213/01. ANE. 0000125110. 56886. 90.

[22] Holtman JR, Jellish WS. Opioid-induced hyperalgesia and burn pain. J Burn Care Res, 2012, 33(6): 692–701. DOI: 10. 1097/ BCR. 0b013e31825adcb0.

[23] Jones GM, Porter K, Coffey R, et al. Impact of early methadone initiation in critically injured burn patients. J Burn Care Res, 2013, 34(3): 342–348. DOI: 10. 1097/BCR. 0b013e3182642c27.

[24] Martin-Herz SP, Patterson DR, Honari S. Pediatric pain control practices of North American Burn Centers. J Burn Care Rehabil, 2003, 24(1): 26–36. DOI: 10. 1097/01. BCR. 0000045658. 67873. AD.

[25] Stoddard FJ, Ryan CM, Schneider JC. Physical and psychiatric recovery from burns. Psychiatr Clin North Am, 2015, 38(1): 105–120. DOI: 10. 1016/j. psc. 2014. 11. 001.

[26] Patterson DR, Ptacek JT, Carrougher GJ, et al. Lorazepam as an adjunct to opioid analgesics in the treatment of burn pain. Pain, 1997, 72(3): 367–374.

[27] Richardson P, Mustard L. The management of pain in the burns unit. Burns, 2009, 35(7): 921–936. DOI: 10. 1016/j. burns. 2009. 03. 003.

[28] Owens VF, Palmieri TL, Comroe CM, et al. Ketamine: a safe and effective agent for painful procedures in the pediatric burn patient. J Burn Care Res, 2006, 27(2): 211–216; discussion, 217. DOI: 10. 1097/01. BCR. 0000204310. 67594. A1.

[29] MacPherson RD, Woods D, Penfold J. Ketamine and midazolam delivered by patient-controlled analgesia in relieving pain associated with burns dressings. Clin J Pain, 2008, 24(7): 568–571. DOI: 10. 1097/AJP. 0b013e31816cdb20.

[30] McGuinness SK, Wasiak J, Cleland H, et al. A systematic review of ketamine as an analgesic agent in adult burn injuries. Pain Med, 2011, 12(10): 1551–1558. DOI: 10. 1111/j. 1526–4637. 2011. 01220. x.

[31] Trupkovic T, Kinn M, Kleinschmidt S. Analgesia and sedation in the intensive care of burn patients: Results of a European survey. J Intensive Care Med, 2011, 26(6): 397–407. DOI: 10. 1177/0885066610393442.

[32] Abdallah CG, Averill LA, Krystal JH. Ketamine as a promising prototype for a new generation of rapid-acting antidepressants. Ann N Y Acad Sci, 2015, 1344: 66–77. DOI: 10. 1111/nyas. 12718.

[33] Pal SK, Cortiella J, Herndon D. Adjunctive methods of pain Control in burns. Burns, 1997, 23(5): 404–412.

[34] Kukkar A, Bali A, Singh N, et al. Implications and mechanism of action of gabapentin in neuropathic pain. Arch Pharm Res, 2013, 36(3): 237–251. DOI: 10. 10 07/s12272–013–0057–y.

[35] Cuignet O, Pirson J, Soudon O, et al. Effects of gabapentin on morphine consumption and pain in severely burned patients. Burns, 2007, 33(1): 81–86. DOI: 10. 1016/j. burns. 2006. 04. 020.

[36] Gray P, Williams B, Cramond T. Successful use of gabapentin in acute pain management following burn injury: A case series. Pain Med, 2008, 9(3): 371–376. DOI: 10. 1111/j. 1526-4637. 2006. 00149. x.

[37] Zachariah JR, Rao AL, Prabha R, et al. Post burn pruritus: a review of current treatment options. Burns, 2012, 38(5): 621–629. DOI: 10. 1016/j. burns. 2011. 12. 003.

[38] Kariya N, Shindoh M, Nishi S, et al. Oral clonidine for sedation and analgesia in a burn patient. J Clin Anesth, 1998, 10(6): 514–517.

[39] Berger MM, Davadant M, Marin C, et al. Impact of a pain protocol including hypnosis in major burns. Burns, 2010, 36(5): 639–646. DOI: 10. 1016/j. burns. 2009. 08. 009.

[40] Hoffman HG, Doctor JN, Patterson DR, et al. Virtual reality as an adjunctive pain control during burn wound care in adolescent patients. Pain, 2000, 85(1-2):305–309.

治疗原则：治疗方案与治疗时机

Murad Alam

摘 要

在处理棘手的烧伤和创伤瘢痕时，必须制订相应的治疗计划。此计划通常由一系列单独的方案组成，这些方案有的可能是有创的，有些则为无创。此外，各类干预措施的应用次数也各不相同，有些干预措施可能需要多次应用，而有些干预措施则可能仅应用一次。各种治疗方案的施行顺序也很重要，因为其可能会影响到整体治疗结果。

本书中，每章都详细介绍了烧伤和创伤瘢痕管理的具体方案、详细步骤和专家意见。除了知道如何执行必要的操作外，还要考虑各种方案的启动时间，即恰当的治疗时机。同样，遵循这种宏观的原则，针对不同类型的瘢痕选用最有效的治疗方法才能取得最理想的治疗效果（图6-1）。

瘢痕治疗的第一步是瘢痕评估。对于一些烧伤和创伤性瘢痕，最初的评估可能会在开展任何瘢痕治疗方案前的几周或几个月进行，在此期间，急性创面须得到处理并逐渐愈合。对于那些造成功能障碍而影响日常生活活动的瘢痕，如活动范围受限，最初的瘢痕评估可能需要更精确地判断功能受限的性质和程度。对于那些可能影响工作或社交活动的毁容性或令人尴尬的瘢痕，初次评估可能包括询问患者，以更好地了解哪些瘢痕或瘢痕特征是最令人困扰的。毫无疑问，这些方法并不是相互排斥的，因为瘢痕治疗可能是个长期过程，且最终仍可能导致功能受限和毁容。

医生应在初次瘢痕评估过程中和患者建立相互信任的友好关系。瘢痕以及导致瘢痕形成的事件可能随时都会引起患者强烈的情绪波动。瘢痕治疗可能需要多次就诊，这需要耗费大量的时间和金钱。如果患者认为他们的医生具有同理心，他们可能更愿意敞开心扉与医生沟通关于瘢痕的重要信息以及他们的治疗期望，并与医生通力合作，共同实现最佳治疗效果。当患者对瘢痕的存在感到非常困扰时，负责治疗的医生也可以考虑并与患者商量，同时接受心理医生或精神疾病专家的治疗可能更有益于病情恢复。

特别是对于大面积的烧伤创面，烧伤后的康复是减少瘢痕形成的关键。通过合理使用支具和其他器械以及康复疗法，可以减少瘢痕挛缩的形成。通过多学科合作积极管理疼痛，可

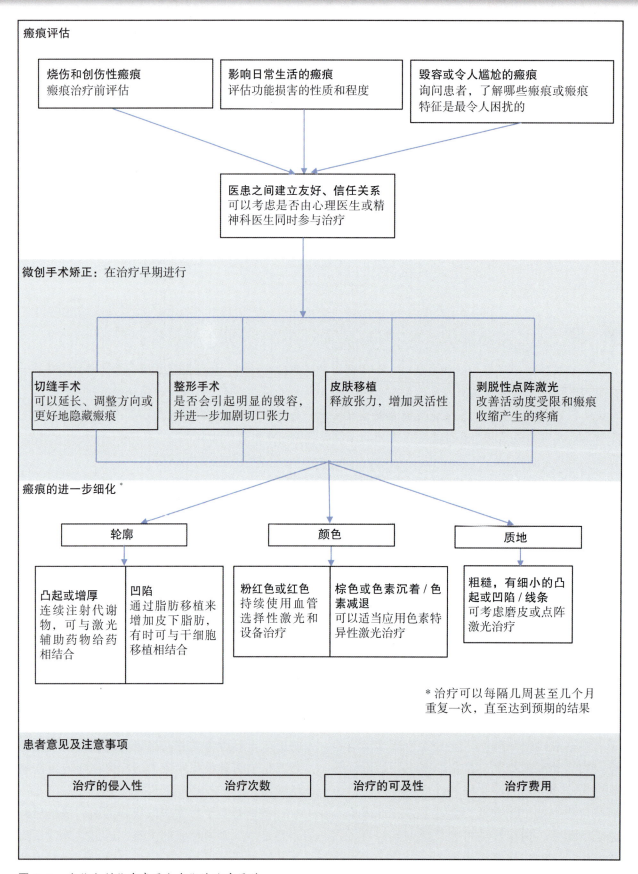

图 6-1 烧伤和创伤瘢痕再上皮化的治疗原则

以缓解急性疼痛,并为后续采取干预措施最大限度地减少瘢痕提供条件。

一旦创面再上皮化并产生瘢痕,就可以开始瘢痕治疗。这时的一般治疗原则是,如果需要,通常在瘢痕修复过程的早期开展冷刀手术(即传统手术刀切割)。切口成形手术(如Z成形术)可用于延长、调整切口方向或更好地隐藏瘢痕。皮肤移植也可以用来松解皮肤张力和增加创面活动性。面部的感觉和功能区域,如眼睛、鼻子和嘴巴,是需要特别关注的区域,常见的需要矫正的问题包括唇外翻和小口畸形;手和脚部瘢痕也应通过有效管理来提高其功能性和灵活性。烧伤后挛缩可能特别广泛,需要额外的矫正和康复治疗。剥脱性点阵激光治疗是一种较新的方法,通过将坚固的、不可移动的瘢痕转化为更灵活的网状结构,可以很好地改善活动受限和疼痛症状。虽然偶尔可能需要切除手术来处理瘢痕,但近年来手术切除已经成为一种不太受欢迎的方法,因为人们认识到,即使使用先进的技术进行手术切除,它也会引起显著的外观损毁,并进一步加剧创面张力。

采用保守的微创手术矫正方法来减少瘢痕造成的不对称、皮肤挛缩、功能限制以及其他感觉和功能障碍,任何皮肤和软组织的不规则轮廓都可以得到改善。如果出现瘢痕隆起或增厚,可以通过连续注射代谢物进行治疗,在可能的情况下与激光辅助药物递送系统相结合,随着时间的推移可以使瘢痕变平整。针对凹陷性瘢痕,可以通过脂肪移植(有时结合干细胞植入)增加皮下脂肪来填平凹陷。

其次,瘢痕区域的颜色和肤质不一致也可以治疗。瘢痕通常是粉红色到红色的,虽然这种外观可能会随着时间的推移而自然消退,但是通过连续使用血管选择性激光器和设备进行治疗,可加快瘢痕消退的速度和范围。棕色或浅色的瘢痕,即所呈现出的色素沉着或色素减退,较难改善,但采用色素专用激光治疗可取得一定的效果。不规则的皮肤纹理上,如粗糙以及细微的凹凸不平或皱纹,都可以用磨皮术(用机械方法磨皮)或点阵激光(用光能和热量穿透或汽化皮肤)来治疗。一般来说,无论用哪种方法,改善皮肤纹理的治疗都需要几天的愈合时间,这与血管和色素激光治疗不同,后二者不需要患者停工。

特殊情况下,患者可能需要额外的治疗。例如,局部多汗症的病灶可以采用肉毒毒素或微波技术进行治疗。同样,一系列激光脱毛手术可以改善有毛移植皮瓣在受体部位引起的美学或功能问题,因为毛发生长会持续存在。

为了尽量减少瘢痕患者的就诊次数,可以在每次就诊时针对不同瘢痕症状同时进行多种治疗。这一点尤其重要,因为多次重复治疗对于改善功能、对称性或外观缺陷可能是最佳的方法。一般来说,必要的手术矫正完成后,就可以同时进行瘢痕康复、瘢痕轮廓矫正以及瘢痕皮肤纹理和颜色的改善。

对于烧伤或创伤性瘢痕,需要根据患者的意见来决定治疗次数以及应该如何积极地处理毁容问题。如果患者对此关注并愿意配合,可以选择更多的治疗。对患者进行持续的随访是监测病情进展和明确停止治疗时间的最好方法。好消息是,治疗瘢痕的技术在不断进步,未来可能会允许使用干细胞和其他方式进行大量的皮肤再生。瘢痕患者也越来越容易得到治疗,例如在美国,一些以前未被医疗保险覆盖的非手术治疗,如用于外伤和烧伤瘢痕功能改善的剥脱性点阵激光,现在可以由医保报销。

(韩　夫　译)

7 烧伤后遗症的外科矫正

Rodney K.Chan

章节大纲

引言

一般原则
- 评估和规划
- 局部瘢痕组织松解术
- 植皮术松解瘢痕
- 其他修复方法：带蒂皮瓣、组织扩张、使用以前烧伤或移植的皮肤作为皮瓣及同种异体复合组织移植

常见烧伤瘢痕挛缩中特定部位的手术干预
- 面部和颈部重建
- 眼睑重建/睑外翻矫正
- 头皮重建
- 鼻重建
- 耳重建
- 面颊重建
- 小口畸形矫正
- 颈部挛缩
- 腋窝挛缩
- 手挛缩
- 指（趾）蹼挛缩
- 甲襞挛缩

结论

参考文献

摘 要

对烧伤后出现的增生性瘢痕和创面愈合不良必须积极治疗，以防止或尽量减少瘢痕的产生，否则将导致实质性的功能障碍和容貌损毁。治疗方案包括使用Z成形术来松解局部瘢痕挛缩，或通过皮肤移植进一步减少皮肤张力并将相关结构恢复到正常位置，也可以考虑使用带蒂皮瓣、组织扩张、其他皮瓣及同种异体组织移植。瘢痕的具体部位可能会影响面部整形术的整体手术规划，这些部位包括眼睑、鼻子、耳朵、脸颊、头皮和颈部。睑外翻和小口畸形需要矫正。手部挛缩（包括指/趾蹼和甲襞）以及颈部和腋窝部位的瘢痕挛缩部需要特殊处理。

注：本文仅代表作者观点，不代表美国陆军医学部、美国陆军部或美国政府的官方政策或立场

引 言

增生性瘢痕（Hypertrophic Scar, HTS）和低质量皮肤替代品（Low-quality Skin Replacement, LQS）均会导致烧伤后皮肤长期处于病理状态。HTS 是皮肤长期炎症的外在表现，常见于愈合缓慢的深度部分皮层烧伤或全皮层烧伤。LQS 是指在大面积烧伤且供体皮肤不足的情况下使用的薄的、高度扩展的网状皮肤移植物。HTS 和 LQS 在美学上都不尽如人意，常会导致功能受限的瘢痕挛缩，尤其是在面部或关节周围。面部，尤其是眼周及口周需要正常或接近正常外观的柔软、有弹性且功能良好的皮肤。当存在 HTS 和（或）LQS 时，手部活动可能会严重受限。本章着重介绍烧伤后重建的一般原则，并针对特定部位的常见烧伤瘢痕挛缩提出手术干预方案。

一般原则

评估和规划

烧伤患者初次就诊论及烧伤后重建时，需要对所有瘢痕区域和可提供供皮的供区部位进行调查和评估。在治疗烧伤瘢痕挛缩前，需要对发生移位的解剖结构和由此产生的功能受限进行严谨的分析评估。根据损伤的深度，瘢痕挛缩可发生在皮肤、皮下脂肪、肌肉筋膜水平，严重者可发生在肌腱、韧带、关节，甚至骨骼。如果是深层结构引起的瘢痕挛缩，可能需要复合手术或分期手术。然而，这些在皮肤挛缩问题被解决前可能并不明确。本章将重点讨论皮肤和皮下组织烧伤瘢痕挛缩。

关节活动不受限的烧伤瘢痕最好选用非手术治疗，其中包括激光疗法、压力疗法、硅凝胶膜治疗，特殊情况下可使用皮质类固醇注射。活动受限的瘢痕几乎都需要手术矫正，以恢复正常的活动度。线性瘢痕挛缩可以通过松解线性张力并重建周围松弛皮肤组织长度来松解挛缩。横向活动受限的广泛挛缩需要横向松解，通常采用皮肤移植、皮肤替代物或皮瓣覆盖。

局部瘢痕组织松解术

Z 成形术是一种常用的局部组织重排手术，可松解线性烧伤瘢痕挛缩[1,2]。除了延长瘢痕外，它还可以重组瘢痕，使凸起或凹陷的瘢痕变得平整，并重建指（趾）蹼[3-5]。经典的 Z 成形术设计由三条等长的切口组成，中央切口和两侧旁切口之间的角度均为 60°，基于切口形成两个等尺寸的三角形皮瓣，重新缝合后理论上能将瘢痕延长 75%。这样可以在增加预期的挛缩长度的同时保证缝合时张力的最小化。这种经典的 Z 成形术也可以做成连续和 / 或者反向双 Z 字形，是改善烧伤瘢痕挛缩的可靠方法。双反向 Z 成形术包含了两对 Z 字形，它们拥有一个共同的中轴，三角形皮瓣植入需要松解的瘢痕切口后，中心轴挛缩得到松解和延长。该技术适用于周边皮肤比较松弛的指蹼挛缩（图 7-19）。基于其他几何形态的手术方案，包括 W 成形术和梯形成形术，都有它们坚定的支持者[6-9]。

Z 成形术的优点是无需额外的供区且恢复时间短。然而，并不是所有的烧伤瘢痕都适合采用这种修复手术。在广泛挛缩中使用这种方法，松解效果并不理想。患者和外科医生需权衡手术收益与矫正不足和再次手术的风险比。皮瓣的精细处理对于手术的成功和减少尖端坏死是至关重要的。

作者体会：首先用锋利的刀片切开中轴线，用小皮钩牵开轴线，暴露并切开至正常组织。这一过程可通过术中手术刀接触组织时阻力消失去感受和判断。用"钝切"（而不是划开）操作是为了避免意外伤及深层结构。然后朝着中央切线切开，在其两侧形成侧臂。修剪侧臂，使其与中央切线之间形成钝角连接，以改善三角瓣尖端的血供。皮瓣应整体游离，以便易位。为了保护皮下神经丛和最大化血液供应，应尽量减少不必要的皮下剥离。精心设计和操作的Z成形术会使皮瓣的转位更加自然。沿松弛皮肤张力线方向的切口会随着时间的推移逐渐淡化，最终与邻近的正常皮肤趋于一致（图7-19）。

植皮术松解瘢痕

广泛性烧伤瘢痕挛缩通常需要充分的横向组织松解来恢复到其正常的解剖位置。需要进行可靠的临床评估来确定手术松解是否充分。根据经验，大多数涉及活动部位的烧伤瘢痕挛缩，如眼睑或关节，需要设计一个跨旋转轴的切口。例如，眼睑松解的标准切口是从内眦内侧到眶外侧边缘，肘窝松解标准切口是穿过内上髁到外上髁。无论是新手还是经验丰富的外科医生，都对瘢痕线性松解后形成的继发创面印象深刻。

关于是否应该切除/松解广泛性瘢痕挛缩，或在切除的同时进行松解，临床上一般不予以考虑。挛缩意味着皮肤的缺失。切除瘢痕会增加植皮所需的皮肤总量。即使在有足够供皮的情况下，也必须充分评估受区创面床的大小，以最大限度地提高移植物的存活率。当增生性瘢痕累及面部美容亚单位时，可以考虑切除。即便如此，许多人现在还是提倡使用CO_2激光行瘢痕修复术作为瘢痕切除的替代疗法[10,11]。

在瘢痕松解后，有多种覆盖方法可以选择。颜色匹配的全厚皮片移植（Full-thickness Skin Graft, FTSG）是理想的选择，但往往受供区条件限制。中厚皮片移植（Split-thickness Skin Graft, STSG）是很好的第二选择。真皮替代物可以增强STSG植皮效果。移植较厚皮肤的优势在于移植皮肤真皮的厚度和正常皮肤相似。

另一方面，薄皮片更易获得，但必然会导致移植后的挛缩增加。全厚皮片移植对皮肤存活条件要求严苛，但成活后远期效果很好。STSG的供区在术后的1~2周内再上皮化，而FTSG的供区通常呈线性关闭。虽然STSG可以网状拉伸和扩展，特别是在急性创面覆盖时较为常用，但可能导致网状瘢痕，应尽量避免在重建过程中使用[12]。

作者体会：一旦确定了需要横向松解，松解的设计要基于关节或活动结构的旋转轴。如前所述，受皮区准备工作包括以类似"切芹菜"的方式切开增生性瘢痕。松解的深度应该到未受瘢痕累及的正常组织的水平。在皮钩的协助下充分松解，直到关节屈伸至最大程度且感觉不到阻力为止。如果创面床适合植皮，可采取印模法，将需要皮肤的大小通过印模绘制到供皮区，以确定取皮面积。取下的皮片要去除脂肪组织，并用油性敷料固定和料包裹予以保护。一般情况下，皮肤移植物是通过加压敷料固定的，如凡士林纱布一样的棉质非黏性绷带。许多研究表明，负压创面疗法（NPWT）的出现提供了一种新的包扎皮肤移植物的替代方法，与传统加压包扎法相比，皮肤成活率相当或更高[13]。

其他修复方法：带蒂皮瓣、组织扩张、使用以前烧伤或移植的皮肤作为皮瓣及同种异体复合组织移植

更厚的皮肤移植物可以提供更多的生物学支撑，从而获得更好的效果。推崇皮瓣覆盖的学者认为，皮瓣不但包含最多的生物学结构，而且其存活不依赖受区的血供。临床实践中，如果松解后创基不适合植皮，带蒂皮瓣将是合理的选择。然而，在选用皮瓣覆盖可移植的创面床之前，一定要权衡供区损伤和修复带来的收益，特别是如果需要牺牲肌肉、神经或轴向血管时。由于具有良好的延展性，带蒂皮瓣被认为可用于任何类型的烧伤重建，但以筋膜皮

瓣为主，而且术前行组织扩张术的延迟策略已经得到了广泛应用[13]。

对于烧伤重建外科医生来说，当需要大量连续的皮肤作为全厚皮片移植物或皮瓣时，组织扩张是一种重要的技术。组织扩张的基础是在一定时间内持续地对皮肤施加机械应力，导致机械和生物"蠕动"。机械蠕动是指施加机械力后组织表面积立即增加。生物蠕动涉及由这种压力引起的一系列细胞水平上的变化，包括表皮增厚、真皮变薄、细胞增大和胶原纤维的重新排列。此外，由于延迟现象，扩张皮肤比未扩张皮肤表现出更广的血管分布，增加了局部皮瓣的可靠性。

在植入扩张器之前，外科医生应该明白，扩张的皮肤总量必须足以覆盖组织扩张器的宽度以及最终缺损的宽度。用于放置组织扩张器的切口应仔细设计，以免对以后的皮瓣血供造成影响。此外，被扩张的组织应无感染，无开放性创面，待处理的增生性瘢痕应处于稳定状态（损伤后至少6个月）。扩张器可以在植入时少量注水，过于剧烈的扩张会导致皮肤缺血、疼痛和伤口开裂。如果皮瓣血运良好，通常在植入后大约2周开始使用生理盐水注射进行持续扩张。由于过度扩张而引起的皮瓣缺血症状包括皮肤变白和持续的疼痛。当扩张量达到预期时，可以在稳定一段时间后再取出扩张器，并采集扩张皮肤作为移植物或皮瓣来覆盖缺损。

组织扩张术的主要并发症包括感染、扩张器外露和皮瓣缺血。轻微的并发症有血清肿、血肿和扩张引起的短暂性疼痛。植入物暴露等并发症发生率在肢体中明显高于其他部位。因此，在考虑肢体组织扩张时应谨慎，特别是在下肢。

使用带蒂皮瓣重建重要功能区域或关键结构暴露区域的缺损，往往受到周围被烧伤皮肤的"限制"。许多外科医生不愿将先前烧伤或移植的皮肤作为局部皮瓣的一部分，因为其血运可能已经受损。然而，这些担忧往往是没有根据的，因为最初的热损伤通常仅限于皮肤和皮下脂肪，而底层的筋膜及其轴向血供往往可以幸免。许多记录在案的病例都曾将之前烧伤[14]或移植的皮肤[15,16]合并到筋膜皮瓣中，用于躯干、手和上肢重建。其他研究也证实在小儿患者中应用先前有烧伤的皮肤皮瓣，与对照组的相比，远期皮瓣坏死率并无差异[17]。先前有烧伤的皮肤皮瓣在上肢尤其有用，具有重要基础结构的高度活动区域，如鹰嘴、前肘窝和指（趾）蹼，可以使用局部筋膜皮瓣重建（如前臂远端或近端桡侧皮瓣、骨间后部皮瓣或臂侧皮瓣）。由此产生的供区缺损通常可以通过皮肤移植来修复，由于供体部位通常由先前移植的组织组成，因此供区发生功能障碍的概率很低。尽管在轴向局部皮瓣中使用之前烧伤或移植的组织是安全的，但必须谨慎地对皮瓣组织进行彻底的术前和术中评估，以确保轴型血管的存在。这包括术前超声检查，以确定轴动脉和纳入皮瓣的皮肤区域内完整的穿支。同时应在术中评估皮瓣边缘的出血情况，以确保轴向血管的血供得到保留。此外，应注意尽量减少可能影响皮瓣血供的因素。技术要点包括在分离时囊括之前植皮区域的深筋膜，注意保护组织，尽量减少电凝的使用，采取无张力缝合。注意预防早期静脉栓塞。

在过去的十年里，同种异体复合组织移植（Composite Tissue Allotransplantation, CTA）的出现为面部和手部等损伤严重且难以重建的患者带来了革命性的变化。尽管手术成本、基础设施条件、供体配型、长期服用免疫抑制相关的并发症以及社会心理和伦理问题等阻碍了CTA成为烧伤瘢痕的主要治疗手段，但在面部或手部严重烧伤的部分病例中，CTA已成为一种可行的选择，因为这些病例原本的重建工作不太可能产生令人满意的美学或功能结果。随着各医疗中心技术的改进，免疫抑制及治疗方案的改善，CTA可能成为一种用于面部严重烧伤重建的更可行的治疗方法。

常见烧伤瘢痕挛缩中特定部位的手术干预

面部和颈部重建

烧伤后面部的重建一般需要通过手术来矫正功能和美学问题。面部的特殊之处在于其涉及呼吸和进食，以及味觉、视觉、嗅觉和听觉。此外，面部几乎总是暴露在外的，并且包含了对个人外观十分重要的复杂结构。虽然烧伤后面部缺损的重建应该理想地遵循与创伤或肿瘤缺损重建相同的原则，但烧伤部位邻近区域许多常见的局部皮瓣往往无法用于重建。

眼睑重建/睑外翻矫正

眼睑烧伤的初步治疗包括眼科评估，如果有睑裂闭合不全且伴有角膜表面损伤，需植入临时睑板并缝合睑裂，以保护角膜。如果眼睑闭合不完全且角膜未受损伤，用杆菌肽眼膏或天然泪液进行局部保湿和润滑可能是一种有效的临时措施。此外，应该鼓励患者按摩瘢痕。烧伤瘢痕在损伤后大约12周内成熟，此时若眼睑闭合不全持续存在，应建议患者采用手术治疗（图7-1和图7-2）[18]。

眼睑由3层组成：上层由皮肤和轮匝肌组成；中层由眶隔组成；底层由提上睑肌、睑板

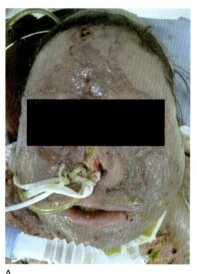
A

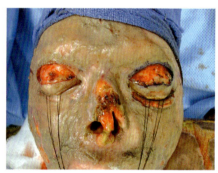
B

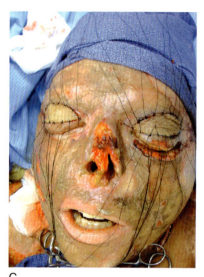
C

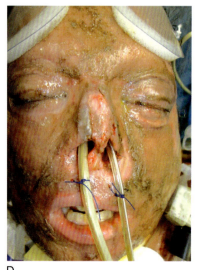
D

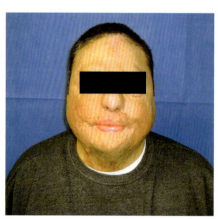
E

图7-1 （A）患者男，33岁，面部大面积烧伤1个月后出现双侧眼睑外翻和眼睑闭合不全（兔眼症）；（B~C）左上眼睑松解后应用全厚皮片移植和支撑；（D）眼睑闭合改善，角膜暴露得到纠正；（E）6个月随访显示眼睑闭合正常

烧伤后遗症的外科矫正 7

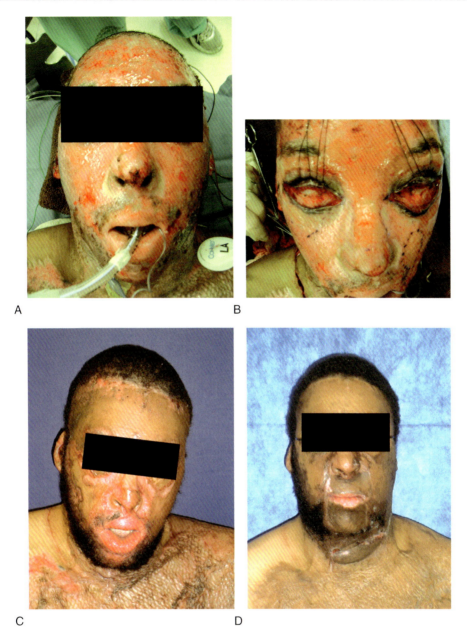

图 7-2　（A）患者男，37 岁，热烧伤后 1 个月出现双侧下眼睑外翻；（B）双侧睑外翻松解后软组织缺损；（C）术后 1 个月的照片显示休息时下眼睑外翻得到改善；（D）6 个月的随访显示休息时下眼睑位置正常

和结膜组成。兔眼症（又称眼睑闭合不全）或睑外翻的病因通常是烧伤后挛缩导致的上层软组织缺损。

对于仅累及眼睑上层的轻中度挛缩病例，兔眼矫正术十分有效：通过松解上眼睑和（或）下眼睑前层的瘢痕，然后行全厚皮片移植（FTSG），覆盖软组织缺损[19]。如果瘢痕主要是发生在眼睑本身，应松解挛缩，并在眼轮匝肌上形成一个平面。如果挛缩主要发生在眼睑和眉毛的交界处，则可以在眉毛内部做一个松弛的切口，所形成的创面可以行 FTSG，从而减少继发性挛缩。在涉及睑板或结膜的深度烧伤病例中，可能需要更复杂的重建，包括选用局部或带软骨移植物支撑的游离皮瓣[20,21]。

49

头皮重建

头皮烧伤后，无论是热损伤本身，还是在切除的烧伤组织上移植的刃厚皮片，通常会导致大面积的秃发，除了导致烧伤组织的功能受损外，还会明显地影响患者容貌。重建策略包括切除烧伤性秃发区并缝合，切除后局部皮瓣修复术（应用或不用术前组织扩张），以及烧伤性秃发区植发术。烧伤后柔软、有弹性的秃发头皮是植发的适应证。毛发移植只是针对小面积、非全层头皮烧伤和深层组织完整的患者[22]。这种情况在烧伤患者中并不常见，更多的是选用邻近的有头发的头皮进行某种形式的重建。质量差、秃发皮肤直径小于3 cm的中小型缺损可选择切除后缝合，或使用局部皮瓣。帽状腱膜松解术，即在垂直于预期扩张的方向作刻痕切口，可以帮助改善头皮皮瓣的松弛，实现无张力缝合。较大的缺损不能在无明显张力的情况下闭合，而较大的局部皮瓣往往需要在供区植皮，这增加了供区秃发的发生率。因此，对于头皮质量较差的大面积秃发，组织扩张、瘢痕切除、局部皮瓣修复是首选的治疗措施。组织扩张术应该在烧伤瘢痕成熟且所有创面均已愈合后进行。50%以上的头皮问题可以通过组织扩张术进行重建。虽然头皮组织扩张是一种十分有效的方法，但它有显著的并发症风险，包括血清肿、扩张器感染和扩张器外露、需要多次来院进行扩张术以及一过性的头部"气泡"外观（图7-3）。

鼻重建

烧伤后鼻重建对于临床来说是一个挑战。典型的烧伤鼻畸形包括短鼻、突出畸形和鼻翼挛缩。这种情况下，可以考虑耳廓、前额皮瓣联合软骨移植，甚至预制游离皮瓣。鼻翻转皮瓣的优点是通过含鼻黏膜的皮瓣重新定位鼻翼边缘，恢复令人满意的鼻外观，且不会造成显著的供区损伤，也无需显微手术。翻转皮瓣是矫正轻中度烧伤鼻畸形的不错选择（图7-4）。更严重的畸形则需要复合重建。鼻结构由内衬（黏膜）、中间支撑（软骨）层和外部覆盖层（皮肤）组成。鼻子还可以分为9个美学亚单位：鼻尖、鼻背、鼻小柱、2个软三角、2个侧鼻区和2个鼻翼。当一个鼻亚单位超过50%受到破坏时，建议切除并重建整个亚单位，以避免在一个亚单位内既有瘢痕又有轮廓畸形。需要注意的是，在涉及深层软骨的情况下，应采用软骨移植或复合软骨皮瓣（如耳轮皮瓣）进行重建。

严重烧伤的患者往往有大面积的创伤，损伤可能涉及所有的组织层，这就需要进行全鼻重建（图7-5和图7-6）。用于全鼻重建的主要皮瓣是前额旁正中皮瓣，它以滑车上动脉为蒂，可以提供一定厚度的前额皮肤。前额有烧伤的患者可能无法使用前额皮瓣，但只要皮瓣下层的血管系统完整，就可以考虑在术前行前额组织扩张术。皮瓣切取范围应包括额肌，因为滑车上动脉穿透眶缘上方约2 cm的额肌，但在皮瓣远端可以切取的部分较薄，可能只有皮肤和皮下脂肪能够用于匹配鼻皮肤的轮廓。如果只要修复鼻外层皮肤，皮瓣可以分两个阶段进行：一期掀起皮瓣和转移鼻成形；二期断蒂和修整通常在3周后进行。若需要软骨支持，皮瓣可以分三期进行：一期将皮瓣掀起并植入取自鼻中隔或耳廓、肋骨的雕刻好的软骨移植物；二期转移皮瓣，用皮瓣的远端部分塑造下鼻区的轮廓；三期断蒂并修整皮瓣[23]。注意，在许多情况下，除了皮肤和软骨外，可能还需要黏膜内衬。根据缺损的大小，内衬有许多选择。小的缺损可以采用皮肤移植、鼻中隔黏膜瓣，或通过折叠前额皮瓣的远端形成前庭。较大的缺损可能需要从额肌下方移植皮片预制前额皮瓣，或翻转保留的鼻背皮瓣作为内衬，翻转后形成的创面用额部皮瓣重建。全鼻衬里缺损通常需要使用第二种皮瓣重新修复。面动脉肌膜（FAMM）瓣可以用作局部皮瓣，前臂桡骨筋膜瓣是一种很好的游离瓣选择[24,25]。

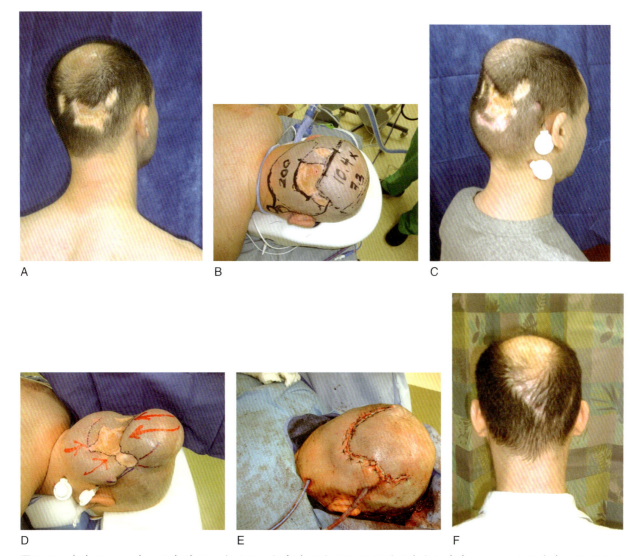

图 7-3 患者男，46岁，头部外伤 7 个月后，枕部出现大面积不规则性秃发和瘢痕；（A）由于瘢痕组织的大小和形状不规则，最终选择扩张器进行治疗；（B）2 个组织扩张器的拟植入区域；（C）扩张器植入 3 个月后的头皮情况；（D）切口设计和头皮推进方向；（E）瘢痕切除和局部软组织推进缝合；（F）后期随访显示秃发面积减少，发际线自然

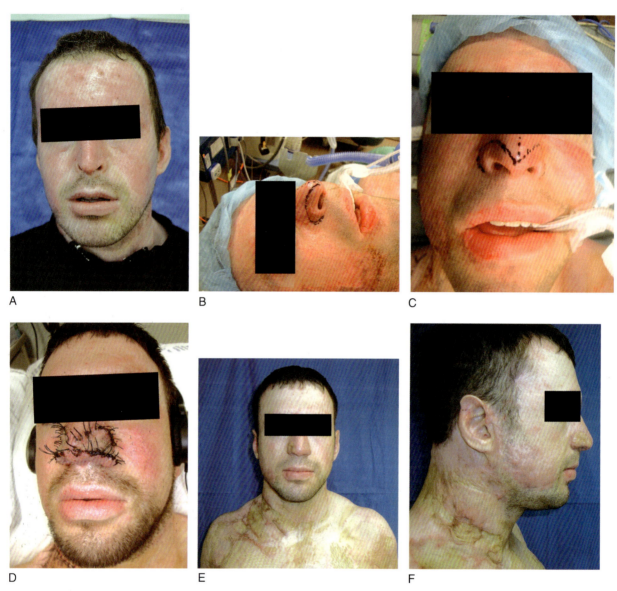

图7-4 患者男,29岁,在热烧伤14个月后,鼻翼边缘出现挛缩和凹陷:(A)患者希望恢复其正常的鼻翼位置;(B~C)选择鼻部下翻皮瓣来纠正此畸形,图中蓝线为设计的手术切口,正中虚线表示中矢状面;(D)早期随访显示FTSG移植成活良好和轻微矫正过度;(E~F)术后远期随访显示鼻翼宽度、高度和下外侧软骨支撑较术前明显改善

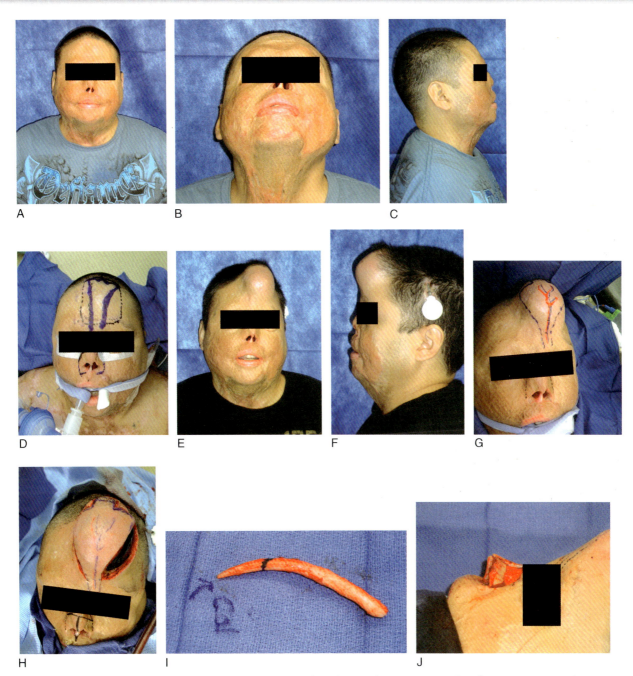

图 7-5 （A~C）患者男，38 岁，热烧伤 13 个月后出现鼻下外侧软骨和皮肤缺损，导致鼻突出严重缺损，鼻头过翘，鼻翼边缘移位，选用以前扩张过的前额烧伤瘢痕组织进行鼻重建；（D）滑车上动脉带下植入扩张器的手术切口设计；（E~F）扩张器植入后 10 周的随访和每周注水扩张；（G~H）基于滑车上动脉的额旁皮瓣的手术切口设计；（I）切取的自体肋骨用于重建软骨支架（J~K）以重建鼻尖的突起；（L~M）在转移皮瓣和断蒂后早期将额旁皮瓣嵌入到软骨结构上；（N~P）后期随访显示鼻背延长，鼻突出增加，翼缘位置得到矫正

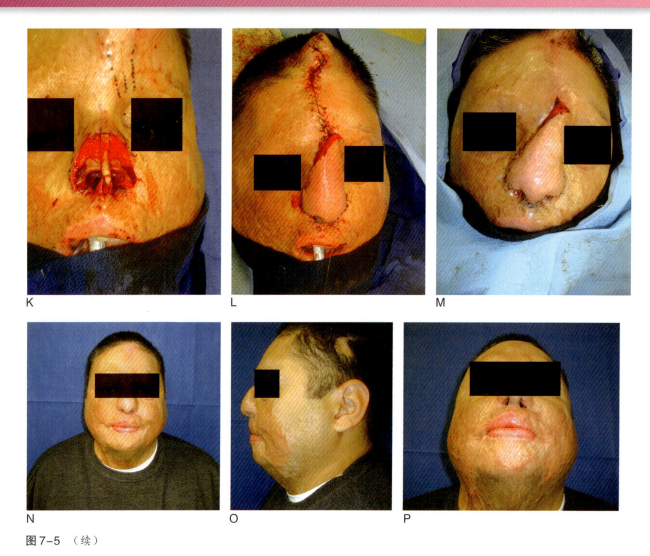

图 7-5 （续）

耳重建

严重烧伤后的晚期耳畸形包括皮肤损伤（伴有增生性瘢痕和弹性丧失）和耳软骨损伤（热损伤直接导致或烧伤后耳软骨炎间接导致）。因此，耳烧伤后的重建需要两层结构：用于构建耳郭的支架结构和覆盖耳郭支架的薄而耐用的软组织（图 7-7）。

耳郭支架结构最常见的材料来源是自体软骨，其中最常用的是第 6~8 肋软骨。通常将一个额外的软骨底座结构添加到框架的底部，以提供形态支撑。与先天性耳郭畸形病例不同，烧伤患者由于耳周组织有大量瘢痕，局部缺乏足够的正常皮肤来覆盖软骨结构。尽管耳后皮肤经常用于先天性耳郭畸形的重建，但烧伤后的耳后皮肤通常难以获得。如果局部皮肤不可用，颞浅筋膜瓣为软骨结构的血管化覆盖提供了一个极好的局部皮瓣选择，并且可以用全厚皮片移植（FTSG）进行可靠的覆盖。同侧颞浅筋膜是首选，因为它本身就是一个带蒂瓣，但术前应通过多普勒超声检查颞浅动脉，以确保它没有受损。如果同侧的皮瓣不可用，对侧颞浅筋膜也可以用作游离皮瓣。用自体软骨重建烧伤的耳郭通常分两个阶段进行。第一阶段：切除耳周瘢痕化的组织，获取肋骨软骨，雕刻软骨使之形成耳郭软骨结构，植入颞浅筋膜瓣，并在筋膜瓣上进行全厚皮片移植；第二阶段：从乳突区域抬升耳郭结构，获得的软骨移植物可以放置在耳郭结构下方作为底座以协

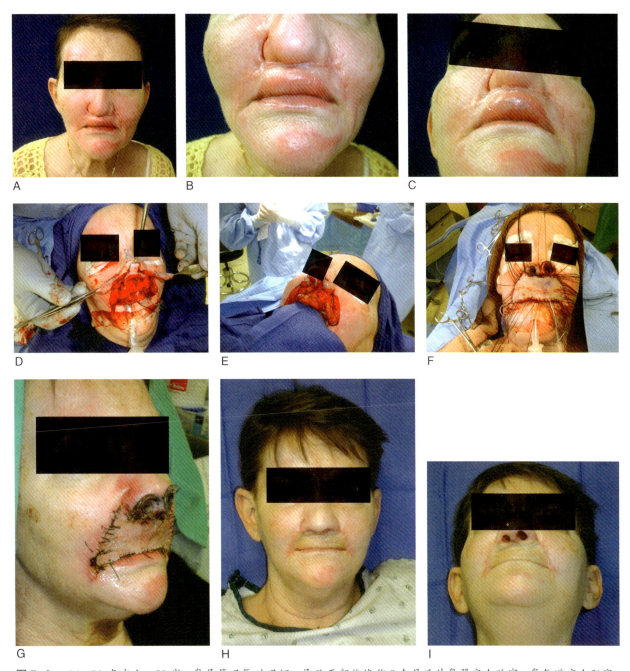

图7-6 （A~C）患者女，58岁，鼻导管吸氧时吸烟，导致面部热烧伤8个月后外鼻翼完全狭窄，鼻气道完全阻塞，有呼吸短促症状；（D~E）手术方案目标是重建缺失的上唇，用瘢痕化的鼻唇瓣修复鼻孔和鼻腔内衬，用瘢痕化的分叉皮瓣重建鼻小柱，图示为皮瓣转移的前后；（F）愈合早期进行全厚皮片移植（FTSG），双侧鼻孔内放置喇叭状支具提供支撑和保持鼻孔的通畅；（G）在早期愈合阶段，喇叭状支具是避免鼻腔再狭窄的关键；（H~I）后期随访显示鼻孔形成，上唇恢复，移植的上唇皮肤颜色与该区域的肤色不甚匹配

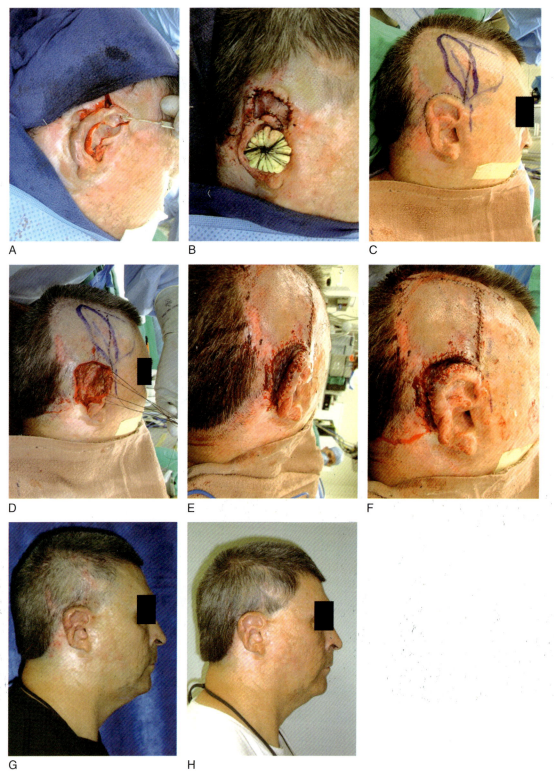

图 7-7　患者男，47 岁，因右脸大面积热烧伤导致典型的烧伤后耳畸形 11 月余，呈现出耳轮缺失及耳郭突出度丧失，Donelan 等曾建议使用耳甲瓣重建耳郭，以恢复外观正常的耳轮和颅耳沟；（A）首先勾勒描画出外耳轮廓，并以狭窄的前蒂为基础将皮瓣掀起，然后向上转移以重建新三角窝；（B）可以看到完整的耳甲瓣（血运良好，轻度充血），并在掀起后形成的创面植入中厚皮片（STSG）；（C~D）图中所示为建议的手术切口，用于抬高重建的耳郭和颞浅筋膜瓣以覆盖肋软骨移植物，以恢复正常的颅耳沟；（E~F）将颞浅筋膜瓣插入耳后区并对供瓣区进行原位缝合；（G~H）早期和晚期的随访图片显示了重建后的耳郭

助抬升其高度，然后用中厚或全厚皮片移植来覆盖该结构后部（需保留该结构的表层和深层血供）[26]。自体耳廓重建的并发症是罕见的，最常见的并发症是软骨支架外露，这可以通过细致的手术操作和坚韧的颞浅筋膜瓣覆盖来预防。

自体软骨重建耳郭支架的另一种替代方法是使用组织工程支架。应用最广泛的材料是多孔聚乙烯（Medpor），它可以血管化且具有良好的组织相容性，因此其理论上的感染率低于其他惰性材料。用颞浅筋膜瓣和植皮覆盖聚乙烯结构有助于降低感染和假体外露的发生率[27]。尽管如此，异体材料的并发症发生率仍然高于自体软骨，因此一般只有在自体重建失败时才会选择组织工程支架作为替代方案。

面颊重建

面颊部重建在烧伤修复中最能体现临床医生的技术精髓，因为它要求医生根据患者的喜好和意愿，用与面部最相似的皮肤来取代和修复瘢痕部位。鉴于重建的面颊组织位于面中部的明显位置，组织重建应与周围的脸颊和面部皮肤在质量、轮廓和颜色上有良好的匹配性（图7-8）。脸颊重建的一般原则是，小的缺损可以用局部皮瓣修复，如菱形瓣或双叶皮瓣。较大的内侧或外侧脸颊缺损可用颈面旋转皮瓣，下面部缺损可用颌下动脉皮瓣闭合。这些局部和区域皮瓣是10 cm以下缺损的有效选择。然而，在烧伤患者中，瘢痕或挛缩的面积可能更大。在这些病例中，可使用筋膜皮瓣的游离组织移植进行表面重建，如肩胛旁游离皮瓣，但这通常无法提供很好的肤色匹配。另一种选择是颈部和（或）面部皮肤的组织扩张术，可为分期扩张的颈面部皮瓣重建做供皮准备。在这种情况下，扩张的颈面皮瓣通常是首选。相邻的面颊和颈部皮肤可以为面颊重建提供良好的肤色和质地匹配，且无需显微手术，并减少了供瓣区的损伤（图7-9）。采用这种技术时，组织扩张器被植入在面部皮下和上颈部皮下，并扩张数周。然后在颈阔肌浅层平面抬起面部皮瓣，并向头部推进，必要时旋转推进以覆盖内侧或外侧脸颊。为防止由于张力或者颈部组织下降导致外翻，皮瓣真皮层应悬挂在眶下缘骨膜上[28]。并发症主要是先前所述的组织扩张器植入引起的病变，包括血清肿和扩张器暴露，远端皮瓣坏死或表皮脱落以及由皮瓣插入区域的张力引起的增生性瘢痕和瘢痕扩大[29]。

小口畸形矫正

口腔周围区域烧伤的一个潜在的长期并发症是小口症，或口裂缩小（图7-10）。小口症可导致口腔有效摄入减少，影响发音、口腔卫生和插管，严重者可导致外貌改变，进而对患者心理产生不良影响，从而对患者的生活产生深远影响。已有许多手术技术被报道（唇红皮瓣，Y-V成形术，Z成形术）治疗小口畸形的，但没有一种是绝对理想的。对于严重的病例，可以使用舌瓣或FAMM瓣。应告知患者，术后虽然口裂会变大，但张口到最大时的紧绷感还会持续存在，这是因为口周的烧伤瘢痕几乎没有正常皮肤的弹性。过度开大口角也可能导致一个"小丑"样的面部外观。在黏膜Y-V推进技术中，口角的新定位应标记在瞳孔中点的垂线上，以确保双侧口角与面部矢状面的距离相等。皮肤切口是为了去除皮肤的三角形部分，三角形的边位于唇红的最外侧，顶点位于术前定位的口角位置。在做这个切口时，应小心避免伤及深层的肌肉组织。设计Y-V黏膜瓣并缝合。在愈合的前2周，叮嘱患者尽量减少开口，以免延长愈合时间。

颈部挛缩

颈部挛缩可能是烧伤后最严重的畸形之一。在烧伤治疗的急性期，颈部支具可以帮助预防颈部挛缩，但临床上通常很难实现。颈部挛缩的重建应尽早进行，以避免造成长期的功能受限。颈部挛缩的松解术往往会产生比预期的更大的组织缺损。对于狭窄的带状挛缩可采

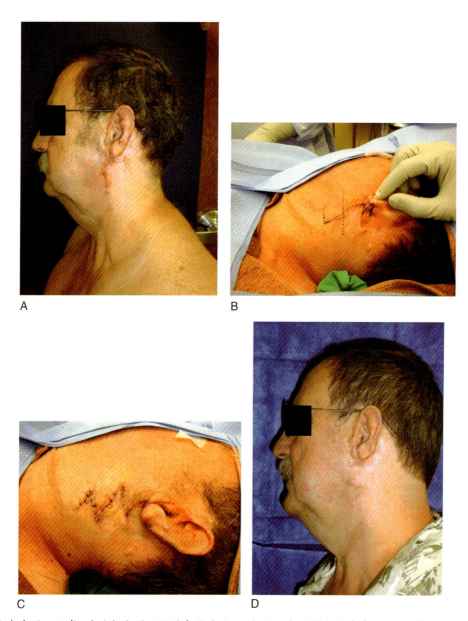

图 7-8 （A）患者男，58岁，左脸颊和耳下区局部热烧伤11个月后出现增生性瘢痕；（B）局部组织重建（Z成形术）的建议切口；（C）皮瓣转位后，Z成形术完全闭合；（D）随访5个月后瘢痕几乎不可见（注意，该患者在行Z形成形术后还接受了2次脉冲染料激光治疗）

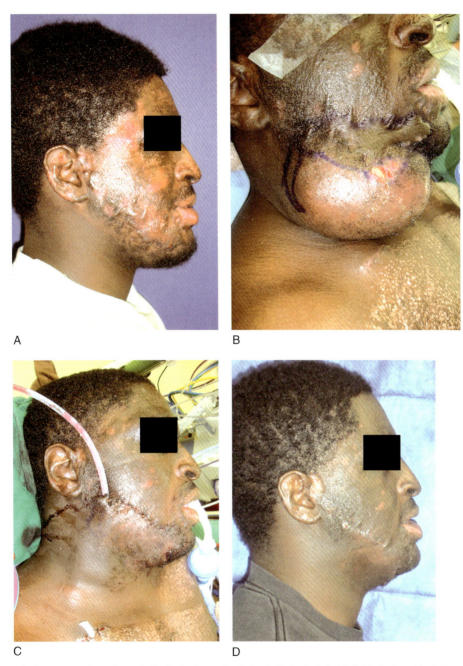

图 7-9 （A）患者男，29 岁，大面积热烧伤后 10 个月出现明显的面部增生性瘢痕，特别是沿下颌骨边缘；（B）右颈部植入组织扩张器，设计的局部组织转位切口和瘢痕切除区域；（C）扩张皮肤出现小溃疡，导致扩张器提前取出；局部软组织转位后完全闭合；（D）5 个月的随访显示容貌改善，增生性瘢痕消除

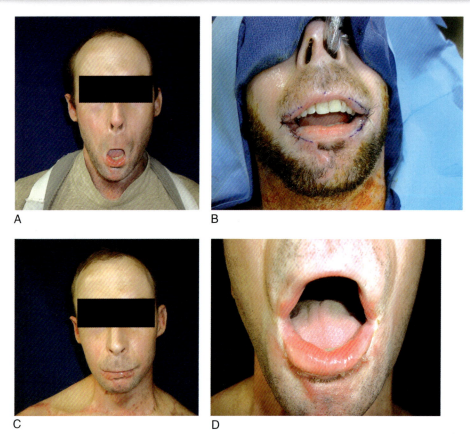

图 7-10 （A）患者男，36 岁，热烧伤后 14 个月出现小口畸形；（B）局部皮瓣的手术切口设计；（C~D）随访显示口角位置正常，口裂张开增大

用 Z 成形术治疗，大多数挛缩会产生广泛的组织缺失，需要更多的组织才能修复（图 7-11 和图 7-12）。植皮是治疗这些缺损最简单的选择。然而，由于皮肤缺损往往较大，而全厚皮片移植（FTSG）供区是有限的。此外，中厚皮片移植（STSG）在该部位的继发性挛缩发生率特别高。如果进行皮肤移植术，建议术后采用颈部伸展支具固定，以防止复发性屈曲挛缩。

由于该区域的瘢痕及皮肤延展性较差，很难使用局部筋膜皮瓣进行重建，而肌皮瓣用于该部位又过于肥厚[30]。带蒂锁骨上动脉皮瓣因其稳定的解剖结构、柔软的质地、良好的肤色匹配、易于修薄等特点，在烧伤后颈部挛缩重建中广受欢迎[31]。锁骨上动脉是颈横动脉的一个分支，通常起源于颈横动脉甲状腺颈干，锁骨上动脉皮瓣范围包括部分斜方肌、三角肌和锁骨上的皮肤。对锁骨上动脉皮瓣行组织扩张可以获得更多的组织，增加皮瓣尖端的存活率[32]。

腋窝挛缩

腋窝瘢痕挛缩通常会影响肩关节的外展和屈曲，因此在烧伤治疗的早期难以维持 90°的肩关节外展。对这些畸形的一线治疗包括 6~12 个月的支具治疗和物理治疗。Cartotto 等[33] 对腋窝烧伤挛缩的的 Achauer 分级[34] 进行了的改进，以指导非手术治疗失败后的重建。腋窝解剖可分为前腋窝皱襞、后腋窝皱襞和腋窝顶，所以腋窝挛缩分为 3 种：仅涉及腋窝前或后皱襞，未涉及腋窝顶的带状挛缩；累及腋窝前后皱襞，不涉及腋窝顶的带状挛缩；累及腋窝两个皱襞和腋窝顶的弥漫性挛缩。在仅涉及皱襞而未累及腋窝顶的带状挛缩病例中，未受累的邻近皮肤可用作局部皮瓣重建来松解挛

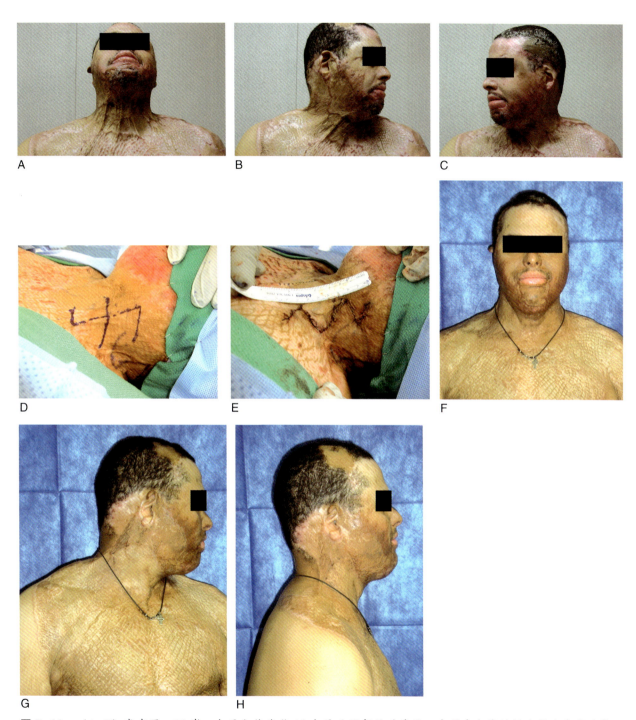

图 7-11 （A~C）患者男，23 岁，大面积热烧伤 10 个月后颈部活动受限，出现多个线性增生性瘢痕挛缩带；（D）对增生性瘢痕进行多次 Z 成形术矫正；（E）消除了瘢痕挛缩带，但其颈部活动能力的改善很小；（F~H）颈部松解后采用扩张后的全层皮肤移植，术后随访 5 个月，患者颈部活动度增加

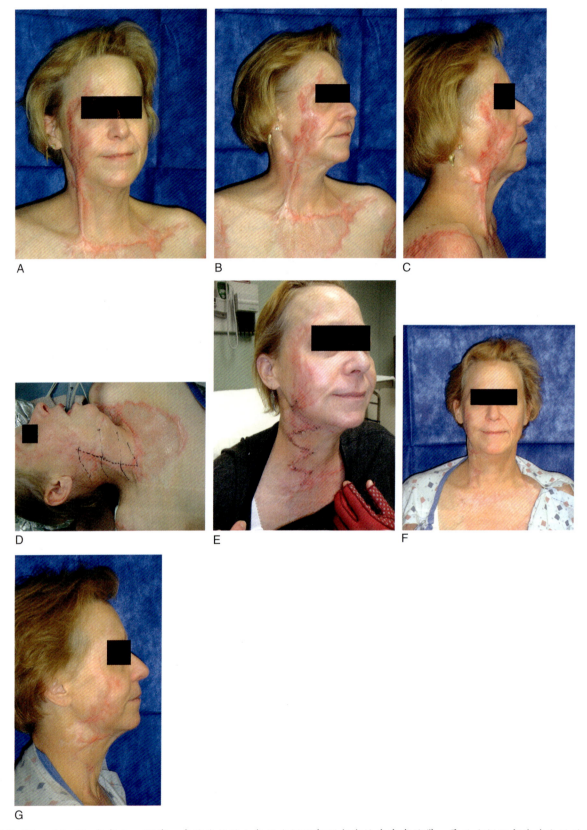

图 7-12 （A~C）患者女，57岁，在热烧伤近1年后右侧颈部形成线性瘢痕挛缩带，导致右侧颈部疼痛和活动受限；（D）考虑到瘢痕的线性特征，设计了Z成形皮瓣；（E）术后早期结果显示皮瓣良好，颈部张力明显下降；（F~G）后期随访表明活动范围和外观得到改善

缩，包括 Z 成形术、V-Y 成形术和反向双 Z 成形术（图 7-13 和图 7-14）。对于涉及腋窝顶的弥漫性挛缩病例，需要更多的组织补充（图 7-15）。植皮仍然是最简单的方法，尽管中厚皮片移植（STSG）容易发生继发性挛缩。一些证据表明，真皮替代物结合 STSG 可能有助于预防继发性挛缩[35]。

另外，可以使用局部筋膜皮瓣重建（如肩胛和肩胛旁）或肌皮瓣（如背阔肌肌皮瓣）进行移植，它们具有恢复快和挛缩复发率低的优势（图 7-16 和图 7-17）[36]。

手挛缩

手掌挛缩较为常见，特别是在深度烧伤采用保守治疗后。虽然在烧伤外科中普遍认为，手掌皮肤很厚且会再生，但晚期增生性瘢痕可能需要矫正。延伸到真皮深部或脂肪层的手掌深部烧伤最好选择皮肤移植。因为在那种情况下，不会再生无毛的皮肤，只会形成瘢痕。手掌烧伤挛缩的重建应遵循与身体其他部位重建相同的原则（图 7-18）。多发性屈曲挛缩比较常见，最严重的表现为"玫瑰花蕾状"（拳状手）。

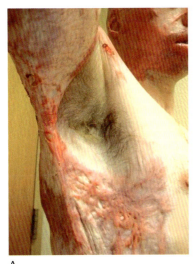
A

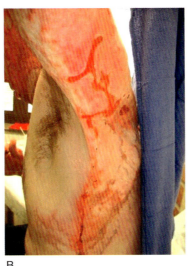
B

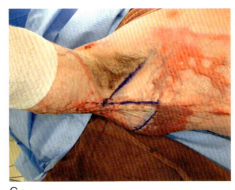
C

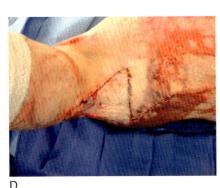
D

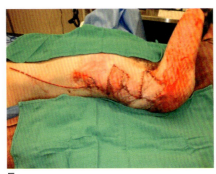
E

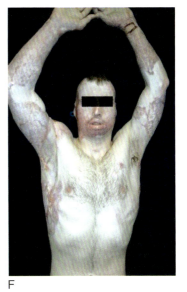
F

图 7-13 （A~B）患者男，22 岁，广泛性烧伤 1 年后，出现仅涉及腋窝后皱襞的双侧腋窝挛缩，由于是线性挛缩且邻近部位存在正常组织，选择 Z 成形术作为治疗方式；（C）注意宽大的中央臂和侧臂设计；（D~E）皮瓣从肌膜下掀起，以最大限度地增加血液供应，缝合后放置引流；（F）6 个月的随访显示活动范围大幅改善

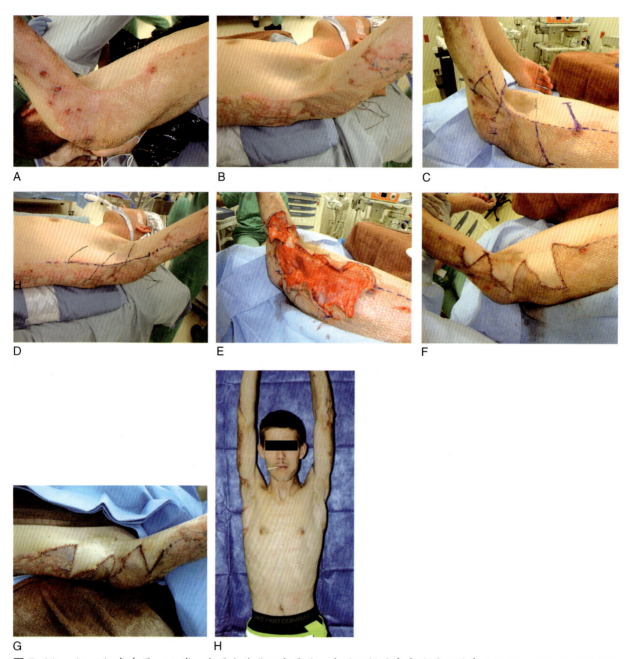

图 7-14 （A~B）患者男，23 岁，大面积烧伤 9 个月后，出现双侧腋窝挛缩累及腋窝后皱褶；（C~D）设计了多个宽大的连续 Z 成形皮瓣进行松解；（E~G）皮瓣掀起、转位，缝合后局部挛缩带解除；（H）2 个月的随访显示活动范围完全恢复

此时，手指掌指关节的完全伸展及拇指腕掌关节的完全外展通常需要多个方向的充分松解。FTSG 通常是首选的治疗策略，当松解后有肌腱和神经暴露时，可能需要进行皮瓣重建。

指（趾）蹼挛缩

烧伤后的蹼部挛缩会导致相邻指（趾）间的活动度减小和独立运动功能丧失（图 7-19）。通常，这些挛缩会呈带状或"罩状"垂直穿过

烧伤后遗症的外科矫正 7

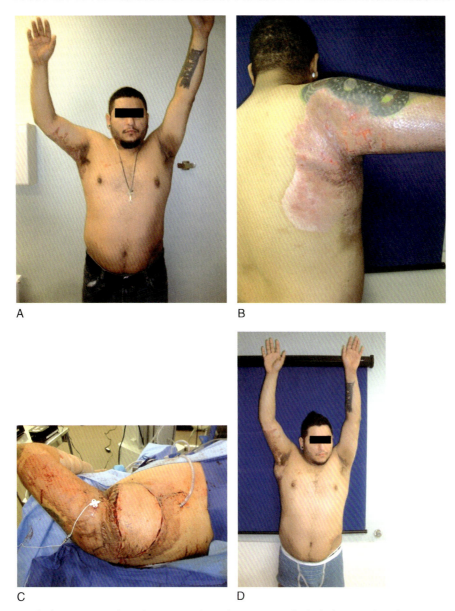

图 7-15　（A~B）患者，男，34 岁，烧伤后 12 个月出现右侧腋窝瘢痕挛缩，并伴有严重的外展活动受限；（C）由于是背部瘢痕，不宜采用局部皮瓣手术松解，而选用皮肤移植松解肯定会导致一定程度的复发，最终选择对侧股前外侧游离皮瓣修复瘢痕松解后导致的软组织缺损；（D）6 个月的随访显示活动度增加，在此过程中需要进行皮瓣去脂

松弛的蹼部。在这些情况下，Z 成形术或 Z 成形术的变体，如前面描述的反向双 Z 成形术，是一种有效的重建选择（图 7-20）。然而，在更严重的情况下，瘢痕带横跨整个指蹼的顶端，并在手指之间向远端延伸，类似并指样外观。在这些情况下，可以应用与并指松解术相同的原理，例如采用背侧矩形皮瓣重建指蹼并用 FTSG 修复瘢痕松解造成的两侧缺损[32]。

甲襞挛缩

烧伤后甲床畸形可分为两种：内源性和外源性。内源性甲床畸形是甲基质受到直接热损伤所致，包括近端产生甲板的生发基质，以及远端支持并允许甲板黏附的无菌基质。内源性甲床畸形在烧伤后患者中较少见，可以用足趾全厚生发基质移植和中厚无菌基质移植来治疗。

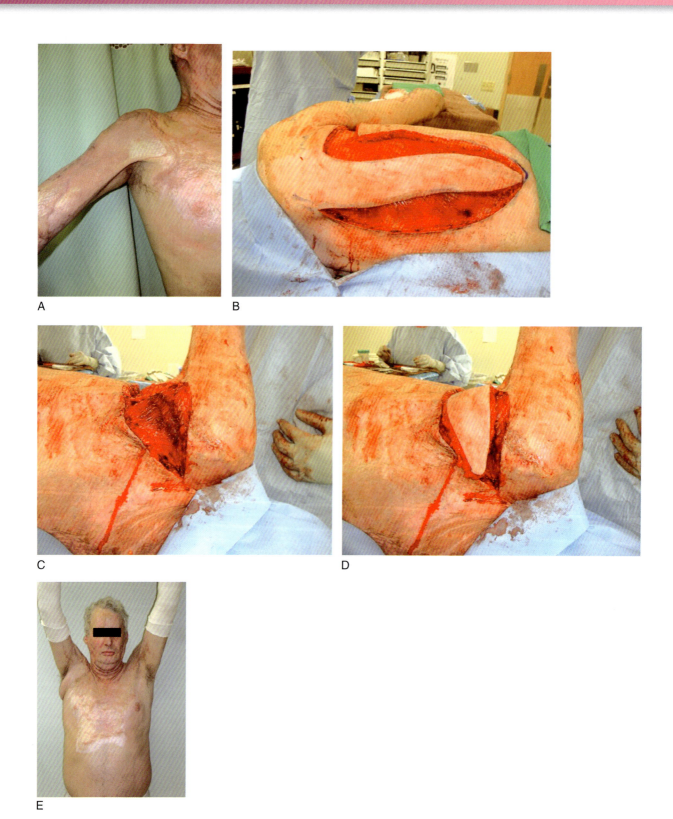

图7-16 （A）患者男，51岁，广泛性烧伤后1年，腋窝挛缩累及腋窝前、后皱襞，导致肩部外展受限；（B）由于瘢痕面积较大，采用肩胛旁皮瓣进行腋窝松解；（C）瘢痕挛缩松解后出现软组织缺损；（D）将肩胛旁皮瓣嵌入右侧腋窝修复组织缺损；（E）6个月随访显示活动度得到改善

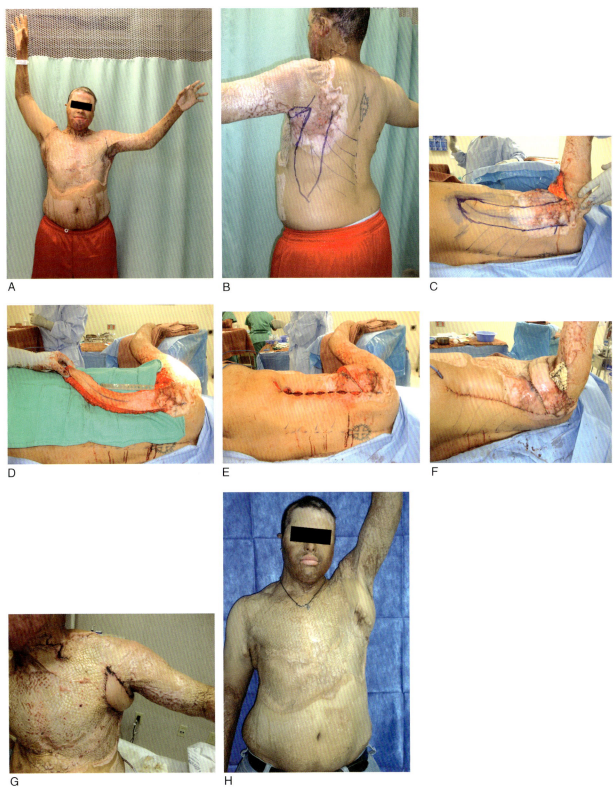

图 7-17 （A）患者男，21 岁，大面积烧伤 13 个月后，左腋窝瘢痕挛缩累及腋前和后皱襞，严重限制肩部外展；（B）由于瘢痕面积大，未选择植皮或 Z 成形术，而是采用局部皮瓣松解腋窝瘢痕挛缩，左侧肩胛旁皮瓣的切口设计如图所示；（C）腋窝挛缩松解后产生的组织缺损；（D~F）将皮瓣掀起并转位，放置引流管并缝合供瓣区；（H）术后 3 个月随访显示患者活动范围几乎完全恢复

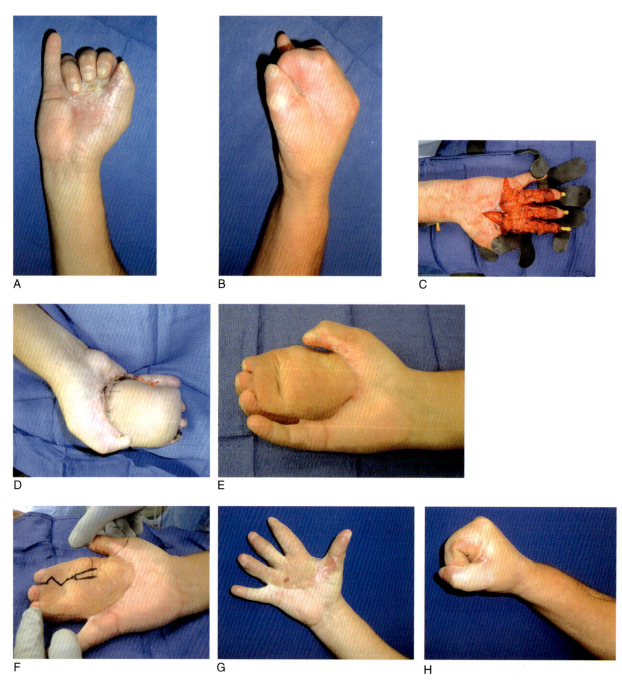

图 7-18 （A~B）患者男，31岁，右手掌局部深度热烧伤1年，MCP关节和拇指外展受限，手功能丧失；（C）瘢痕松解后的软组织缺损重建（未进行切除）；（D~E）最初计划进行全层皮肤移植，但由于肌腱和神经暴露，行同侧腹股沟皮瓣移植并反复去脂；（F）随后进行并指矫正；（G~H）后期结果显示活动度改善

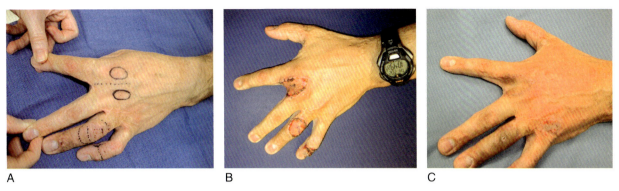

图 7-19　（A）患者男，59 岁，热烧伤后 1 年，第二指蹼外展受限；（B~C）植皮松解效果良好；术前考虑采用局部皮瓣，最终选择植皮术，效果较好

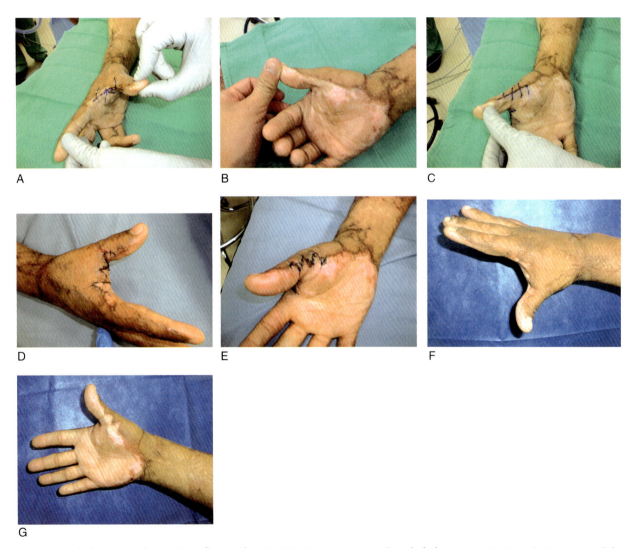

图 7-20　患者男，33 岁，右拇指掌面和第一指蹼热烧伤 11 个月后出现瘢痕挛缩，限制了活动范围；（A）选择反向双 Z 成形术来松解指蹼挛缩和（B~C）连续 Z 成形术治疗拇指掌侧瘢痕；（D~E）皮瓣转位和缝合术后的早期结果；（F~G）术后 3 个月随访显示指蹼扩大，活动度增加

外源性甲床畸形是烧伤后最常见的类型，涉及甲襞软组织挛缩。甲襞的腹底由生发基质组成，其背顶有生成甲板的细胞组成的背层，可以赋予指甲光泽。烧伤后甲襞畸形的特征是近甲皱襞移位，背侧基质外翻和裸露甲板变得暗淡、增厚、不透明，裸露的背基质会变得干燥和疼痛。此外，甲襞挛缩可影响远端指间关节（DIP）屈曲。最简单有效的重建手术是在DIP背部做一个横切口，并在远端将皮肤从下方的伸肌腱和生发基质上提起，形成一个双蒂皮瓣，从而松解甲襞挛缩。这种远端双蒂皮瓣可以推进并将甲襞复位到接近正常解剖结构的位置，而近端缺损可以用FTSG修复（图7-21和7-22）[38]。

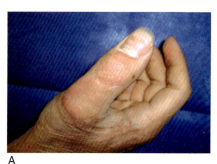
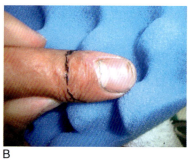
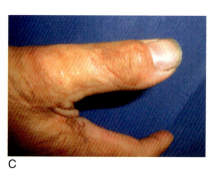

图7-21 （A）患者男，53岁，因拇指伸肌面部分皮层深度热烧伤1年，右侧第一指因持续的张力（尤其是拇指屈曲时）导致甲襞收缩；（B）这种畸形是轻微的，但会引起不适，设计切口以松解拇指背侧的张力，并采用FTSG恢复甲襞的正常位置；（C）随访2个月显示症状改善，甲襞位置正常

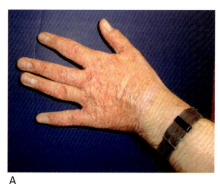
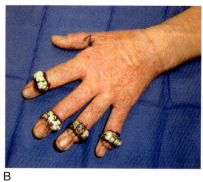
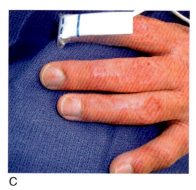

图7-22 （A）患者男，35岁，左手所有手指热烧伤后10个月出现甲襞回缩，有明显的疼痛和屈曲紧绷感；（B）在远端指间关节背侧水平松解，用全厚移植皮片覆盖并绑扎固定敷料进行包扎；（C）5个月的随访结果显示，甲襞处于正常位置

结 论

HTS和LQS是常见的晚期烧伤后遗症，可导致明显的外观缺陷和功能限制。这些情况最常见于头颈部和上肢。坚持合理的重建手术原则对治疗结果十分重要。对烧伤患者进行宣教是很有必要的，这有助于提高他们对各种矫正手术的认识。

（何 亭 译）

参考文献

[1] Hove CR, Williams EF, Rodgers BJ. Z-plasty: a concise review. Facial Plast Surg, 2001, 17(4): 289–294.

[2] Furnas DW, Fischer GW. The Z-plasty: Biomechanics and mathematics. Br J Plast Surg, 1971, 24: 144.

[3] McGregor IA. The Z-plasty. Br J Plast Surg, 1966, 19(1): 82–87.

[4] Fraulin FO, Thomson HG. First webspace deepening: comparing the four-flap and five-flap Z-plasty: which gives the most gain? Plast Reconstr Surg, 1999, 104(1): 120–128.

[5] Chen B, Song H. The modification of five-flap z-plasty for web contracture. Aesthetic Plast Surg, 2015, 39(6): 922–926.

[6] Shockley WW. Scar revision techniques: z-plasty, w-plasty, and geometric broken line closure. Facial Plast Surg Clin North Am, 2011, 19(3): 455–463.

[7] Sokolowich D, Zimman O. W-plasty: make it easy. Plast Reconstr Surg, 1989, 83(5): 928–929.

[8] Grishkevich VM. Flexion contractures of fingers: contracture elimination with trapeze-flap plasty. Burns, 2011, 37(1): 126–133.

[9] Grishkevich VM. Trapeze-flap plasty: effective method for postburn neck contracture elimination. Burns, 2010, 36(3): 383–388.

[10] Hultman CS, Friedstat JS, Edkins RE, et al. Laser resurfacing and remodeling of hypertrophic burn scars: the results of a large, prospective, before-after cohort study, with long-term follow-up. Ann Surg, 2014, 260(3): 519–529.

[11] Cho SB, Lee SJ, Chung WS, et al. Treatment of burn scar using a carbon dioxide fractional laser. J Drugs Dermatol, 2010, 9: 173–175.

[12] Klein M. Skin grafting. In: color Atlas of Burn Reconstructive Surgery. Heidelberg, Germany: Springer-Verlag, 2010: 132–138.

[13] Petkar KS, Dhanraj P, Kingsly PM, et al. A prospective randomized controlled trial comparing negative pressure dressing and conventional dressing methods on split-thickness skin grafts in burned patients. Burns, 2011, 37(6): 925–929.

[14] Pribaz J, Pelham J. Use of previously burned skin in local fasciocutaneous flaps for upper extremity reconstruction. Ann Plast Surg, 1994, 33: 272–280.

[15] Tolhurst D, Haeseker B, Zeeman R. The development of the fasciocutaneous flap. Plast Reconstr Surg, 1983, 71: 597–605.

[16] Cherup L, Zachary L, Gottlieb L, et al. The radial forearm skin graft-fascial flap. Plast Reconstr Surg, 1990, 85: 898–902.

[17] Barret J, Herndon D, McCauley R. Use of previously burned skin as random cutaneous local flaps in pediatric burn reconstruction. Burns, 2002, 28: 500–502.

[18] Fitzgerald O'Connor E, Frew Q, Din A, et al. Periorbital burns-A 6 year review of management and outcome. Burns, 2015, 41(3): 616–623.

[19] Malhotra R, Sheikh I, Dheansa B. The management of eyelid burns. Surv Ophthalmol, 2009, 54(3): 356–371.

[20] Ogawa R, Pribaz J. Diagnosis, assessment, and classification of scar contractures. // Color Atlas of Burn Reconstructive Surgery. Heidelberg, Germany: Springer-Verlag, 2010: 44–71.

[21] Tsur H. Eyelid burns. A general plastic approach. // Hornblass A, Having CJ, eds. Oculoplastics, Orbital and Reconstructive Surgery. Baltimore, MD: Williams & Wilkins, 1988: 448–454.

[22] Jeong S, Koo S, Han S, et al. An algorithmic approach for reconstruction of burn alopecia. Ann Plast Surg, 2010, 65: 330–337.

[23] Menick FJ. Nasal reconstruction with a forehead flap. Clin Plast Surg, 2009, 36(3): 443–459.

[24] Rahpeyma A, Khajehahmadi S. FAMM flap for nasal lining in reconstruction of large full-thickness lateral nasal defects. Ann Med Surg (Lond), 2015, 4(4): 351–354.

[25] Menick FJ, Salibian A. Microvascular repair of heminasal, subtotal, and total nasal defects with a folded radial forearm flap and a full-thickness forehead flap. Plast Reconstr Surg, 2011, 127(2): 637–651.

[26] Yamada A, Imai K, Nomachi T, et al. Total reconstruction of the burned auricle. Burns, 2007, 33: 112–120.

[27] Thorne CH. Otoplasty and ear reconstruction. // Grabb and Smith's Plastic Surgery. 6th ed. Philadelphia, PA: Lippincott Williams & Wilkins, 2007: 297–312.

[28] Grishkevich VM. Burned unilateral half-cheek resurfacing techniques. J Burn Care Res, 2012, 33: e186–e194.

[29] Khalatbari B, Bakhshaeekia A. Ten-year experience in face and neck unit reconstruction using tissue epanders. Burns, 2013, 39: 522–527.

[30] Pallua N, Machens HG, Rennekampff O, et al. The fasciocutaneous supraclavicular artery island flap for releasing postburn mentosternal contractures. Plast Reconstr Surg, 1997, 99: 1878–1884; discussion 1885–1886.

[31] Pallua N, von Heimburg D. Pre-expanded ultra-thin supraclavicular flaps for (full-) face reconstruction with reduced donor-site morbidity and without the need for microsurgery. Plast Reconstr Surg, 2005, 115: 1837–1844; discussion 1845–1847.

[32] Sever C, Kulahci Y, Eren F, et al. Reconstruction of postburn cervical contractures using expanded supraclavicular artery flap. J Burn Care Res, 2013, 34: e221–e227.

[33] Cartotto R, Cicuto B, Kiwanuka H, et al. Common postburn deformities and their management. Surg Clin N Am, 2014, 94: 817–837.

[34] Achauer BM. Burn Reconstruction. New York, NY: Thieme Medical Publishers, 1991.

[35] Frame JD, Still J, Lakhel-LeCoadou A, et al. Use of dermal regeneration template in contracture release procedures: a multicenter evaluation. Plast Reconstr Surg, 2004, 113(5): 1330–1338.

[36] Hallock GG. A systematic approach to flap selection for the axillary burn contracture. J Burn Care Rehabil, 1993, 14: 343–347.

[37] Goutos I, Jennings CL, Pandya A, et al. Reconstruction of the burnt perionychium: literature review and treatment algorithm. J Burn Care Res, 2011, 32: 451–457.

[38] Donelan MB, Garcia JA. Nailfold reconstruction for correction of burn fingernail deformity. Plast Reconstr Surg, 2006, 117:2303–2308; discussion 2309.

瘢痕的手术修复

J. Regan Thomas, Katherine Hicks

摘 要

瘢痕的手术修复通常是为了将瘢痕进行融合、重塑和（或）移位。选择合适的手术器具（缝线、器械等）至关重要。具体的手术方案包括：磨削术、移位术、单次/连续Z成形术、W成形术、梭形或连续切除术以及几何折线缝合术。术后护理也很重要，需及时对出血和感染等并发症进行处理，并对明显的外观异常予以尽早纠正。

章节大纲

历史回顾

适应证与患者选择

技术介绍

一般原则
  瘢痕修复方法
  术后护理

不良反应的预防和管理

未来发展方向

参考文献

历史回顾

"Scar"这个词来源于希腊单词"eskhara"，在14世纪后期首次在英语中使用。早在19世纪早期的医学文献中，已有关于采用外科技术修复瘢痕的详细介绍。回顾Z成形术的历史，Borges和Gibson[1]认为William Horner在1837年发表的下眼睑畸形（烧伤后瘢痕挛缩所致）矫正术，是目前最早关于Z成形术的描述[2]。另一个Z成形术的先驱是Charles Pierre Denonvilliers，他最早于1854年使用该技术修复了1例面部大瘢痕导致的同侧睑外翻和口角畸形，后续又发表了若干相关论文[3]。随后，Borges在1959年介绍了用于瘢痕不规则化修复的W成形术[4]，而Webster在1977年提出的几何折线缝合术或许是效果更佳的替代方法[5]。

适应证与患者选择

躯干或四肢的瘢痕一般易于掩饰或遮蔽，但面颈部瘢痕通常会影响外观，可对患者造成极大困扰。面部瘢痕还会对患者的心理和社交产生严重影响。作为医生，我们有能力改善此类瘢痕，但应谨慎选择患者并制订合理的手术方案。

在处理伤口时，术者应最大程度考虑未来需要进行瘢痕修复的可能性。首先，应保证仅针对明显坏死的组织进行保守清创，并避免损伤正常的组织；其次，轻微的不规则轮廓设计有助于掩饰瘢痕；再次，无菌操作非常重要，创面冲洗已被证明可减少细菌计数；最后，缝合之前，应确认创面内无任何异物遗留。在某些情况下，在一期缝合时运用最佳的技术方案可避免后期再次进行瘢痕修复。彻底清洁创面后，修整创面边缘，然后分层进行缝合，以避免表皮张力过大，从而降低瘢痕增大或增生的风险。一期缝合后，应保持创面清洁，并使用抗生素软膏或封闭性敷料，以保持创面湿润。应建议患者尽量避免日晒。

对于特定的瘢痕来说，其外观是由多种因素共同决定的（表8-1）。广义而言，这些因素可分为两类，即患者相关因素和损伤或瘢痕相关因素。患者相关因素包括年龄、健康状况、肤色以及易形成异常瘢痕（如瘢痕疙瘩）的遗传因素。损伤或瘢痕相关因素包括部位、方向、大小和缺损的组织量等。可导致瘢痕显著影响外观的因素主要包括横跨皮肤张力线（图8-1）、扭曲周围解剖结构以及形成瘢痕疙瘩。通常而言，如果患者对其瘢痕外观不满意，且该瘢痕具有一个或多个上述因素，则该患者就适合进行瘢痕修复。

表8-1 影响瘢痕外观的因素

	正面因素	负面因素
瘢痕性质	窄细 平坦 与周围肤色相近 轻微不规则	宽大 隆起或凹陷 与周围皮肤色差明显 呈连续直线
瘢痕大小	小 短 组织缺失/轻微损伤	大 长 组织缺失/严重损伤
瘢痕位置	与静态皮肤张力线重合或平行 在面部美学亚单位的交界处 不引起周围组织的变形	与静态皮肤张力线垂直 跨越面部美学亚单位 引起周围组织、面部特征性结构变形，影响面部功能

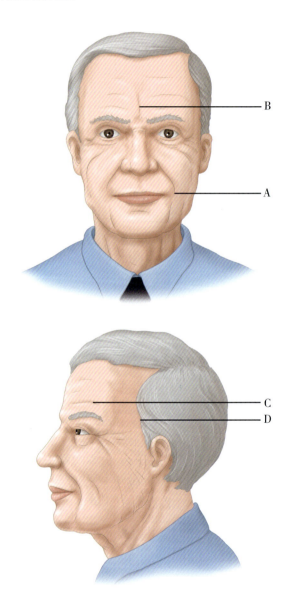

图8-1 瘢痕隐藏是通过改变瘢痕的位置，使其位于面部结构的交界处、自然轮廓线或平行于静态皮肤张力线。
注：A. 鼻唇沟；B. 眉间线；C. 额纹；D. 面耳交界线。
（经许可转载自Thomas JR. Advanced Therapy in Facial Plastic & Reconstructive Surgery. Shelton, CT: PMPH-USA, Led, 2010.）

与患者沟通时，术者需要着重强调瘢痕修复不可能完全消除瘢痕，手术目标是尽可能隐藏瘢痕，并改善瘢痕造成的功能障碍；同时需向患者强调，瘢痕的愈合需要时间，最终的效果需要数个月的时间才能确定，而不是几天或几周；还应该向患者说明，瘢痕的改善可能需要多次手术或者其他表面修复治疗。

当考虑瘢痕修复手术的最佳时机时，需要评估可能影响瘢痕恢复的不利因素，并探索相应的改善策略。对于轻微的瘢痕外形问题，通常建议患者耐心等待 6~12 个月，因为这段时间内瘢痕很可能会自然地变得更加平整。如果周围组织有明显畸形或张力扭曲，可考虑最早于初始损伤后 6~8 周进行瘢痕修复手术或皮肤磨削术，因为这个阶段的干预可利用在一期愈合过程中已被激活的生物因子，缩短整体愈合时间。

技术介绍

瘢痕修复技术可以分为手术和非手术两大类。瘢痕修复的首要步骤就是为特定的瘢痕选择最合适的修复方法，这十分关键。这需要医生对瘢痕的负性特征进行精确地评估，并根据这些特征选择最佳的治疗方案。

瘢痕的负性特征可分为以下 3 种：①过长、过宽，存在色差；②明显隆起或凹陷；③位于暴露部位。虽然多数瘢痕可同时具有多种特征，但应用这种特征分类框架对特定瘢痕进行描述可帮助医生筛选最佳的修复方案。

瘢痕修复的方法有很多，不同方法预期实现的主要目标也不尽相同。瘢痕修复的具体目标可归纳为 3 点：协调融合、外形重塑、改变位置。瘢痕协调融合旨在减少瘢痕与邻近组织之间的颜色和纹理差异。虽然有违常识，但不规则形态的瘢痕通常更易与周围皮肤协调融合。瘢痕的不规则化修复对较长的线性瘢痕尤其适用。当瘢痕因较邻近皮肤隆起或凹陷而显得较为醒目时，应采用瘢痕外形重塑。外形重塑对增生性或凹陷性瘢痕特别有效。最后，若瘢痕穿过静态皮肤张力线或牵拉面部标志性结构时，可采用改变瘢痕位置的方法。表 8-2 总结了常见修复方法对瘢痕外观的主要作用，瘢痕修复的决策方法如图 8-2 所示。

表 8-2 各种瘢痕修复方法的主要目标

修复方法	协调融合	外形重塑	改变方向或位置
皮肤磨削术	√	√	
瘢痕移位术			√
梭形切除术	√	√	
分次切除术	√	√	
Z 成形术		√	√
W 成形术	√		
几何折线缝合术	√		

一般原则

在进行面部瘢痕修复手术时，选用合适大小的器械和缝线非常重要。细齿的镊子、精细的持针器和小而锋利的剪刀是精确处理软组织所必需的。确定手术方案后，应在注射局麻药物前对局部进行标记，因为局部注射可导致组织肿胀变形。对于要求完美对齐的手术，如唇红缘整形手术，应考虑使用神经阻滞而非大面积局部浸润麻醉。术野下的广泛剥离有助于充分调动组织，同时在适宜位置进行深部固定，可明显减少创面张力，从而降低瘢痕扩张或增生的风险。真皮层减张缝合也有助于实现表皮层外翻对合。

对于大多数面部瘢痕修复手术，笔者倾向于使用精细的（5-0 或 6-0）单丝、无组织反应缝线。缝针大小应适当，避免过度切割组织。通常，简单的间断缝合是足够的，但有时为更好地外翻和减张，可应用水平或垂直褥式缝合。本章节介绍的所有手术方法均应采用最佳的外科技术，包括精细的组织处理和适当的缝合方法。

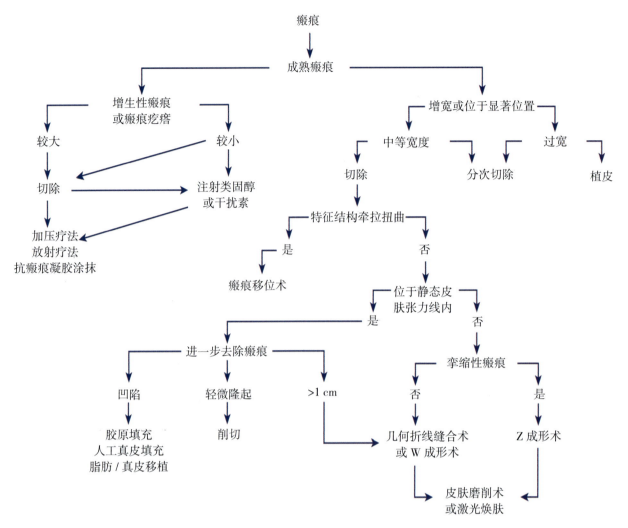

图 8-2 瘢痕修复决策树（经许可转载自 Thomas JR. Advanced Therapy in Facial Plastic & Reconstructive Surgery. Shelton, CT: PMPH-USA, Led, 2010.）

瘢痕修复方法

皮肤磨削术

皮肤磨削术可单独用于改善瘢痕外观，也可在其他瘢痕修复术后（通常 6~8 周）进行辅助治疗，以获得最理想的美容效果。通常而言，当瘢痕微隆起于周围皮肤，或其纹理与周围皮肤不匹配时，皮肤磨削术是最佳选择。肤色较浅的患者在皮肤磨削术后出现皮肤色差和增生性瘢痕的可能性较小，临床效果会更加理想。在口周区域进行皮肤磨削时，对于既往有疱疹病史的患者，应给予抗病毒药物预防单纯疱疹病毒。皮肤磨削术前，应与患者充分沟通相关风险，尤其是术后色素沉着和色素减退的风险。

皮肤磨削术可通过钢丝刷/球或金刚石磨头进行操作，笔者更倾向于使用后者，因为后者更易于控制，可避免磨削过深。该磨头与一个电动手柄相连，在操作过程中可根据瘢痕的位置和方向随时调整旋转方向和速度。注意在磨削开始前，应彻底清洁皮肤并进行局部浸润麻醉。

磨削过程中，应将瘢痕及周围的皮肤拉紧，以提供一个坚实、稳定的磨削面。注意将纱布和其他物品远离磨头。磨头旋转的方向应以将临近组织"推离"磨头的方向为宜。例如，口周皮肤磨削时，应利用磨头旋转的力将嘴唇向远处推移，避免对嘴唇造成损伤。在磨头与皮肤接触的部位，应以垂直于磨头二维运动的方向，并与瘢痕方向成大约45°角（图8-3），平滑、均匀地移动磨头进行磨削。皮肤磨削的深度为表皮和部分真皮乳头层被磨除，大多数情况下表现为出现针尖样点状渗血。磨削深度达到真皮网状层会增加瘢痕形成的风险。皮肤磨削术后，整个创面重新上皮化，瘢痕和正常组织交界处更加平整光滑，局部修复效果进一步改善。

瘢痕移位术

瘢痕移位术是指将瘢痕移位至一个不太明显的位置。当瘢痕的位置不在静态皮肤张力线（Relaxed Skin Tension Line, RSTL）或面部美学亚单位的交界处时，通常可选择这种方法进行修复。瘢痕移位术首先进行原位瘢痕切除，然后松解并移动组织，在RSTL或美学亚单位交界处进行缝合与掩饰。图8-4显示了该技术

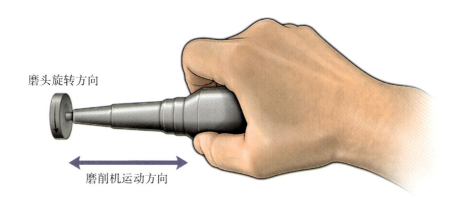

图8-3　磨削机运动方向应垂直于磨头旋转方向（经许可转载自Thomas JR. Advanced Therapy in Facial Plastic & Reconstructive Surgery. Shelton, CT: PMPH–USA, Led, 2010.）

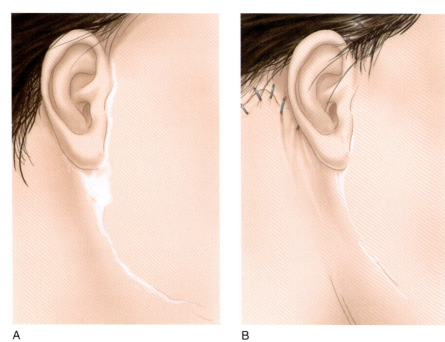

图8-4　（A）右侧面部瘢痕较宽且位置不佳；（B）经瘢痕移位术后瘢痕被隐藏于皮肤交界区（经许可转载自Papel ID. Facial Plastic and Reconstructive Surgery, 2nd ed. New York, NY: Thieme, 2002.）

的一个应用,患者面部除皱术后形成的显著瘢痕被转移至自然的皮肤皱褶处。该技术还可用于前额及颞部,将瘢痕线隐藏至发际线内。在发际线内切开皮肤时,注意刀片角度应与毛根生长方向平行,避免破坏毛囊导致局部脱发。

梭形切除术

在某些病例中,瘢痕的方向尚可,但宽度过宽,存在明显色差或外观明显异常,此时明智的选择是切除瘢痕,并以一种能产生狭窄、平坦瘢痕的方式闭合。设计切除范围时,末端夹角应≤30°,避免缝合后形成猫耳畸形(图8-5)。如果切除的组织长度较长大,可在一端或两端采用M成形术来缩短切除的总长度。

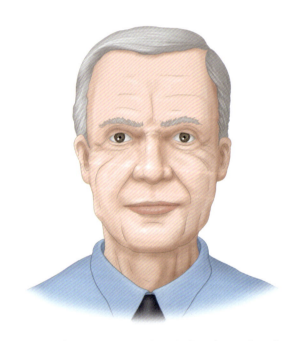

图 8-5 在静态皮肤张力线或美学亚单位边缘处实施梭形切除术,效果较为理想(经许可转载自 Papel ID. Facial Plastic and Reconstructive Surgery, 2nd ed. New York, NY: Thieme, 2002.)

分次切除术

分次切除术的原理是基于生物和机械蠕变,皮肤会随着时间的推移而不断拉伸。对于烧伤瘢痕或早期植皮形成的较大面积瘢痕,难以一次性切除缝合,可选择分次切除的方法。首次切除时,将一侧切口线设计在瘢痕边缘,另一侧切口线置于瘢痕床内,将瘢痕组织部分切除;然后,正常皮肤被充分游离后向前推进并缝合,可显著缩小原瘢痕的面积。

该方法可多次重复应用,每次切除的间隔为 8~12 周。最后一次切除时,残余的瘢痕组织可被完全切除,并根据瘢痕的位置和走向,在正常皮肤的边缘处,以 W 成形术或几何折线缝合术等方法设计切口线。

Z 成形术

Z 成形术是一种通用的技术,它通过两个相同的三角形皮瓣转位实现瘢痕的不规则化、移位和延长。通过调整三角皮瓣的角度,瘢痕的旋转角度和延长幅度具有良好的一致性和可预测性(表8-3)。通过画一条穿过两条侧臂端点的直线,可以估计前中央臂的位置和方向。Z 成形术的重要目标是延长瘢痕区域,通常用于治疗蹼状瘢痕或挛缩性瘢痕。在设计切口时,需对瘢痕的延长方向进行充分考量,应避免跨越面部美容亚单元或靠近重要的面部标志。例如,在应用该技术改善前额的纵行瘢痕时,皮瓣设计必须避免牵拉眉毛,以防造成双眉不对称。

表 8-3 Z 成形术的设计:瘢痕旋转和延长

Z 字的臂角	瘢痕旋转	瘢痕延长
30°	45°	25%
45°	60°	50%
60°	90°	75%

手术方法:先围绕现有瘢痕设计狭窄的梭形切除范围作为 Z 字的中央臂。然后,从中央臂两端出发,设计两个外周侧臂。两个侧臂的长度应与中央臂相当,臂角(侧臂与中央臂的夹角)由手术者根据期望的旋转角度和延长幅度决定。为了达到最佳的美容效果,建议各臂长小于 1 cm。沿设计线切开各臂,将中央处瘢痕狭窄切除,于皮下组织层掀起三角皮瓣,充分游离周围组织,将两个三角皮瓣移至新的位置(图8-6),并分层缝合。

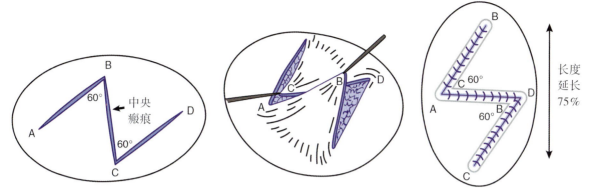

图 8-6 Z 成形术采用"Z"形切口,以原瘢痕为主的中央臂和两个外周臂形成两个等三角皮瓣,皮瓣转位后可实现原瘢痕的延长和旋转,臂角决定瘢痕的延长幅度(30°延长 25%,45°延长 50%,60°延长 75%)(经许可转载自 Thomas JR. Advanced Therapy in Facial Plastic & Reconstructive Surgery. Shelton, CT: PMPH–USA, Led, 2010.)

连续 Z 成形术

与前一节所述的原理相同,对某些特定的瘢痕可行连续 Z 成形术。该方法可实现瘢痕的不规则化和张力角度调整,并避免外周旋转臂过长的情况。连续 Z 成形术的设计包括两部分(图 8-7):①切除中心瘢痕形成"Z"字中央臂;②沿着中央臂设计多个较小的"Z"字形皮瓣。该技术对线状挛缩性瘢痕非常有效,可实现瘢痕不规则改形,并通过张力再分布减轻瘢痕挛缩(图 8-8)。此外,该技术也常用于处理内眦处的蹼状瘢痕。

连续 Z 成形术的另一个应用是"天窗畸形",(译者注:常见于半圆形或弧线形的皮瓣,可能由外伤或设计形成,可呈天窗样开合运动;愈合后,切口线状瘢痕挛缩凹陷,皮瓣松弛臃肿,侧面观察,形似开启的天窗)。在这种畸形中,皮瓣出现水肿,并被挛缩的切口瘢痕"困住",从而与邻近组织之间形成明显的台阶。治疗方法包括病灶内类固醇注射、压力敷料或瘢痕修复术。瘢痕修复术是最彻底的修复方法,可对皮瓣进行充分松解,并通过连续 Z 成形术减少皮瓣周围瘢痕挛缩(图 8-9)。

W 成形术

W 成形术的主要目的是实现瘢痕的不规则化改形,即首先切除瘢痕,然后将两侧直线的边缘转化为不规则的"W"形图案。W 成形术的设计是在现有瘢痕的两侧分别标记出相同

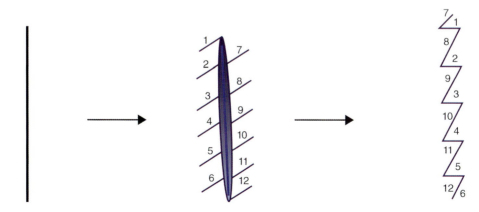

图 8-7 连续 Z 成形术是由沿着瘢痕线设计的一系列小 Z 成形术组成(经许可转载自 Thomas JR. Advanced Therapy in Facial Plastic & Reconstructive Surgery. Shelton, CT: PMPH–USA, Led, 2010.)

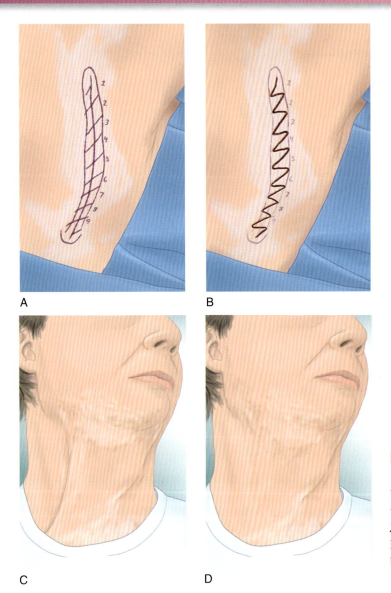

图8-8 (A)连续Z成形术的设计;(B)连续Z成形术移位缝合后;(C)术前颈部瘢痕紧绷的外观;(D)连续Z成形术后局部外观(经许可转载自Thomas JR. Advanced Therapy in Facial Plastic & Reconstructive Surgery. Shelton, CT: PMPH–USA, Led, 2010.)

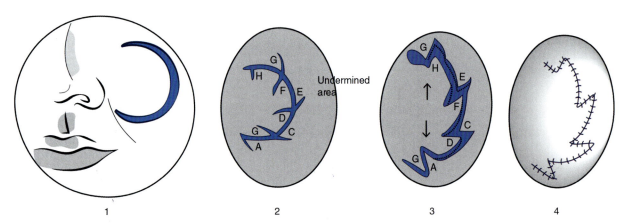

图8-9 连续Z成形术可用于修复圆型或半圆形的"天窗畸形":将原瘢痕切除后,充分松解两侧组织,并沿弧形切口线设计多个"Z"字形(经许可转载自Thomas JR. Advanced Therapy in Facial Plastic & Reconstructive Surgery. Shelton, CT: PMPH–USA, Led, 2010.)

的、连续的、平行的三角形臂，并在瘢痕两端相连接（图8-10）。每个臂的理想长度为5~7 mm。太短的臂长（< 4 mm）或过小的臂角设计可能造成组织损伤，甚至坏死。过长的臂长（> 7 mm）在视觉上通常更加醒目，难以实现掩饰瘢痕的目的。理想情况下，W成形术的所有切口线都应位于静态皮肤张力线内。首先沿设计线切开，切除原始瘢痕，以形成不规则边缘的创面；然后充分游离周围组织，向内推进，并分层缝合切口。

W成形术的最后是将各个三角皮瓣齿状插入，而不是像Z成形术那样交叉移位，因此没有延长瘢痕的效果。所以，W成形术非常适合用于处理中等长度的、没有明显张力或挛缩的线性瘢痕。多次皮肤磨削术可使瘢痕与周围组织之间的过渡更加平滑，从而优化W成形术的协调融合效果。

几何折线缝合术

几何折线缝合术（Geometric Broken Line Closure, GBLC）的原理和适应证与W成形术非常类似。与W成形术相对规则的不规则改形相比，GBLC的不规则改形没那么明显。因此，GBLC更适合于处理长瘢痕，尤其是跨越面部美学亚单位或难以设计在静态皮肤张力线内的瘢痕。

设计方法：在现有瘢痕的两侧画上各种相同的三角形、矩形、梯形或半圆形，彼此平行，并在瘢痕两端相连接（图8-11）。与W成形术相似，每个臂的理想长度为5~7 mm。沿设计

W成形术

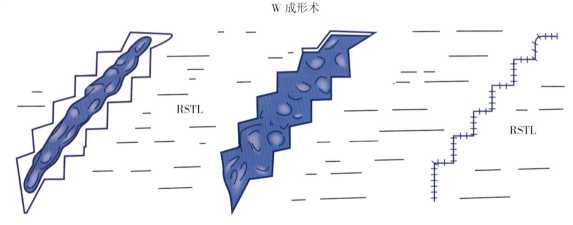

图8-10　W成形术："W"设计线应尽可能平行于静态皮肤张力线（RSTL），以实现瘢痕隐藏效果（经许可转载自 Thomas JR. Advanced Therapy in Facial Plastic & Reconstructive Surgery. Shelton, CT: PMPH–USA, Led, 2010.）

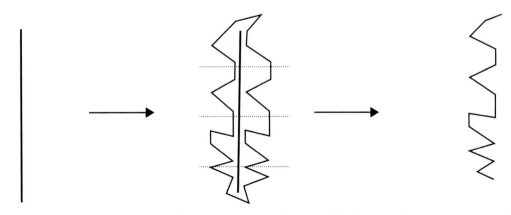

图8-11　几何折线缝合术：两侧随机设计的几何图形可形成不规则瘢痕线，且大多平行于RSTL（经许可转载自 Papel ID. Facial Plastic and Reconstructive Surgery, 2nd ed. New York, NY: Thieme, 2002.）

线切开，可完整切除原始瘢痕，并实现切缘的不规则化改形。然后充分游离两侧皮肤组织，向内推进，并分层缝合。后期联合皮肤磨削术可进一步优化该技术的协调融合效果。

术后护理

行皮肤磨削术或瘢痕修复术后，需妥善护理创面和切口。应保持创面清洁，术后第一周每天涂抹 2~3 次抗生素软膏。通常情况下，软膏涂抹可作为半封闭敷料，必要时也可应用轻加压敷料。术后 1 周左右拆线。应向所有患者强调术后防晒的重要性。如果患者有瘢痕疙瘩病史，应在术后早期密切观察随访，若有增生迹象，及时向瘢痕内注射类固醇药物。

不良反应的预防和管理

术前全面评估瘢痕、选择最佳修复方案、术中精细操作是预防不良结局的最有效措施。严谨周密的术前决策和认真细致的手术设计十分重要。如果操作得当，发生相关不良事件的风险非常低。

最常见的手术相关不良事件为出血和感染。理想情况下，患者在术前和术后 1 周内应停用任何抗凝药物。然而，这通常无法实现，也非必要条件，特别是对于小范围的瘢痕修复。应与开具这些药物的医生沟通，综合判断何时以及是否停用这些药物。术中在缝合创面前应注意止血，术后早期可轻加压包扎，术后次日可解除包扎。围手术期抗感染治疗主要针对皮肤及浅表软组织感染的细菌，通常应用至术后 5 d。

难以接受的外观、创面开裂、明显的色素沉着或减退均不常见，但一旦发生则后果严重。术前充分的评估和计划能避免大多数此类不良事件。然而，此类不良事件无法完全避免。术后切口如有轻微外形异常，可以密切观察随访；如果是明显的外观异常或大范围的色素改变，应尽早进行干预和处理。外观异常可通过前述的瘢痕修复方法进行处理，明显的色素异常可采用激光疗法改善。

未来发展方向

对于瘢痕修复，医生有一整套手术或非手术方法可供选择[6-10]。总的来说，修复瘢痕的关键在于准确地评估瘢痕的不良特征，并据此制订出切实可行的修复计划。与患者进行充分的术前和术后沟通同样至关重要。谨慎地实施所制订的修复方案，并对术后创面进行适当地护理也是不可或缺的。对于复杂的面部瘢痕病例，整形外科、眼科和皮肤科医生联合会诊，共同探讨修复策略，往往能给患者带来更多获益。

（赵　冉译）

参考文献

[1] Borges A, Gibson D. The original Z-plasty. Br J Plast Surg, 1973, 26: 237–246.

[2] Horner W. Clinical report on the surgical department of the Philadelphia Hospital, Blockley for the months of May, June and July 1837. Am J Med Sci, 1837, 21: 105–106.

[3] Denonvilliers C. Presentation de malades. Bull la Soc Chir Paris, 1854, 4: 35–118.

[4] Borges A. Improvement on antitension line scar by the "W-plastic" operation. Br J Plast Surg, 1959, 12: 12–29.

[5] Webster R, Davidson T, Smith R. Broken line scar revision. Clin Plast Surg, 1977, 4: 263–274.

[6] Garg S, Dahiya N, Gupta S. Surgical scar revision: an overview. J Cutan Aesthet Surg, 2014, 7(1): 3–13.

[7] Thomas JR, Somenek M. Scar revision review. Arch Facial Plast Surg, 2012, 14(3): 162–174.

[8] Ardeshirpour F, Shaye D, Hilger P. Improving posttraumatic facial scars. Otolaryngol Clin North Am, 2013, 46(5): 867–881.

[9] Kokoska M, Thomas JR. Scar revision. In Papel ID. Facial Plastic and Reconstructive Surgery. New York: Thieme, 2002: 55–60.

[10] Thomas JR. Scar revision and camouflage surgery. In Advanced Therapy in Facial Plastic & Reconstructive Surgery. Shelton, CT: People's Medical Publishing House, 2010: 687–694.

皮肤磨削术

Eric W. Cerrati, J. Regan Thomas

章节大纲

历史回顾

适应证与患者选择

技术介绍
    设备
    手术过程
    术后护理

并发症的预防和管理

循证评价

未来发展方向

参考文献

摘　要

皮肤组织再上皮化（焕肤）是实现面部年轻化和瘢痕修复的有效方法。它既可以单独应用，也可以在其他治疗完成后作为辅助手段使用。有若干种方法可以实现皮肤组织再上皮化，包括化学焕肤、皮肤磨削术以及激光焕肤。皮肤磨削术是最古老、最成熟的方法。与其他手术一样，皮肤磨削术要求术者清楚其应用范围和局限性，需要熟练操作和经验积累。虽然所有的皮肤组织再上皮化技术均有一定的风险和并发症，但术者对该技术的充分理解可将相关风险降至最低。与其他方法相比，皮肤磨削术的学习曲线较短、治疗效果确切、设备投资和维护成本较低、门诊配置门槛低。本章节将对皮肤磨削术的历史、手术过程、围手术期护理、并发症预防及处理以及相关支持性研究进行系统介绍。

历史回顾

机械性皮肤表面处理技术也叫皮肤磨削术，已经存在了数千年。这种微创方法可使瘢痕表面的微小不规则结构变平滑。大约在公元前 1500 年，埃及人首先描述了用砂纸磨平瘢痕的方法。直到 1905 年，德国皮肤科医生 Kromayer 才发明了现代化的电动磨削术。他应用快速旋转的磨头磨除不同深度的皮肤组织，并明确磨削至网状真皮层可实现无瘢痕愈合。之后，多项研究扩展了我们对于该技术在创面愈合、瘢痕形成及微观效果的认识。1994 年，《皮肤磨削术护理指南》出版，它对手术时机、术前及术后护理要点进行了阐述。同年，一项研究对比了手动和电动磨削术的的临床效果，结果表明二者疗效相当[1]。近年来，研究人员对皮肤磨削术进行了更广泛的研究，并将其与激光焕肤进行了比较，结果表明皮肤磨削术具有更低的治疗成本和更高的安全性，并可在任何门诊进行配置[2-3]。此外应注意，一种新出现的微磨皮术，是由非医疗人员操作的以去角质为目的美容技术，不可与本章讨论的皮肤磨削术相混淆。

适应证与患者选择

针对需要修复的瘢痕，需要强调的是，医生和患者都必须明白瘢痕是不可能被消除的，因为所有的切口和创面都会导致瘢痕形成。然而，有多种手术或非手术的方法可以改善瘢痕的外观。理想的瘢痕外形狭窄、平坦，与周围皮肤等高，颜色和质地与周围皮肤匹配，且位于相对隐蔽的位置，非专业人员不易察觉[2-7]。

通常来说，组织修复后至少6~8周方可考虑进行瘢痕修复术或其它替代疗法，此时创面恢复的拉伸强度才能承受进一步的治疗[5,6,8-10]。具体而言，包括皮肤磨削术在内的非手术治疗措施可于瘢痕早期实施，而手术操作则建议在3~6个月后再进行[2-3]。

皮肤磨削术的目的是改善瘢痕和其他皮肤问题的外观。适应证包括切口或撕裂伤愈合后的表面不平整、胎记、细微皱纹、晒伤、皮肤移植、痤疮瘢痕和妊娠纹等[10,11]。皮肤磨削术不能纠正或改变瘢痕的宽度，但在改善瘢痕表面平整度、模糊瘢痕与周围组织的边界方面非常有效，从而显著掩饰瘢痕。对于手术瘢痕，在一期手术时就应当注意以下操作，如轻柔操作、无菌技术、锐性解剖、精确止血、封闭无效腔、避免张力、切口位置及皮瓣设计等[3]。然而，对于创伤性损伤，上述很多因素无法完全兼顾。

除了完整的病史，医生应着重询问患者的用药情况。理想情况下，术前2周应停用抗凝药物。异维A酸应在术前6~12个月停用，以免诱发增生性瘢痕和瘢痕疙瘩[10]。此外，若患者有单纯疱疹病毒（HSV）发作史，应给予抗病毒药物进行预防。也有一些外科医生主张给所有面部磨削术患者使用抗病毒药物，无需考虑是否存在HSV病史。皮肤磨削术前不需要常规局部用药，但曾有研究报道了术前应用两种预防色素沉着的药物：对苯二酚（氢醌）和维A酸。对苯二酚通过抑制黑素细胞将酪氨酸转化为二羟基苯丙氨酸（DOPA），可导致可逆性皮肤美白。常规剂量是4%浓度的外用乳霜或凝胶，每天2次。维A酸是一种维生素A衍生物，已被证明在磨削术前2周每日使用可加速表皮再生[10]。

技术介绍

设 备

皮肤磨削术可通过手动或电动方式进行。本章两位作者都更倾向于电动操作，因为它更简单、更易于控制、更安全。对于手动皮肤磨削术，许多外科医生使用不同粒度的消毒砂纸进行操作。本章节讨论的皮肤磨削术与手动技术相同。

对于电动磨削术，有多种品牌的设备可供选择。磨削机由电源、手柄和连接线组成。手柄旋转由气动或电动马达提供动力，实现10 000~50 000 r/min的旋转。磨削装置可以用脚控制方向和速度，这对操作者是很有帮助的。典型的面部瘢痕，可选用不同颗粒度的金刚石磨头。应避免在面部使用钢丝刷头，以免造成真皮损伤（图9-1）。

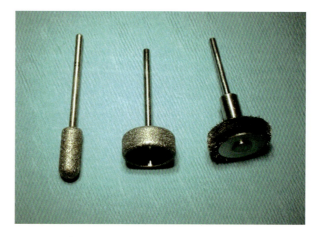

图9-1 有多种形状和粗糙度的金刚石磨头可选，应避免使用钢丝刷处理面部瘢痕

手术过程

皮肤磨削术可在操作室和手术室进行。因为磨削产生的组织和血液成分可形成气溶胶扩

散,所有相关人员应佩戴全方位保护措施,包括防护服、手套、眼罩和外科口罩。在准备阶段,应对术区进行浸润麻醉,通常是局部注射1%利多卡因和1∶100 000肾上腺素。如果磨削面积较大,可采用神经阻滞麻醉。局部浸润麻醉时应特别注意,因为重要的体表标志可能发生了移位或扭曲。然后进行皮肤消毒,并对术区范围进行标记。如果磨削面积较大,可将术区分为几个部分依次操作,确保磨削均匀。

磨削手柄应"握笔式"持握,便于控制,也可以用4根手指围绕手柄,拇指朝向颈部。一旦与皮肤接触,磨头尖端应以垂直于旋转平面的方向单向移动进行磨削。Bradley和Park主张,磨削的首条磨痕应与瘢痕轴线成45°角,而后续磨痕应与首条磨痕垂直(图9-2A)[10]。术区应磨削至弥漫性点状出血。由于表皮结构缺乏血管系统,磨削表皮时不会出血;点状出血表明磨削深度位于真皮乳头层。真皮网状层呈黄褐色,由可见的胶原纤维束以及皮肤附件结构(汗腺、毛囊、皮脂腺等)组成,这些都是再上皮化所必需的。如果这些深层结构受损,很可能会形成瘢痕。在手术过程中,磨头必须保持持续运动,并温和地施加压力。施加的压力大小和选定的磨头转速是决定最终磨削效果的两个关键因素。

为了操作安全和防止变形,应将旋转的磨头向那些重要的可活动结构(眼睑、嘴唇、鼻翼等)推进。助手对周围组织进行反向牵拉以实现更均匀的磨削。注意,因具有较高的并发症风险,不建议应用磨削术处理眼睑皮肤(图9-2B)。在瘢痕周围区域,应进行羽毛形状磨削或磨削深度逐渐变浅,以更好地掩饰瘢痕。为了尽量减少术区表面的出血和组织碎片干扰,从重力依赖区向头部或中线方向操作可减少出血,而调整磨头的方向可以避免组织碎片干扰。

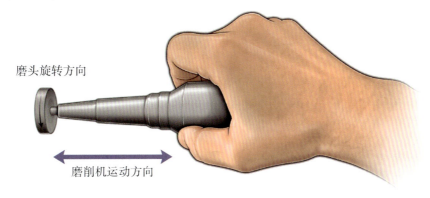

A

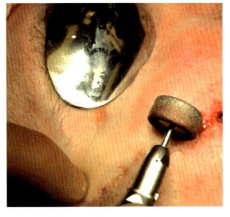

B

图9-2 (A)磨削机;(B)磨头磨削的方向应与瘢痕线呈45°角

术后护理

应用抗生素软膏及封闭性敷料覆盖术区 24 h，然后去除敷料，但需要在术区涂抹药膏至少 1 周。皮肤再上皮化通常在术后 7 d 完成。术后局部出现红斑是正常现象，可能会持续数周。应避免日晒或频繁应用防晒霜（图 9-3）。磨削后创面将经历典型的愈合三阶段：炎症期、增殖期和重塑期，并在术后 1 年左右形成最终的稳定外观。

并发症的预防和管理

尽管皮肤磨削术通常被认为具有很高的安全性，但仍可能发生瘢痕形成和色素沉着等并发症。幸运的是，这些并发症通常可通过良好的技术和详细的病史询问得以避免。瘢痕增生的风险会随着磨削的深度而增加。位于真皮网状层的皮肤附件结构是再上皮化所必需的，因此磨削操作应避免损伤这些结构。理想的磨削深度是真皮乳头层和网状层交界处，表现为弥漫性点状出血[3]。应注意磨削深度应"就浅不就深"。注意询问患者既往增生性瘢痕和瘢痕疙瘩病史，以避免并发症风险。异维 A 酸对皮脂腺有抑制作用，可诱发增生性瘢痕和瘢痕疙瘩的形成，所以有研究者主张，异维 A 酸至少应停止使用 6~12 个月后才能进行皮肤磨削术[10]。

色素沉着的风险可根据患者的自然肤色来评估。深色皮肤类型发生色素沉着的概率更高。色素沉着通常会在 3~6 个月内消失，服用雌激素或日晒会加重色素沉着，可应用对苯二酚和维 A 酸治疗。色素减退通常在 6~10 周内消退，不需要特殊治疗[10]。

其他并发症包括出血、粟粒疹和感染（金黄色葡萄球菌、念珠菌和单纯疱疹病毒等）。出血的风险是最小的，因为治疗区域只涉及位于真皮乳头层的毛细血管。大面积磨削时，可用盐水稀释肾上腺素后浸湿纱布，湿敷创面进行止血。只有在极端情况下才需要其他止血方法。

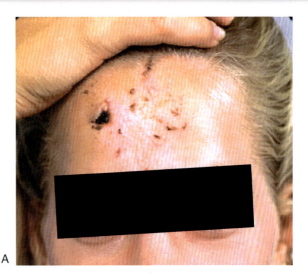
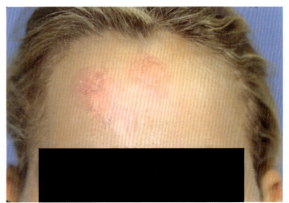
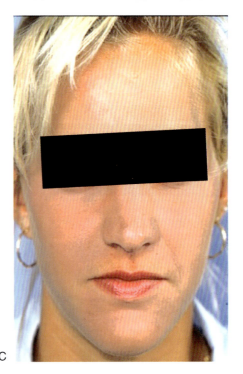

图 9-3 （A）额部撕裂伤磨削前及附着的"沥青样"异物；（B）皮肤磨削术后 2 周；（C）磨削术后 2 个月

粟粒疹是包裹角质蛋白的小囊肿，常出现于表皮下，用尖刀片或针头刺破囊肿释放即可。

妥善的创面护理可显著降低术后感染的风险，无需常规口服抗生素。术后 24 h 拆除封闭性敷料后，可轻轻清洗伤口，每天重新涂抹两次抗生素软膏，持续 7 d。对于抗生素软膏过敏者，石油基质的软膏可为创面提供湿润的环境并避免干燥。葡萄球菌感染最常在术后 48~72 h 内出现，可导致局部水肿、蜂蜜状痂皮形成和发热。念珠菌感染常发生在术后 5~7 d，表现为愈合延迟、局部水肿和渗液。多达 10% 的患者会出现湿疹和皮炎，可局部或全身应用类固醇治疗。对于有 HSV 病史和需要大面积磨削的患者，特别是在口周区域，建议给予预防性抗病毒治疗，可于术前 1 d 给予伐昔洛韦，并持续口服至再上皮化完成。

循证评价

针对皮肤磨削术后创面愈合及瘢痕形成的研究非常多。这些研究表明，再上皮化过程是上皮细胞从创面边缘及皮肤附件结构（包括汗腺、毛囊和皮脂腺）向内迁移的结果。附件内的基底干细胞会分化为上皮细胞并迁移，所以磨削深度必须控制在真皮网状层浅层，否则上皮化过程就会受到影响而形成瘢痕[5,6,8-10]。

在瘢痕成熟阶段，Ⅲ 型胶原被 Ⅰ 型胶原取代，胶原纤维重新定向排列并平行于瘢痕方向，瘢痕内新血管化过程消退[8,9]。Yarborough 于 1988 年提出，皮肤磨削术可使胶原纤维重新定向，并平行于创面张力线，这可能是磨削术后瘢痕轮廓更平滑的原因[13]。Harmon 团队对皮肤恶性肿瘤切除后行一期缝合并联合皮肤磨削后的瘢痕情况进行了超微结构评估。连续 6 周的组织活检显示，磨削术后的组织标本中胶原纤维排列整齐，定向平行于皮肤表面，而对照组标本的胶原纤维排列稀疏且不太整齐[14]。

在评估新的焕肤技术时，皮肤磨削术往往是对照比较的金标准。1998 年，Nehal 等[15]比较了脉冲 CO_2 激光和皮肤磨削术在瘢痕修复中的应用。虽然该研究仅纳入 4 例患者，但统计时减少了混杂因素，结果表明两种治疗方式的愈合时间和治疗后红斑发生情况无明显差异，但激光治疗在避免出血方面有优势。

2004 年，点阵式光热分解的概念被提出，它是指对整体表面的一部分进行光热处理，并保留间隔区域的方法。由于热损伤组织周围保留有活组织，再上皮化速率明显提高，可在显著降低色素沉着和皮肤红斑发生风险的情况下，对瘢痕进行更深层的治疗[16]。2012 年 Jared 等[17]对点阵 CO_2 激光和皮肤磨削术进行了对比研究，结果表明该新技术与面部皮肤磨削术的美容效果类似，但术后 1 周内的临床恢复更快。

未来发展方向

尽管激光技术发展迅速，皮肤磨削术仍然是皮肤组织再上皮化技术的金标准。自 20 世纪 50 年代以来，除了从手动到电动的转变外，皮肤磨削术的流程几乎没有变化。对于未来的发展，理想的治疗方法应是效果可靠、技术简单、由浅至深、可避免不良事件且操作者不用接触血液。市场上每种新型的激光设备均宣称能够满足这些要求，却无法保证能够完全实现。因此，皮肤磨削术因其低廉的成本和易于操作的优势仍在广泛应用。

由于皮肤磨削术已存在了数千年，研究和应用非常充分。因此，在新的焕肤方法被开发出来前，它仍是皮肤再上皮化的金标准。目前可替代的方法包括剥脱性激光、非剥脱性激光和化学焕肤。发展前景主要依赖于新型激光器的出现。这些新型激光疗法将继续与皮肤磨削术进行比较，以确定哪一种方法效果更好。如前所述，点阵 CO_2 激光已经在焕肤领域有了一席之地。随着技术的进步，激光疗法有望满足我们的要求。成本效益分析仍将是外科医生必须考虑的问题，除非激光器的应用更广泛、成本更低廉，否则皮肤磨削术仍是难以替代的。

（赵　冉　译）

参考文献

[1] Lawrence N, Mandy S, Yarborough J, et al. History of dermabrasion. Dermatol Surg, 2000, 26(2): 95–101.

[2] Thomas JR, Prendiville S. Update in scar revision. Facial Plast Surg Clin North Am, 2002, 10(1): 103–111.

[3] Cerrati EW, Thomas JR. Scar revision and recontouring post-Mohs surgery. Facial Plast Surg Clin North Am, 2017, 25(3): 463–471.

[4] Thomas JR, Ehler TK. Scar revision. //Facial Plastic and Reconstructive Surgery. St. Louis, MO: Mosby, 1992: 45–55.

[5] Thomas JR, Hochman M. Scar camouflage.// Head & Neck Surgery-Otolaryngology. 2nd ed. Philadelphia, PA: Lippincott-Raven, 1998: 2026–2033.

[6] Thomas JR, Holt GR, eds. Facial Scars: Incision, Revision, and Camouflage. St. Louis, MO: Mosby, 1989.

[7] Kaplan B, Potter T, Moy RL. Scar revision. Dermatol Surg, 1997, 23(6): 435–442.

[8] Howes EL, Sooy JW, Harvey SC. The healing of wounds as determined by their tensile strength. JAMA, 1929, 92: 42.

[9] Goslen JB. Wound healing for the dermatologic surgeon. J Dermatol Surg Oncol, 1988, 14(9): 959–973.

[10] Surowitz JB, Shockley WW. Enhancement of facial scars with dermabrasion. Facial Plast Surg Clin North Am, 2011, 19(3): 517–525.

[11] Katz BE, Oca AG. A controlled study of the effectiveness of spot dermabrasion (scarabrasion) on the appearance of surgical scars. J Am Acad Dermatol, 1991, 24(3): 462–466.

[12] Spencer M. Topical use of hydroquinone for depigmentation. JAMA, 1965, 194(9): 962–964.

[13] Yarborough JM Jr. Ablation of facial scars by programmed dermabrasion. J Dermatol Surg Oncol, 1988, 14(3): 292–294.

[14] Harmon CB, Zelickson BD, Roenigk RK, et al. Dermabrasive scar revision: Immunohistochemical and ultrastructural evaluation. Dermatol Surg, 1995, 21(6): 503–508.

[15] Nehal KS, Levine VJ, Ross B, et al. Comparison of high-energy pulsed carbon dioxide laser resurfacing and dermabrasion in the revision of surgical scars. Dermatol Surg, 1998, 24(6): 647–650.

[16] Manstein D, Herron GS, Sink RK, et al. Fractional photothermolysis: A new concept for cutaneous remodeling using microscopic patterns of thermal injury. Lasers Surg Med, 2004, 34(5): 426–438.

[17] Jared CJ, Elm C, Endrizzi BT, et al. A randomized controlled trial of fractional laser therapy and dermabrasion for scar resurfacing. Dermatol Surg, 2012, 38(4):595–602.

点阵激光治疗烧伤与创伤性瘢痕

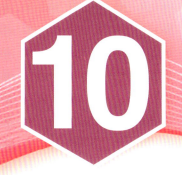

Shilpi Khetarpal, Elizabeth Jones, Kenneth A. Arndt,
Jeffrey S. Dover, Nazanin Saedi

摘 要

点阵激光通过在皮肤治疗区产生微小热损伤区治疗瘢痕，并在每个微热治疗区周围都保留部分正常组织。相较于传统的全磨削方式，其具有不良反应少、修复快等优点。非剥脱性点阵激光具有修复快、镇痛需求少的特点，是治疗萎缩性和陈旧性瘢痕的首选。剥脱性点阵激光可使治疗区皮肤完全汽化，更适合于改善增生性瘢痕及挛缩性瘢痕。点阵激光治疗后的不良反应通常较轻，包括红斑和水肿，均可自行缓解。在特定的病例中，可预防性地使用抗生素或抗病毒药物。此外，使用相对保守的参数可进一步降低炎症后色素沉着或继发瘢痕的风险，虽然这两种情况较少发生。

章节大纲
引 言
点阵激光治疗瘢痕的基本原理
适应证与患者选择
技术介绍
　手术方案
　不良反应的预防和管理
循证评价
未来发展方向
参考文献

引 言

正常的创面愈合过程被破坏会导致增生性和挛缩性瘢痕。在临床上，这些瘢痕会对患者的身体和情绪造成负面影响。其中，烧伤瘢痕尤其具有挑战性，因其组织损伤可向周围延伸，也可能深达皮肤深层[1]。在美国，每年大约有65万例烧伤患者需要接受治疗[2]。截至目前，美国约有2200万人因皮肤烧伤而致残[3]。

目前，有许多不同作用机制的治疗方案用于改善成熟瘢痕的整体外观和功能，如局部注射5-氟尿嘧啶或皮质类固醇、压力疗法、磨削术、化学焕肤、硅凝胶、放射疗法、激光疗法、手术和干扰素等[1]。近年来，激光治疗已被证实可有效改善创伤和烧伤瘢痕的功能和外观，包括脉冲染料激光（Pulsed Dye Laser, PDL）和剥脱性点阵激光[如铒：钇铝石榴石（Er: YAG）和 CO_2 激光]，后者具有改善瘢痕血供、色素沉着和厚度的作用[4]。此外，剥脱性点阵激光可用于治疗萎缩性瘢痕，也可通过减轻皮肤张力改善局部功能[3]。这些均有利于改善瘢痕的不适症状和外观。

点阵激光治疗瘢痕的基本原理

激光修复瘢痕的原理是通过控制局部热损伤来诱导特定区域的瘢痕愈合和重塑。点阵激光的概念由来已久，但在过去的十年里才被正式确定[3]，并彻底改变了烧伤瘢痕的治疗方式[4]。治疗中，点阵激光在表皮和真皮层产生矩阵样排列的非选择性微热损伤区（Microthermal Treatment Zone, MTZ）[2]（图10-1），利用红外线波长的水吸收作用引起组织凝固，在最大限度地减少组织损伤的同时增加了穿透深度[5]。较深的组织穿透会诱导组织凝固和重塑，促进胶原蛋白产生。组织学研究证实，在治疗后6个月仍能观察到组织重塑现象，提示点阵激光具有长效的促胶原再生作用。

非剥脱性点阵激光（Nonablative Fractional Resurfacing, NAFR）和剥脱性点阵激光（Ablative Fractional Resurfacing, AFR）均可用于烧伤瘢痕的治疗[2]，二者具有相似的作用机制，都是通过汽化特定区域的组织，形成覆盖治疗区域的MTZ，可控的热损伤以胶原蛋白中的水为靶基，可促使胶原蛋白重塑[6]。而MTZ被正常的、未经处理的真皮所包围，这些真皮内储存的正常细胞可以促进MTZ快速愈合。此外，无论是剥脱性还是非剥脱性点阵激光，二者造成的伤口都非常小，在临床和组织学上都与正常皮肤相似。二者关键的区别在于，剥脱性点阵激光会破坏表皮和真皮（这通常被称为"消融"或"汽化"），而非剥脱性点阵激光保留了大部分表皮的完整性，只在真皮中形成MTZ。由于这种差异，相较于非剥脱性点阵激光，剥脱性点阵激光治疗瘢痕更有效，但恢复时间长，且形成瘢痕的风险更高[3]。

AFR对于较厚或伴有功能障碍的瘢痕效果较好，被认为是瘢痕修复的主要手段。临床实践已证实AFR对瘢痕的治疗效果，组织学上也可见其对组织结构和胶原蛋白成分的改善。AFR在瘢痕组织上产生柱状消融并建立MTZ，从而刺激创面愈合，产生新的胶原蛋白，使皮肤表面迅速再上皮化[5]。相较于NAFR，AFR能够产生更深的热损伤，而损伤的类型和程度由激光波长、传输方式及其他设置如能量、深度、微光束直径、密度（与微光束直径一起决定治疗部位的覆盖比例）和传输系统（即滚动式与

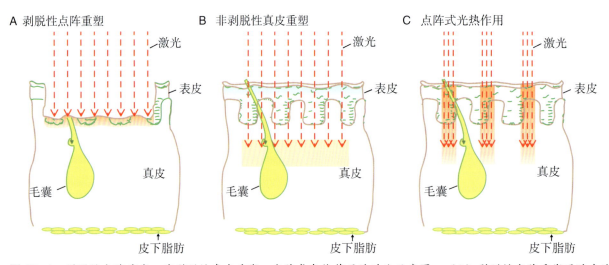

图10-1 剥脱性点阵重塑、非剥脱性真皮重塑、点阵式光热作用的对比示意图：（A）剥脱性点阵重塑通过去除表皮并在真皮内造成残余热损伤，使得从皮肤附属器中再生的角质形成细胞迁移路径相对较长，造成再上皮化延迟；（B）非剥脱性真皮重塑在表皮下形成热损伤层，而不会引起表皮脱落或损伤；（C）点阵式光热作用是在皮肤上形成矩阵排列的微热损伤区，因损伤小且角质形成细胞的迁移路径短，表皮修复速度快 [摘自：Manstein D, Herron GS, Sink RK, et al. Fractional Photothermolysis: A New Concept For Cutaneous Remodeling Using Microscopic Patterns of Thermal Injury. Lasers Surg Med, 2004, 34(5):426-438.]

盖章式）等决定[6]。

最常用的剥脱性点阵激光有 CO_2 激光（10 600 nm）、Er:YAG 激光（2940 nm）以及波长为 2790 nm 的铬铒共掺钇钪镓石榴石（Er, Cr-YSGG）激光。相较于 CO_2 激光，Er:YAG 激光对水的吸收具有更强的亲和力，因此它在消融组织时所产生的热凝固带边缘更窄，而热损伤的减少会导致出血风险增加[4]。其最大的优势在于，当产生相同深度和密度的损伤时，Er:YAG 激光所产生的疼痛小于 CO_2 激光[3]。Er:YAG 激光会引起表皮剥脱和真皮重塑，但产生的治疗效果弱于 CO_2 激光，因为 CO_2 激光主要引起组织汽化和脱水，而 Er:YAG 则会造成更多的消融。

非剥脱性点阵激光尤其适用于萎缩性瘢痕的治疗[4]，其在治疗瘢痕时可保持表皮层完整，创建出一个"圆柱形"的凝固区，而不是一个"洞"[3]，因此术后无出血，且感染、色素改变及再次瘢痕的风险均较低。

适应证与患者选择

瘢痕疗法的选择主要基于瘢痕特征和患者个人意愿，影响因素包括瘢痕厚度、病程、所在部位以及患者的年龄、皮肤类型、有无合并症等[2]。早期干预是至关重要的，因为在出现瘢痕后的 3~7 个月内易发展为增生性瘢痕。虽然各个阶段的瘢痕都可考虑采用点阵激光治疗，但开始治疗的理想时间是损伤后 1~3 个月[4]。相较于陈旧性瘢痕，12 个月以内的早期瘢痕更适合采用点阵激光治疗。

技术介绍

手术方案

术前与患者详细沟通手术过程并签署知情同意是非常必要的。沟通内容通常包括可能出现的医疗和眼部风险、潜在的益处、可能的不良反应和治疗的局限性。需告知患者瘢痕可以得到改善，但不能完全去除。患者初次就诊时，需完善其病史及体格检查，包括询问受伤的时间和类型、愈合过程中有无并发症、过去和现在的症状、既往使用的治疗方法、与瘢痕相关的日常活动障碍等。需观察瘢痕特征，如厚度、位置、色素异常、质地、柔韧度、活动范围和挛缩等，用于指导激光参数的设定或其他辅助治疗的选择。根据所使用的具体设备和瘢痕特征，设置合适的激光治疗参数。此外，通常在基线和定期治疗时对患者瘢痕处拍照用于观察皮损变化。

大多数 AFR 治疗是在门诊进行的，一般无需镇静。疼痛管理需考虑的因素包括患者的年龄、治疗的体表面积及其他因素（如创伤后应激和焦虑）。许多小型激光瘢痕修复术只需要局部外用利多卡因乳膏进行麻醉预处理，也可以联合其他方式，如空气冷却、局部浸润麻醉、神经阻滞、区域阻滞或口服镇痛剂[3]。根据瘢痕的厚度、预期治疗深度及所采用的具体设备，脉冲能量可设定为 15~50 mJ 不等。最好采用接近组织热弛豫时间的短脉宽（≤ 1 ms）和窄光束[3]。治疗时通常建议单次完成，避免重叠。强烈建议使用 5%~15% 的低密度 CO_2 或 Er:YAG 点阵激光治疗瘢痕，而挛缩性瘢痕的治疗通常选择较低的密度参数（5%）[3]。剥脱性点阵激光治疗瘢痕一般需多次、定期且持续进行，建议每次治疗间隔至少为 4~8 周，直到达到治疗目标或瘢痕修复达到平台期。

AFR 术后的不适感一般都很轻微。创面护理包括温和的清洁，每天多次涂抹非黏性敷料的凡士林。24 h 后可恢复日常活动。在 AFR 治疗之前，可配合其他辅助疗法，如采用 532 nm 的磷酸钛氧钾（KTP）激光或 595 nm 的 PDL 激光进行靶向血管治疗，以及病灶内注射皮质类固醇或 5-氟尿嘧啶进行治疗。

与 AFR 相比，NAFR 需要的镇痛剂较少。可在治疗前 60 min 外敷麻醉剂（如利多卡因乳膏），在激光治疗期间选择空气冷却减轻疼痛，在术后采用冰块冷敷有助于减少肿胀和不适感。

此外，应建议患者在每次治疗前后几周（4~8周）尽量减少日光暴露，并使用广谱防晒霜来减少不良反应的发生。与AFR一样，单次治疗很难取得理想的效果，建议进行多次治疗，通常不少于6次，间隔至少1个月。然而，其他因素如设备类型、患者的皮肤类型、治疗的体表面积比例和能量密度等也会影响治疗的总次数。

不良反应的预防和管理

点阵光热疗法的发展是一项革命性的发明，它不良反应少，恢复快，具有显著的临床效益。点阵设备的应用减少了以前采用高能量脉冲CO_2及Er：YAG激光重塑技术所产生的不良反应。然而，点阵激光也存在一些不足[7]，其中之一便是缺乏临床治疗终点[8]。我们可以利用瘢痕特征（如厚度、挛缩性、柔韧性及色泽等）选择激光类型和治疗参数，但缺乏具体的反馈或临床表现能够断定治疗是否完成[9]。此外，术后应向患者告知可能出现的不适和愈合时间，而这可能因治疗参数和患者自身因素不同而存在个体差异。

传统观念认为，在瘢痕形成的一年内不建议进行激光治疗，以最大限度地实现自然愈合。然而，不断有新的研究显示，在瘢痕形成后的第一年内使用剥脱性点阵激光和非剥脱性点阵激光治疗具有一定的益处和安全性。话虽如此，激光治疗早期瘢痕后产生的红斑如果持续一个月以上，会增加瘢痕增生的风险[10]。

激光治疗常见的不良反应包括红斑和肿胀等（表10-1）。治疗后立即出现红斑是可预期的，通常持续3~4 d[7]。术后疼痛通常很小，但与非剥脱性点阵激光相比，剥脱性点阵激光的术后疼痛更为严重[9]，部分患者会出现持续数天的瘙痒。与传统的对整块皮肤进行全剥脱治疗的激光疗法相比，点阵激光疗法仅在术区打上一系列焦斑，术后极少出现持续的红斑、感染、痤疮、粟丘疹及炎症后色素沉着等不良反应。

表10-1 点阵激光治疗的不良反应

轻微	中等	严重
持续性红斑	感染	增生性瘢痕
痤疮、粟丘疹	色素改变	外翻形成
迟发性紫癜	麻醉剂中毒	播散性感染
浅表性糜烂	爆发性角化棘皮瘤	
接触性皮炎		
复发		

摘自：Metelitsa AI, Alster TS. Fractionated laser skin resurfacing treatment complications: A review. Dermatol Surg, 2010, 36(3): 299-306.

单纯疱疹病毒（Herpes Simplex Virus, HSV）是点阵激光治疗后最常见的感染，据报道有0.3%~2%的病例发生HSV感染[7]。对于既往有面部HSV病史的患者，以及即将接受全面部点阵激光治疗的患者，应采取预防性抗病毒治疗[7]。活动性HSV感染期间应避免采用点阵激光治疗。

点阵激光治疗一般不会导致脓疱样的细菌感染。手术后疼痛加剧、局部明显红斑、渗液或糜烂结痂，提示继发细菌感染，应及时进行分泌物细菌培养并给予经验性抗生素治疗。对于高危患者，如患有免疫抑制或瓣膜性心脏病者，建议进行常规的预防性抗生素治疗。此外，白念珠菌感染是点阵激光治疗后最常见的真菌感染[7]。骨突部位的皮肤可能是感染的高危部位之一。

点阵激光治疗一般不会导致新的瘢痕形成，也可以通过减少联合治疗的次数和使用保守的激光参数来避免，如低密度、低能量、窄光束直径、短脉宽及较少的扫描次数。在降低MTZ密度的同时增加能量，可以安全地实现更深地穿透[10]。初始治疗需谨慎，可间隔2~3个月，采用较低的治疗密度，直到实现治疗目标或达到治疗平台期[9]。由于颈部毛囊皮脂腺和浅层血管并不丰富，因此更易在热损伤后出现增生性瘢痕。眶部和下颌区也是瘢痕发生的高风险部位，有报道使用CO_2点阵激光治疗后出现瘢痕性睑外翻，应适当降低能量密度以减少高风险部位的不良反应[7]。在治疗中如果重复次数过多或其它原因导致靶部热量过高，盖章式设备可能会在治疗区留下界限清楚的几何形状瘢痕。

据报道，1%~32%的患者会出现炎症后色素沉着（Post-Inflammatory Hyperpigmentation, PIH），这取决于激光参数设置和患者的皮肤类型。较深的皮肤类型需使用较高的能量、较低的密度以及较长的治疗间隔[7]。在治疗前后2周内避免日光暴露可避免PIH的发生。一旦出现PIH，采用局部漂白剂和剥脱剂可能会加速炎症后色素沉着的消退。此外，色素减退较为少见，且常延迟发生。

2%~10%的点阵激光治疗患者会出现痤疮样皮疹，而19%的患者会出现粟丘疹[7]。应避免或谨慎采用封闭性保湿剂和敷料以防止上述不良反应的发生。其他不良反应如迟发性紫癜、浅表性糜烂和接触性皮炎也有报道。采用剥脱性点阵激光治疗后，可能出现针尖样出血和轻微的浆液性分泌物。点阵激光治疗后也有极小可能出现爆发性角化棘皮瘤和复发性红斑。此外，局部麻醉剂相关的不良反应较为罕见，如在治疗前未去除利多卡因乳膏（外敷时间过长）而导致中毒[7]。

总的来说，点阵激光治疗瘢痕的耐受性良好，其治疗禁忌证包括拟治疗部位存在培养的上皮自体移植物、活动性感染以及皮肤损伤早期典型的不稳定上皮化等。

循证评价

尽管越来越多的研究表明激光治疗创伤瘢痕有效，但其基于循证医学的证据仍相对有限。目前的实践原则主要是基于专家共识、一些设计良好的回顾性试验和前瞻性研究。

直到10~20年前，PDL仍是唯一对瘢痕有效的激光疗法。大部分数据显示585 nm或595 nm PDL激光可改善瘢痕，而1540和1550 nm的非剥脱性点阵激光相关证据较少，在很大程度上是因为点阵激光是一个相对较新的发明[11]。而最近的证据表明，与PDL相比，单纯采用点阵激光可以有效改善手术后瘢痕的外观及功能。Tierney等[12]对15例瘢痕行瘢痕自身对照研究，对比了1550 nm非剥脱性点阵激光与PDL的疗效，在进行4次治疗（每次间隔2周）后，发现非剥脱性点阵激光在改善瘢痕的色素沉着、厚度、质地和整体外观等方面优于PDL。

相对于那些不进行主动干预而任其自行愈合的瘢痕，点阵激光可以加快瘢痕的愈合速度。在一项瘢痕自身对照研究中，共纳入17例烧伤瘢痕，一侧不予治疗，另一侧给予1540 nm非剥脱性点阵激光治疗，结果显示治疗侧的瘢痕外观更平整、光滑。其中，有8例瘢痕在治疗后12周时质地显著改善，但瘢痕色泽无明显变化[13]。此外，研究者发现浅表和非热损伤性瘢痕的改善效果更为明显，但差异无明显统计学意义。在一项独立的单臂研究中，33例手术和创伤性瘢痕患者接受了6~7次1540 nm非剥脱性点阵激光治疗，每次治疗间隔3~6周，结果显示超过40%的瘢痕改善了76%~100%，30%的瘢痕改善了50%~75%。由于此项研究中约1/3的瘢痕病程不足1年，提示瘢痕的早期干预十分必要[14]。

初步证据显示，与非剥脱性点阵激光相比，剥脱性点阵激光在治疗较厚的增生性和挛缩性瘢痕时效果更好，这可能是由于剥脱性点阵激光可以产生更深的热损伤深度（4.0 mm vs. 1.8 mm），且剥脱性点阵激光的组织消融作用可能会直接减弱挛缩性瘢痕的张力，在其治疗后的早期阶段（如术后1~2周）就可观察到瘢痕功能有轻微改善，治疗后几个月内会持续改善[9]。

在选择不同的剥脱性点阵激光时，普遍认为点阵汽化柱周围一定程度的热凝固带有利于胶原蛋白的重塑。CO_2点阵激光相较于Er:YAG具有如下优势[9,14]：对组织水分的吸收较少，更易诱导周围组织凝固和胶原蛋白重塑；治疗中出血较少；可以有效改善顽固性瘢痕，如50年以上的Ⅲ度烧伤瘢痕和亚洲萎缩性瘢痕患者[15,16]。

在特定瘢痕亚型的治疗中，非剥脱性点阵激光与剥脱性点阵激光具有相似疗效。研究显示，对于平坦、萎缩和成熟瘢痕，二者疗效相当；非剥脱性点阵激光具有耐受性好、恢复期短、不适感轻及炎症后色素沉着发生风险低等优势，但需要的治疗次数更多。此外，非剥脱性点阵激光可改善瘢痕质地及色素沉着。Glaich等[17]对7例瘢痕患者采用1550 nm非剥脱性点阵激光治疗2~4次后，发现有6例患者的色素沉着改善了51%~75%，其效果可持续3个月以上，且瘢痕质地也得到了改善。通常情况下，瘢痕色素沉着往往先得到改善，随着时间的推移，皮肤质地也会随之改善。

点阵激光治疗瘢痕有助于功能恢复是一个令人振奋的结果。Shumaker等[18]在研究中发现，所有接受治疗的患者都表示出瘢痕外观的明显改善，同时有半数患者瘢痕部位的活动范围增加。这些患者均是在损伤后2~5个月内开始接受激光治疗。由此可见，点阵激光，尤其是剥脱性点阵激光在治疗瘢痕挛缩和创面愈合方面具有良好的应用前景[9]。

未来发展方向

点阵光热疗法可以通过定向热损伤对瘢痕进行有针对性地治疗，其深度是以往设备所无法达到的。它可以在治疗瘢痕的同时保留相邻的正常皮肤，以确保有足够的细胞库来快速进行上皮修复、胶原蛋白生成和真皮重塑[18]。其中，剥脱性点阵激光对较厚的挛缩性瘢痕具有显著的效果，可以改善受限的功能并增加活动范围。瘢痕常伴随的不适感，如烧灼感和瘙痒，只需经过1~2次剥脱性点阵激光治疗就可以改善，同时联合注射或滴注皮质类固醇治疗时效果更佳[9]。非剥脱性点阵激光适用于扁平或萎缩性瘢痕的治疗。即使最初的目标仅是改善瘢痕功能，点阵激光在改善瘢痕外观方面的作用也是持续可见的。传统观念认为应在瘢痕形成1年后开始点阵激光治疗，但现在这个观点已被摒弃，大量证据显示瘢痕早期干预不仅是安全的，而且可以预防瘢痕挛缩及功能障碍，同时可以加速创面愈合，其中剥脱性点阵激光的效果尤其显著。适当的情况下，利用手术修复联合点阵激光治疗瘢痕，可能会减少早期对烧伤皮损切除和移植的需求。

未来的研究方向可能会着重于优化瘢痕的联合治疗方案，如剥脱及非剥脱性点阵激光治疗与药物、手术和物理等治疗方式的联合应用。基于此，前瞻性随机临床研究将在这方面的探索中发挥至关重要的作用。

（高　琳　译）

参考文献

[1] Giordano NC, Ozog D. Microstructural and molecular considerations in the treatment of scars with ablative fractional lasers. Semin Cutan Med Surg, 2015, 34(1): 7–11.

[2] Uebelhoer NS, Ross EV, Shumaker PR. Ablative fractional resurfacing for the treatment of traumatic scars and contractures. Semin Cutan Med Surg, 2012, 31: 110–112.

[3] Waibel JS, Rudnick A. Current trends and future considerations in scar treatment. Semin Cutan Med Surg, 2015, 34(1): 13–16.

[4] Shumaker PR. Laser treatment of traumatic scars: A military perspective. Semin Cutan Med Surg, 2015, 34(1): 17–23.

[5] Hultman CS, Friedstat JS, Edkins RE, et al. Laser resurfacing and remodeling of hypertrophic burn scars: The results of a large, prospective, before-after cohort study, with long-term follow up. Ann Surg, 2014, 260(3): 519–532.

[6] Carniol PJ, Hamilton MM, Carniol ET. Current status of fractional laser resurfacing. JAMA Facial Plast Surg, 2015, 17(5): 360–366.

[7] Metelitsa AI, Alster TS. Fractionated laser skin resurfacing treatment complications: a review. Dermatol Surg, 2010, 36(3): 299–306.

[8] Stumpp OF, Bedi VP, Wyatt D, et al. In vivo confocal imaging of epidermal cell migration and dermal changes post nonablative fractional resurfacing: Study of the wound healing process with corroborated histopathologic evidence. J Biomed Opt, 2009, 14(2): 024018.

[9] Anderson RR, Donelan MB, Hivnor C, et al. Laser treatment of traumatic scars with an emphasis on ablative fractional laser resurfacing: Consensus report. JAMA Dermatol, 2014, 150(2): 187–193.

[10] Mustoe TA, Cooter RD, Gold MH, et al. International clinical recommendations on scar management. Plast Reconstr Surg, 2002, 110(2): 560–571.

[11] Vrijman C, van Drooge AM, Limpens J, et al. Laser and intense pulsed light therapy for the treatment of hypertrophic scars: a systematic review. Br J Dermatol, 2011, 165(5): 934–942.

[12] Tierney E, Mahmoud BH, Srivastava D, et al. Treatment of surgical scars with nonablative fractional laser versus pulsed dye laser: a randomized controlled trial. Dermatol Surg, 2009, 35(8): 1172–1180.

[13] Haedersdal M, Moreau KE, Beyer DM, et al. Fractional nonablative 1540 nm laser resurfacing for thermal burn scars: a randomized controlled trial. Lasers Surg Med, 2009, 41(3): 189–195.

[14] Vasily DB, Cerino ME, Ziselman EM, et al. Non-ablative fractional resurfacing of surgical and post-traumatic scars. J Drugs Dermatol, 2009, 8(11): 998–1005.

[15] Cho SB, Lee SJ, Chung WS, et al. Treatment of burn scar using a carbon dioxide fractional laser. J Drugs Dermatol, 2010, 9(2): 173–175.

[16] Waibel J, Beer K. Ablative fractional laser resurfacing for the treatment of a third-degree burn. J Drugs Dermatol, 2009, 8(3): 294–297.

[17] Glaich AS, Rahman Z, Goldberg LH, et al. Fractional resurfacing for the treatment of hypopigmented scars: a pilot study. Dermatol Surg, 2007, 33(3): 289–294.

[18] Shumaker PR, Kwan JM, Landers JT, et al. Functional improvements in traumatic scars and scar contractures using an ablative fractional laser protocol. J Trauma Acute Care Surg, 2012, 73(2 Suppl 1): S116–S121.

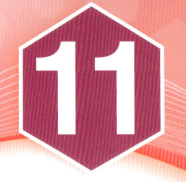

11 抗代谢药物和抗有丝分裂药物在瘢痕疙瘩和增生性瘢痕治疗中的应用

Abigail Waldman, Murad Alam

章节大纲

引 言

5-氟尿嘧啶
- 历史和作用机制
- 适应证与患者选择
- 技术详解
- 不良反应的预防和管理

甲氨蝶呤
- 历史和作用机制
- 适应证与患者选择
- 技术详解
- 不良反应的预防和管理

博来霉素
- 历史和作用机制
- 适应证与患者选择
- 技术详解
- 不良反应的预防和管理

秋水仙碱
- 历史和作用机制
- 适应证与患者选择
- 技术详解
- 不良反应的预防和管理

丝裂霉素C
- 历史和作用机制
- 适应证与患者选择
- 技术详解
- 不良反应的预防和管理

未来发展方向

参考文献

摘 要

除了手术治疗外，通常还会联合应用抗代谢药物和抗有丝分裂药物治疗瘢痕疙瘩和增生性瘢痕，以减少其复发的可能性。这些药物可以通过局部外用、病灶内注射或口服给药。5-氟尿嘧啶是一种嘧啶类似物，具有抑制成纤维细胞增殖的抗代谢活性，是治疗增生性瘢痕最常用的药物。其他药物如口服甲氨蝶呤，这是一种抗代谢药（抗叶酸药物），它通过抑制二氢叶酸还原酶阻止叶酸转化为其活性形式；博来霉素是一种细胞毒性抗生素，来源于轮枝链霉菌，已被证实能够抑制胶原蛋白合成和诱导细胞凋亡；秋水仙碱是一种抗有丝分裂药物，它通过破坏有丝分裂纺锤体的结构来干扰细胞分裂，从而对胶原蛋白合成和成纤维细胞增殖产生特异性和剂量依赖性的抑制作用；丝裂霉素C是一种抗肿瘤细胞毒性抗生素，由头状链霉菌产生，通过抑制DNA合成拮抗成纤维细胞增殖。值得注意的是，虽然这些药物在瘢痕治疗中都有循证依据，但都是药物的标签外适应证。

引言

增生性瘢痕和瘢痕疙瘩是创面异常愈合引起的纤维化病变，常伴有瘙痒、疼痛和泛红。组织学上，瘢痕疙瘩由增多的、排列紊乱、粗大肥厚的胶原纤维束组成，Ⅰ型和Ⅲ型胶原蛋白的比例也比正常瘢痕更高。增生性瘢痕和瘢痕疙瘩均与成纤维细胞的增加和持续激活有关，与正常愈合的创面相比，其胶原生成过多。增生性瘢痕和瘢痕疙瘩中检测到的其他异常包括水分、钙、纤维连接蛋白、Ⅵ型胶原和转移生长因子（TGF-β_1）的增加，脯氨酸羟化酶和半乳糖羟化葡萄糖转移酶等在胶原内的交联，降解增加导致的原胶原多肽减少以及胶原酶和Ⅰ型、Ⅲ型胶原蛋白浓度的变化。

由于瘢痕疙瘩已被证实其增殖水平与很多癌症和肿瘤相近，所以许多干扰细胞增殖的抗肿瘤药物也被用于治疗瘢痕疙瘩。本章回顾了用于治疗瘢痕疙瘩和增生性瘢痕的各种注射用、局部和全身使用的抗增殖药物。

在抗代谢药物中，研究最多的是5-氟尿嘧啶，已被广泛用于治疗增生性瘢痕和瘢痕疙瘩。也有其他抗肿瘤药物被用作试验性或临床治疗瘢痕的药物，其中包括甲氨蝶呤（可以抑制某种参与正常细胞代谢的代谢物发挥作用）、抗有丝分裂药物（如秋水仙碱）以及DNA合成抑制剂（如博来霉素和丝裂霉素C）。

5-氟尿嘧啶

历史和作用机制

在治疗增生性瘢痕和瘢痕疙瘩方面，5-氟尿嘧啶（5-FU）可能是研究最充分的抗代谢药物。5-FU是一种嘧啶类似物，具有抗代谢活性，可以抑制成纤维细胞增殖（表11-1）。研究表明，5-FU对培养的人成纤维细胞系有抑制作用[2,3]。在体外实验中，5-FU已被用于治疗增生性瘢痕和瘢痕疙瘩，并取得了相对成功的效果。每周或每月一次单独注射5-FU，浓度为50~150 mg，可显著改善痤疮瘢痕和瘢痕疙瘩，优于病灶内单独注射曲安奈德（TAC）的效果。治疗后大约有一半患者的瘢痕可减小50%[4-6]。为了防止复发，可能需要多次注射。

普遍认为，单独使用5-FU的疗效弱于病灶内注射TAC，但5-FU与TAC的联合应用已经被证明是治疗瘢痕的有效手段。通常，5-Fu与皮质类固醇联合应用时的稀释比例是9∶1[5-FU（50 mg/mL）∶TAC（10 mg/mL 至 40 mg/mL）（0.1 mL 40 mg/mL TAC 加入 0.9 mL 5-FU（50 mg/mL）]。相关研究中，该联合疗法每周给药3次或每周给药1次[7,8]，共治疗8~16周。在随机对照试验中，患者自述的结果显示，与单独使用TAC注射组相比，5-FU+TAC注射组的疗效显著提高，其中55%的患者疗效为良好至优异，而单独使用TAC注射组的仅有20%[7]。瘢痕外观的特异性参数显示，单独使用TAC或5-Fu联合TAC治疗都能改善症状。一些数据显示，在5-FU联合TAC治疗组中，瘢痕红斑、瘙痒、柔韧性、高度、长度和宽度都有逐步改善[8,9]，但也有研究报道称并未发现联合治疗较单独使用TAC更有效[7,10]。在瘢痕疙瘩切除术后使用5-FU联合TAC治疗，瘢痕疙瘩缩小了92%，相较而言，使用5-FU联合TAC局部注射缩小了81%，而手术切除联合TAC局部注射仅缩小73%[9]。使用三联疗法时，其整体疗效可能进一步提高。特别是5-FU、TAC和透明质酸酶的联合使用已被证实在难治性增生性瘢痕和瘢痕疙瘩

表 11-1 5-氟尿嘧啶

作者	年份	试验设计	纳入患者	证据等级	对照组	实验组	结果
Hatamipour 等	2011	随机对照试验	50	1	切除+硅凝胶膜	切除+硅凝胶膜+5-FU	实验组 75% 完全消退，21% 部分消退，4% 复发 对照组 43% 完全消退，35% 部分消退，22% 复发
Asilian 等	2006	随机对照试验	69	1	病灶内注射 TAC	TAC+5-FU TAC+5-FU+PDL	与对照组相比，TAC+5-FU 和 TAC+5-FU+PDL 组有更显著的改善：红斑评分显著降低，TAC+5-FU+PDL 组瘙痒显著减轻 患者自述结果： ·对照组的瘢痕改善率为 20% ·TAC+5-FU 组的瘢痕改善率为 55% ·TAC+5-FU+PDL 的瘢痕改善率为 75% 盲法研究结果： ·对照组的瘢痕改善率为 15% ·TAC+5-FU 组的瘢痕改善率为 40% ·TAC+5-FU+PDL 组的瘢痕改善率为 70% ·不良反应：对照组 37% 的患者出现萎缩和毛细血管扩张
Sadeghinia 等	2012	随机对照试验	40	1	瘢痕疙瘩病灶内注射 TAC，每 4 周 1 次	5-FU 瘢痕内多点注射每 4 周 1 次	5-FU 组的红斑、瘙痒、瘢痕高度、瘢痕表面和瘢痕持续时间有更大改善
Nanda 等	2004	病例系列研究	28	3	无	5-FU 病灶内注射每周 1 次 ×12 周，随访 24 周	>50% 客观改善 24 周后无症状复发
Daroughbeh 等	2008	随机对照试验	40	1	TAC 每周 1 次 ×8 周	TAC+5-FU 每周 1 次 × 8 周	使用 5-FU/TAC 治疗 12 周后，红斑、瘢痕柔韧性、瘢痕高度、长度和宽度明显改善
Davison 等	2009	回顾性研究	102	2	5-FU/ 类固醇 – 切除 类固醇 + 切除	5-FU/ 类固醇 + 切除	5-FU/ 类固醇 + 切除：瘢痕大小减小 92% 5-FU/ 类固醇 – 切除：瘢痕大小减小 81% 类固醇 + 切除：瘢痕大小减小 73%

表 11-1 （续）

作者	年份	试验设计	纳入患者	证据等级	对照组	实验组	结果
Goyal 等	2014	病例系列研究	20	3	TAC、透明质酸酶和 5-FU	抽取 0.6 mL 5-FU（250 mg/5 mL）和 0.4 mL TAC（40 mg/mL），然后将它们注入装有 1500 单位羊源透明质酸酶真空干燥剂的小瓶中，将装有 3 种试剂的小瓶剧烈摇晃几分钟以确保其充分混合，每月注射 1 次	持久的瘢痕扁平化，瘙痒和疼痛症状减轻
Gupta 等	2002	病例系列研究	24	3	无	<6 cm 的小瘢痕疙瘩病灶内注射 5-FU	1/3 的患者：>75% 的瘢痕疙瘩变平 1/2 的患者：>50% 的瘢痕疙瘩变平 与瘢痕疙瘩持续时间和缓解率的相关性
Manuskiatti 等	2002	瘢痕切开	10	1	胸骨瘢痕疙瘩切开：不治疗	① 585 nm PDL（5 J/cm²）的激光治疗； ② 病灶内注射 TAC（20 mg/mL）； ③ 病灶内注射 5-FU（50 mg/mL）； ④ 病灶内注射 5-FU（45 mg/mL）与 TAC（1 mg/mL）混合液	病灶内治疗可以加快瘢痕高度、柔韧性的改善和红斑的改善 PDL 在改善瘢痕质地方面具有优势 单独使用 TAC：会有更多的不良反应（色素减退、毛细血管扩张、皮肤萎缩）

的治疗中效果显著[11]。当患者在每周局部注射 5-FU+TAC 的基础上，在第 1、4 和 8 周额外接受 585 nm 脉冲染料激光治疗 8 周后，瘢痕疙瘩的各项外观指标会得到进一步改善[8]。

适应证与患者选择

5-氟尿嘧啶（5-FU）被认为是治疗瘢痕的"非适应证"药物。虽然已经证实在成人瘢痕患者中使用 5-FU 是安全和有效的，但是其在儿童患者中的安全性和有效性尚未得到证实，无论是单独使用还是与 TAC 联合使用。因此，在进一步的研究证实其在儿童瘢痕患者中的安全性之前，应避免使用 5-FU。此外，5-FU 属于 D 类药物，可能会对胎儿造成伤害，孕妇应谨慎使用。选择 5-FU 治疗的患者通常是之前治疗（大多数是 TAC）无效或效果不佳者。在非孕成年人中，5-FU 已被证实在瘢痕切除或不切除的治疗方案中是安全和有效的，因此在治疗早期或晚期均可使用。总之，在使用 5-FU 治疗瘢痕时，应充分考虑其适应证和安全性，以最大程度地减少不良反应的发生。

技术详解

在一个范例中，将 0.1~0.4 mL TAC（40 mg/mL）加入 0.6~0.9 mL 的 5-FU（50 mg/mL）中，制成 TAC 和 5-FU 的混合物。然后使用 30 号针头，于病变部位注射该混合物（0.1 mL/cm²），每周 1 次，持续 8~12 周[5, 7, 8, 10, 11]。最大注射剂量一般不超过 0.5 mL/cm²，单次总量不超过 2 mL。在采用局部注射 5-FU 联合瘢痕切除治疗时，注射可以在手术中进行，并在术后 2、4 和 6 周重复注射[9]。

另外，作为病灶内注射的补充手段，也可以在局部麻醉后进行所谓的"5-FU 瘢痕内多点注射"来治疗瘢痕疙瘩。通常在病变区滴入 1 mL/cm² 5-FU 溶液（50 mg/mL），随后使用

27号针头在每5 mm²的区域内穿刺40次。穿刺完成后，可将另外等量的5-FU溶液（50 mg/mL）滴入病灶表面，然后包扎患处。患者可以每4周接受一次5-FU瘢痕内多点注射，共需进行不少于3次的治疗[6]。如果患者允许，也可以使用剥脱性或非剥脱性点阵激光代替针刺在皮肤表面形成必要的开口，便于5-FU渗透。

不良反应的预防和管理

局部注射5-FU治疗增生性瘢痕和瘢痕疙瘩的耐受性良好，且发生严重不良事件的风险非常小。报道的不良反应包括局部红斑、肿胀、疼痛、脱屑、色素沉着和偶发的溃疡[4]。低剂量联合疗法可以降低这些不良事件的风险和严重程度。病灶内注射或针刺治疗后外周血细胞计数未发生改变，这表明该药物的系统性吸收是极少的。

甲氨蝶呤

历史和作用机制

甲氨蝶呤(MTX)作为一种抗代谢物（抗叶酸代谢）和抗肿瘤药物，可抑制二氢叶酸还原酶，从而阻止叶酸还原为活性形式（表11-2）。50 ng/mL的MTX在模拟新生儿和成人增生性瘢痕的体外培养成纤维细胞模型中不但可以减少细胞内Ⅰ型胶原蛋白的分泌，而且能够提高基质金属蛋白酶-1(MMP-1)的水平。MTX干预后的成纤维细胞的增殖能力无明显变化[12]。尽管在手外科/整形外科的文献中报道了口服或肌肉注射MTX治疗并指畸形松解术后的瘢痕疙瘩，但目前对该方法的了解仅基于病例报告和病例系列研究。在报告的病例中，瘢痕疙瘩切除术后每周使用MTX[每周20 mg或0.5 mg/(kg·周)]加叶酸，并指畸形矫正术后24周的长期随访结果显示瘢痕疙瘩消退，未见复发[13-16]。1980年，Onwukwe等[17]报道了其成功治疗广泛性瘢痕疙瘩的病例，即在手术切除前1~2周开始每4天口服一次15~20 mg的MTX，并在手术后持续10~12周。虽然瘢痕疙瘩在治疗后4年里未见复发，但治疗后瘢痕疙瘩手术切口的愈合有所延迟。

适应证与患者选择

由于增生性瘢痕和瘢痕疙瘩的相关证据具有主观描述性特征，因此无法明确地从中推断

表11-2 甲氨蝶呤

作者	年份	试验设计	纳入患者	证据等级	对照组	剂量/给药方式	结果
Onwukwe等	1980	病例系列研究/快报	未提供	3	无	口服或肌肉注射甲氨蝶呤（术前1~2周，每4天1次，每次12.5~20 mg）	延缓瘢痕疙瘩伤口的愈合，延迟或防止瘢痕疙瘩复发
Muzaffar等	2004	病例系列研究 并指/趾松解瘢痕疙瘩	2	3	无	手术切除后辅助口服甲氨蝶呤	正常愈合 无复发
Kong等	2012	病例系列研究 并指/趾松瘢痕疙瘩		3	无		
Tonkin等	2008	病例系列研究 并指/趾松解	1	3	无	手术切除+术后口服甲氨蝶呤每周20mg+叶酸	6个月后仍对瘢痕疙瘩有抑制作用
Tolerton等	2011	病例系列研究 并指/趾松解瘢痕疙瘩	4	3	无	术后六个月小剂量甲氨蝶呤[0.5 mg/(kg·周)]+叶酸治疗10周	预防瘢痕疙瘩复发

出关于患者选择和系统性MTX适应证的循证推荐意见。许多现有研究是在并（趾）指畸形的患者中进行的，绝大多数被试对象都是儿童，有些甚至只有19个月大。在缺乏对照研究的情况下，MTX在瘢痕疙瘩治疗中的应用应被视为试验性的，并且仅在其他治疗方法无效的情况下使用。

技术详解

瘢痕患者的MTX用药管理可由皮肤科医师或风湿病科医师进行。可在一周内按0.3~0.5 mg/（kg·周）或每周总剂量7.5~20 mg口服，每周或每4天分次给药。除MTX外，还需辅以叶酸治疗，剂量为儿童0.1 mg/（kg·周）或成人每周5 mg。治疗时长因人而异，有些患者接受4周的新辅助治疗后需再接受额外的6周治疗，而另一些患者可能会在手术切除后立即开始使用MTX，并持续治疗10周至6个月。

不良反应的预防和管理

MTX治疗可能会产生严重的不良反应，所以只有在患者及其家属清楚相关治疗风险和获益后才能考虑使用。与系统性MTX相关的短期不良反应包括肝毒性、骨髓抑制、肾毒性、恶心/呕吐、创面愈合延迟和感染。长期不良事件包括肿瘤、致畸和无精症。应定期对患者进行血液检查以监测全血细胞计数、基础代谢率和肝血清学。叶酸有助于预防骨髓抑制的并发症和其他不良影响。

博来霉素

历史和作用机制

博来霉素是一种来源于轮枝链霉菌的细胞毒性抗生素，具有抗肿瘤、抗菌和抗病毒特性（表11-3）。人皮肤成纤维细胞培养研究表明，博来霉素可以抑制胶原蛋白的合成，降低TGF-β1水平，并显著降低赖氨酸氧化酶（胶原蛋白合成所需的酶）的水平。此外，博来霉素还被证实能够诱导人体细胞凋亡[18,19]。

博来霉素是一种皮肤科常用药物，通过病灶内注射治疗顽固性皮肤疣，还可用于治疗鲍文病、基底细胞癌和鳞状细胞癌及血管瘤。病例报道和病例系列研究显示，博来霉素是治疗瘢痕疙瘩和增生性瘢痕的有效方法。针对瘢痕，博来霉素有多种应用方法，包括无针喷注器（如Dermojet）、多针穿刺/瘢痕内多点注射或注射器注射。研究发现1个月内连续进行3~5次病灶内博来霉素注射，病灶消退69.4%，注射后结合电脉冲治疗，瘢痕疙瘩的大小可减小87%。瘢痕的柔韧度、红斑、瘙痒和疼痛症状也得到了显著改善[20,21]。通过多次浅表穿刺给药1.5 IU/mL博来霉素可取得类似的疗效，44%~46%的病例完全消退，66%~92%的病例接近完全消退[22,23]。采用该方法治疗4个月的效果与间隔同样时间的冷冻疗法联合TAC方案的治疗效果相当，缓解率可达88%，但博来霉素在治疗大面积瘢痕上更具优势[24]。用无针喷注器将博来霉素喷射到真皮后，73.3%的瘢痕疙瘩变平[25]。将博来霉素（0.375 IU）与4 mg TAC注射液联合使用，每3个月注射一次，可使该方案的治疗效果进一步提升[26]。

适应证与患者选择

博来霉素不是瘢痕疙瘩和增生性瘢痕的一线治疗药物，通常在其他疗法无效时才会考虑。博来霉素不适用于15岁以下儿童、孕妇、对博来霉素过敏者、累积剂量>250 mg/m²（400 000 IU/m²）者，以及慢性肾功能不全、急性肺部感染、临床上有心律失常表现或癫痫的患者。由于存在色素沉着风险，对于有色素沉着倾向的患者，包括肤色较深的人群，应谨慎使用该药物。

技术详解

博来霉素有多种给药途径。当选择注射给药时，可将瘢痕分为一定数量的等份，每等份注射0.25 mL（0.375 IU/cm²），每增加0.2 cm²则

表 11-3 博来霉素

作者	年份	试验设计	纳入患者	证据等级	对照组	剂量/给药方式	结果
Aggarwal 等	2008	病例系列研究	50	3	无	1.5 IU/mL 博来霉素通过浅表穿刺给药 每 2 周 4 次	44% 完全变平 22% 显著变平 14% 充分变平（50%~74% 消退） 20% 变平不充分（<50% 变平）
Naeini 等	2006	队列研究	45	2	冷冻疗法+TAC	博来霉素瘢痕内多点注射，每月 1 次，治疗 4 次	两组反应率均为 88%，但对于大瘢痕，博来霉素疗效 > 冷冻疗法 +TAC
Saray 等	2005	病例系列研究	14	3	无	病灶内喷射博来霉素（0.1 mL 的 1.5 IU/mL），注射部位间隔 0.5 mm	顽固性瘢痕疙瘩使用 TAC 治疗，73% 完全变平 6.7% 高度显著变平 13.3% 显著变平 6.7% 适度变平 瘢痕高度、柔韧性、瘙痒、疼痛、红斑、患者自述的结果都得到改善 无复发
Camacho-Martinez 等	2013	病例系列研究	37	3	无	每 3 个月注射 0.375 IU 博来霉素和 4 mg TAC	97.29% 的瘢痕疙瘩首次用药后软化
Manca 等	2013	病例系列研究	20	3	无	博来霉素（1000 IU/ mL），以基于瘢痕疙瘩大小的剂量在病灶内给药，然后向病灶部位施加电脉冲	瘢痕疙瘩大小缩小 87% 瘢痕柔韧性和红斑评分显著提高 89% 患者的瘙痒症状显著减少 94% 的患者疼痛减轻 18 个月后 1 例复发
Espana 等	2001	病例系列研究	13	3	无	博来霉素（1.5 IU/mL）通过多次浅表穿刺给药	6/13 完全变平 6/13 显著变平 1/13 明显变平 随访 5 个月~2 年，2 例复发
Bodokh 等	1996	病例系列研究	36	3	无	一个月内病灶内注射博来霉素	69.4% 的患者完全消退 瘢痕大小减少，功能障碍改善

增加 0.05 mL 博来霉素。使用 10 mL 生理盐水将 15 IU 博来霉素稀释至 1.5 IU/mL 的浓度。博来霉素需缓慢注射（0.05 mL/s），每次注射的总剂量通常不超过 3 IU。注射可以每 4~6 个月重复一次，持续一年或更长时间[20,26]。博来霉素可以联合 TAC 在同一疗程的同一部位注射。治疗完成后，以 40 mg/mL 浓度的 TAC 进行 4~5 mg/cm² 的病灶内注射以增强美白淡斑作用（通常采用 0.5 mL 的注射器注射 0.10~0.125 mL），单个瘢痕疙瘩最多可注射 30 mg[26]。

其他给药方式包括表面穿刺技术和无针喷射注射技术。在表面穿刺技术（也称为瘢痕内多点注射）中，用 0.9% 氯化钠溶液将博来霉素配置成 1.5 IU/mL 的浓度，使用的最大总剂量约为 2 mL/cm² 或 10 IU。给药方法如下：皮试阴性后，在皮损内行局部麻醉。之后用 22 号针头在其表面以每平方厘米 40 个穿刺点的密度进行穿刺并将博来霉素滴入病变部位。每隔 2 周进行 1 次治疗，共进行 4 次或以上治疗。建议定期随访以评估不良事件。前 6 个月内每月进行一次临床检查，血细胞计数、胸部 X 线和肝功能检查，之后 18 个月内每 6 个月进行 1 次上述检查[22,23]。博来霉素治疗方案与冷冻疗法联合病灶内注射 TAC 方案（每次最多 80 mg）比较，两组的总体有效率相似，均为 80%~90%，但博来霉素瘢痕内多点注射技术对较大的瘢痕疙瘩更有效[24]。

既往报道表明，使用无针注射器注射博来霉素的浓度为 1.5 IU/mL（用 10 mL 无菌生理盐水稀释 15 IU 的博来霉素）。在使用喷射注射器多次注射博来霉素溶液［每次 0.1 mL（0.15 IU）］之前，可以对瘢痕进行局部麻醉。通常，注射间隔为 0.5 mm，每个病灶可给药 0.4 mL/cm²，每次注射上限为 3.5 mL。可以每 4 周注射 1 次，治疗的总次数取决于病灶的缓解速度和程度[25]。

博来霉素的电化学疗法也已被用于治疗瘢痕疙瘩。对于范围较大的病损或位于敏感区域（如面部和头皮）的病损可选用全身麻醉，对于较小病损可选用局部麻醉。将博来霉素溶解于 0.9% 的氯化钠溶液并配置成 1000 IU/mL 的浓度，然后用胰岛素注射器进行病灶内注射。使用的剂量和注射次数由病损大小决定。可以基于以下公式估计目标病变的体积：$V = ab^2\pi/6$，其中 V = 体积，a = 最大直径，b = 垂直直径。在完成博来霉素注射后的 10 min 内，可以用针状或板状电极将电脉冲传送到瘢痕疙瘩。同样，电流输送的持续时间取决于病变的大小和厚度。在一个治疗案例中，电脉冲使用方波电穿孔器传递（持续时间为 100 μs，频率为 5 kHz 的 8 个脉冲）。既往报道中采用的电压为：平板电极 1.3 kV/cm，针状电极 1.0 kV/cm[21]。

不良反应的预防和管理

博来霉素注射液最常见的不良反应是持续 5~7 d 的疼痛、浅表溃疡和注射部位的结痂，这些症状通常会在 10 d 内自行缓解消退。1/4~3/4 的患者会发生色素沉着，且在 Ⅲ/Ⅳ 型皮肤类型患者中高发。炎症后色素沉着通常会在 2 个月内消退，外用维 A 酸有助于症状消退。极少数情况下，会在治疗后期出现皮肤萎缩，并且可能持续存在，长期无改善。目前尚未见系统性症状、血液异常或肺部症状的报道[25]。

秋水仙碱

历史和作用机制

秋水仙碱是一种抗有丝分裂剂，可抑制有丝分裂，破坏纺锤体，使染色体停滞在分裂中期（表 11-4）。秋水仙碱对胶原蛋白合成和成纤维细胞增殖的抑制作用具有特异性和剂量依赖性[27]。此外，秋水仙碱可以提高胶原酶的活性，从而加速胶原蛋白的降解[28]。小鼠模型[29]中，秋水仙碱联合青霉胺已被证明能够抑制创面肉芽组织收缩和瘢痕形成，在一组手术后出现瘢痕疙瘩的人类受试者中也观察到了相同效果[30]。某研究显示，10 例耳郭瘢痕疙瘩患者在切除术后给予秋水仙碱治疗，长期随访均未见复发[31]。

表 11-4　秋水仙碱

作者	年份	试验设计	纳入患者	证据等级	对照组	剂量/给药方式	结果
Sigler	2010	病例系列研究	10	3	无	耳部瘢痕疙瘩患者，每天口服 2 mg 秋水仙碱，用药 1 年，联合手术切除	患者自述瘢痕软化，瘙痒减少 无复发性瘢痕疙瘩
Peacock	1981	病例系列研究	10	3	无	手术切除 + 抗纤维化药物和秋水仙碱 1 片，口服，每日 3 次，用药 4 个月	3 月后无复发

适应证与患者选择

秋水仙碱治疗瘢痕疙瘩和增生性瘢痕仍处于试验阶段。应在其他治疗方式无效时再考虑使用秋水仙碱。由于使用秋水仙碱易导致腹泻和其他胃肠道不良反应，既往有胃肠道疾病者不建议使用。

技术详解

可在切除瘢痕疙瘩前 1 个月开始口服秋水仙碱，剂量为每天 1~2 mg。手术切除病灶并缝合后，秋水仙碱可按上述剂量持续使用 1 年。在此服药期间，应监测全血细胞计数和代谢指标。

不良反应的预防和管理

秋水仙碱的潜在不良反应包括恶心、呕吐、厌食、痉挛、消化性溃疡和腹泻等胃肠道反应，肾损伤则比较罕见。血液学不良反应如粒细胞缺乏症、血小板减少症、再生障碍性贫血和全血细胞减少症均比较少见。

丝裂霉素 C

历史和作用机制

丝裂霉素 C 是一种由链霉菌产生的具有细胞毒性的广谱抗肿瘤抗生素，它通过抑制 DNA 合成阻止成纤维细胞增殖（表 11-5）。病例系列研究显示，瘢痕切除 + 局部应用丝裂霉素 C 在治疗瘢痕疙瘩和增生性瘢痕方面具有良好的疗效[32,33]。然而，一项对照研究显示瘢痕切除后使用 TAC + 局部丝裂霉素 C，与单独使用 TAC 的临床效果和复发率并无差异[34]。因此，需要进一步研究来评估局部应用丝裂霉素 C 的疗效。值得注意的是，病灶内注射丝裂霉素 C 可导致溃疡和瘢痕疙瘩恶化，因此应避免使用此法。

适应证与患者选择

外用丝裂霉素 C 目前仍处于试验阶段，在其他疗法无效时，可考虑用于治疗顽固性病例。

技术详解

向装有粉末状丝裂霉素 C 的 2 mg 小瓶中添加无菌水或蒸馏水制备浓度为 0.4~1 mg/mL 的丝裂霉素 C 溶液。局部麻醉满意后，将瘢痕疙瘩高出周围正常皮肤水平的组织切除。充分止血后，将浸有丝裂霉素 C 溶液的纱布（裁剪成瘢痕大小）或棉签置于创面上 3~5 min，然后移除。如创面需要一期闭合，可在缝合前用 100 mL 等渗氯化钠溶液冲洗[34]。对于允许肉芽化的创面，只需将创面沾干后使用不粘敷料覆盖即可[32,33]。

表 11-5 丝裂霉素 C

作者	年份	试验设计	纳入患者	证据等级	对照组	剂量/给药方式	结果
Gupta 等	2010	病例系列研究	20	3	无	手术切除 + 局部应用丝裂霉素 C	无复发
Sanders 等	2005	病例系列研究	15	1	切除 +TAC 40 mg/mL 注射，每 4 周 1 次	手术切除 + 局部丝裂霉素 C（暴露 5 min）+TAC 注射 40 mg/mL，每 4 周 1 次	复发率无区别
Seo 等	2011	病例系列研究	9	3	无	手术切除 + 局部应用丝裂霉素 C（1 mg/mL）3 min 病灶内注射丝裂霉素 C	患者自述的结果：6/9 非常满意 不良反应：病灶内注射丝裂霉素 C 使瘢痕疙瘩恶化，出现溃疡

不良反应的预防和管理

目前尚无关于局部使用丝裂霉素 C 发生不良反应的报道。然而，有报道称病灶内注射丝裂霉素 C 会出现溃疡和瘢痕恶化，但这通常是可以避免的。

未来发展方向

目前，关于抗代谢和抗有丝分裂药物用于瘢痕疙瘩和增生性瘢痕的治疗方案尚未形成共识，且用于指导治疗的循证依据有限。对创新性和原创性治疗措施的持续研究有助于进一步了解这些瘢痕疗法的作用机制，这将为采用保守治疗方法有效预防和治疗顽固性增生性瘢痕和瘢痕疙瘩提供更多可能。

（张　浩　译）

参考文献

[1] Berman B, Viera MH, Amini S, et al. Prevention and management of hypertrophic scars and keloids after burns in children. J Craniofac Surg, 2008, 19(4): 989–1006. DOI: 10. 1097/SCS. 0b013e318175f3a7.

[2] Amadeu TP, Braune AS, Porto LC, et al. Fibrillin-1 and elastin are differentially expressed in hypertrophic scars and keloids. Wound Repair Regen, 2004, 12(2): 169–174. DOI: 10. 1111/j. 1067–1927. 2004. 012209. x.

[3] Wang XQ, Liu YK, Qing C, et al. A review of the effectiveness of antimitotic drug injections for hypertrophic scars and keloids. Ann Plast Surg, 2009, 63(6): 688–692. DOI: 10. 1097/ SAP. 0b013e3181978753.

[4] Gupta S, Kalra A. Efficacy and safety of intralesional 5-fluorouracil in the treatment of keloids. Dermatology, 2002, 204(2): 130–132. DOI: 10. 1159/000051830.

[5] Nanda S, Reddy BS. Intralesional 5-fluorouracil as a treatment modality of keloids. Dermatol Surg, 2004, 30(1): 54–56; discussion 56–57. DOI: 10. 1111/j. 1524–4725. 2004. 29382. x.

[6] Sadeghinia A, Sadeghinia S. Comparison of the efficacy of intralesional triamcinolone acetonide and 5-fluorouracil tattooing for the treatment of keloids. Dermatol Surg, 2012, 38(1): 104–109. DOI: 10. 1111/j. 1524–4725. 2011. 02137. x.

[7] Darougheh A, Asilian A, Shariati F. Intralesional triamcinolone alone or in combination with 5-fluorouracil for the treatment of keloid and hypertrophic scars. Clin Exp Dermatol, 2009, 34(2): 219–223. DOI: 10. 1111/j. 1365-2230. 2007. 02631. x.

[8] Asilian A, Darougheh A, Shariati F. New combination of triamcinolone, 5-fluorouracil, and pulsed-dye laser for treatment of keloid and hypertrophic scars. Dermatol Surg, 2006, 32(7): 907–915. DOI: 10. 1111/j. 1524–4725. 2006. 32195. x.

[9] Davison SP, Dayan JH, Clemens MW, et al. Efficacy of intralesional 5-fluorouracil and triamcinolone in the treatment of keloids. Aesthet Surg J, 2009, 29(1): 40–46. DOI: 10. 1016/j. asj. 2008. 11. 006.

[10] Manuskiatti W, Fitzpatrick RE. Treatment response of keloidal and hypertrophic sternotomy scars: Comparison among intralesional corticosteroid, 5-fluorouracil, and 585-nm flashlamp-pumped pulsed-dye laser treatments. Arch Dermatol, 2002, 138(9): 1149–1155. DOI: dst10135.

[11] Goyal NN, Gold MH. A novel triple medicine combination injection for the resolution of keloids and hypertrophic scars. J Clin Aesthet Dermatol, 2014, 7(11): 31–34.

[12] Nabai L, Kilani RT, Aminuddin F, et al. Methotrexate modulates the expression of MMP-1 and type 1 collagen in dermal fibroblast. Mol Cell Biochem, 2015, 409(1-2): 213–224. DOI: 10. 1007/s11010-015-2526-8.

[13] Muzaffar AR, Rafols F, Masson J, et al. Keloid formation after syndactyly reconstruction: Associated conditions, prevalence, and preliminary report of a treatment method. J Hand Surg Am, 2004, 29(2): 201–208. DOI: 10. 1016/j. jhsa. 2003. 10. 017.

[14] Kong BY, Baek GH, Gong HS. Treatment of keloid formation following syndactyly division: surgical technique. Hand Surg, 2012, 17(3): 433-437. DOI: 10. 1142/S0218810412970088.

[15] Tonkin MA, Willis KR, Lawson RD. Keloid formation resulting in acquired syndactyly of an initially normal web space following syndactyly release of an adjacent web space. J Hand Surg Eur Vol, 2008, 33(1): 29–31. DOI: 10. 1177/1753193408087124.

[16] Tolerton SK, Tonkin MA. Keloid formation after syndactyly release in patients with associated macrodactyly: Management with methotrexate therapy. J Hand Surg Eur Vol, 2011, 36(6): 490–497. DOI: 10. 1177/1753193411402146.

[17] Onwukwe MF. Treating keloids by surgery and methotrexate. Arch Dermatol, 1980, 116(2): 158.

[18] Hendricks T, Martens MF, Huyben CM, et al. Inhibition of basal and TGF beta-induced fibroblast collagen synthesis by antineoplastic agents: Implications for wound healing. Br J Cancer, 1993, 67(3): 545–550.

[19] Yeowell HN, Marshall MK, Walker LC, et al. Regulation of lysyl oxidase mRNA in dermal fibroblasts from normal donors and patients with inherited connective tissue disorders. Arch Biochem iophys, 1994, 308(1): 299–305. DOI: S0003-9861(84)71042-3.

[20] Bodokh I, Brun P. Treatment of keloid with intralesional bleomycin. Ann Dermatol Venereol, 1996, 123(12): 791–794.

[21] Manca G, Pandolfi P, Gregorelli C, et al. Treatment of keloids and hypertrophic scars with bleomycin and electroporation. Plast Reconstr surg, 2013, 132(4): 621e–630e. DOI: 10. 1097/PRS. 0b013e3182a053c8.

[22] Espana A, Solano T, Quintanilla E. Bleomycin in the treatment of keloids and hypertrophic scars by multiple needle punctures. Dermatol Surg, 2001, 27(1): 23–27. DOI: dsu99315.

[23] Aggarwal H, Saxena A, Lubana PS, et al. Treatment of keloids and hypertrophic scars using bleomycin. J Cosmet Dermatol, 2008, 7(1): 43–49. DOI: 10. 1111/j. 1473–2165. 2008. 00360. x.

[24] Naeini FF, Najafian J, Ahmadpour K. Bleomycin tattooing as a promising therapeutic modality in large keloids and hypertrophic scars. Dermatol Surg, 2006, 32(8): 1023–1029; discussion 1029- 1030. DOI: 10. 1111/j. 1524–4725. 2006. 32225. x.

[25] Saray Y, Gulec AT. Treatment of keloids and hypertrophic scars with Dermojet injections of bleomycin: A preliminary study. Int J Dermatol, 2005. 44(9): 777-784. DOI: IJD2633.

[26] Camacho-Martinez FM, Rey ER, Serrano FC, et al. Results of a combination of bleomycin and triamcinolone acetonide in the treatment of keloids and hypertrophic scars. An Bras Dermatol, 2013, 88(3): 387–394. DOI: 10. 1590/abd1806-4841. 20131802.

[27] Mansour MM, Dunn MA, Salah LA. Effect of colchicine on collagen synthesis by liver fibroblasts in murine schistosomiasis. Clin Chim Acta, 1988, 177(1): 11–20.

[28] Bauer EA, Valle KJ. Colchicine-induced modulation of collagenase in human skin fibroblast cultures. I. stimulation of enzyme synthesis in normal cells. J Invest Dermatol, 1982, 79(6): 398–402. DOI: S0022-202X(15)46507-8.

[29] Joseph HL, Anderson GL, Barker JH, et al. Inhibition of wound contraction with colchicine and D-penicillamine. J Surg Res, 1996, 61(1): 197–200. DOI: S0022-4804(96)90104-3.

[30] Peacock EE Jr. Pharmacologic control of surface scarring in human beings. Ann Surg, 1981, 193(5): 592–597.

[31] Sigler A. Use of colchicine to prevent recurrence of ear keloids. A new approach. J Plast Reconstr Aesthet Surg, 2010, 63(8): e650–652. DOI: 10. 1016/j. bjps. 2010. 03. 018.

[32] Gupta M, Narang T. Role of mitomycin C in reducing keloid recurrence: Patient series and literature review. J Laryngol Otol, 2011, 125(3): 297–300. DOI: 10. 1017/S0022215110002045.

[33] Seo SH, Sung HW. Treatment of keloids and hypertrophic scars using topical and intralesional mitomycin C. J Eur Acad Dermatol Venereol, 2012, 26(5): 634–638. DOI: 10. 1111/j. 1468-3083. 2011. 04140. x.

[34] Sanders KW, Gage-White L, Stucker FJ. Topical mitomycin C in the prevention of keloid scar recurrence. Arch Facial Plast Surg, 2005, 7(3):172–175. DOI:10. 1001/archfaci. 7. 3. 172.

激光辅助药物递送在瘢痕治疗中的应用

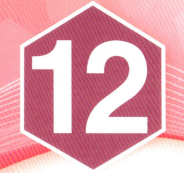

Jill S.Waibel, Ashley Rudnick, Dorene Niv, Chloe Gianatasio

章节大纲

历史回顾

适应证与患者选择
- 增生性瘢痕和瘢痕疙瘩
- 萎缩性瘢痕
- 色素减退性瘢痕
- 促进创面愈合,减轻瘢痕形成

技术详解
- 预处理
- 激光选择
- 激光能量
- 术后护理

不良反应的预防和管理

循证评价

未来发展方向

参考文献

摘 要

在发达国家,每年都有超过1亿例的瘢痕是由手术、创伤、瘢痕疙瘩和烧伤引起的。美国和欧盟国家每年要分别进行4400万和4200万例手术来改善瘢痕患者的生活质量。随着瘢痕的加重,其功能障碍和负面影响也会更加明显,如烧灼感、瘙痒、疼痛、不适、毁容、挛缩、羞耻感和社会孤立等。

目前有多种方法用于瘢痕治疗,包括预防、手术矫正、围手术期处理和术后干预等。在这些方法中,激光逐渐成为预防和矫正瘢痕形成的主要技术,其灵活性有助于构建瘢痕防治的联合策略。剥脱性点阵激光(Ablative Fractional Laser, AFL)可在皮肤中创建微型通道,药物和其它治疗增强剂能够通过这些通道直接进入瘢痕组织。这种技术被称为激光辅助药物递送(Laser-assisted Drug Delivery, LADD)。

LADD是通过剥脱性点阵激光将皮肤角质层、表皮层或真皮层汽化,形成范围120~150 μm、深度为20~4000 μm的微剥脱区,以此增加药物、设备、细胞对各自靶点的渗透能力。由于皮肤的屏障功能及其对生物利用度的影响,传统的局部给药方式受到限制。LADD克服了这一挑战,它可以绕过这一天然屏障,从而显著增强药物疗效。由于定位准确且具有高度可定制性,LADD发展迅速,应用日益广泛。本章将讨论LADD在瘢痕治疗中的适应证和相关技术,以提高其临床疗效。

历史回顾

瘢痕在全球范围内均比较常见，严重者可降低患者的生活质量[1]。因此，为了改善瘢痕和促进瘢痕康复，各种治疗方法在不断发展和改进。在这些方法中，激光辅助药物递送（LADD）已成为一个强大且有前景的治疗工具[2,3]。LADD 是 2002 年首次报道的一种新型药物递送方法，它在该报道中的最初应用是联合波长为 2940 nm 的铒∶钇铝石榴石（Er∶YAG）全剥脱性激光治疗瘢痕，然后局部应用利多卡因[4]。人们很快意识到 LADD 是一种能够绕过皮肤屏障的独特方法，因为该屏障的主要作用是避免外源性物质的渗透。通常，在局部使用药物时，角质层会限制药物吸收速度，从而降低这些药物进入人体的能力。虽然使用全剥脱性激光能够在大范围内消除这种皮肤屏障，但这种技术仍有很大的优化空间。2007 年，一种新的剥脱性点阵激光器进入了医疗领域。这种红外激光器的靶基是水，它可以把组织迅速加热到 100℃以上并在微米级别引起组织汽化。剥脱性点阵激光并不是对皮肤表层进行大范围的剥脱，而是创造狭窄的柱状通道，通道周围是薄层的凝固组织。2009 年首次报道了单独使用剥脱性点阵激光治疗烧伤性瘢痕[5]。2010 年，剥脱性点阵激光作为一种新的药物递送增强技术被引入[6]。全剥脱性激光器和剥脱性点阵激光器都能通过计算和控制来破坏皮肤的角质层、表皮层和真皮层。LADD 创建了独立的皮肤通道，而剥脱性点阵激光的加入则提高了 LADD 满足个体化需求的能力。二者联合后，通道的密度和深度都是精确和可调的，而且每个通道都可以作为入口将药物递送到特定深度并均匀分布到皮肤中。

剥脱性点阵 Er∶YAG 激光和 10 600 纳米的 CO_2 激光都可以有效地治疗瘢痕。然而，某些因素也可能会影响 LADD 的效果。根据不同的文献报道，每种药物或化学分子所需的激光参数以及产生的作用不尽相同。由于药物的分子大小和生物利用度不同，它们可能会产生不同的治疗效果。但如果使用得当，其临床应用将非常广泛，甚至可以超过激光或药物本身的作用。例如，激光疗法本身就是治疗增生性瘢痕的有效方法，皮质类固醇注射在瘢痕治疗中也得到了广泛的应用，但多年来这两种治疗方法的效果不一，且不甚理想。LADD 的应用有助于结合激光疗法的优势，同时通过消融通道改善皮质类固醇的递送效果，从而强化和协同改善瘢痕疙瘩和增生性瘢痕的治疗效果。

适应证与患者选择

在治疗瘢痕时，LADD 可分为两类：①矫正性 LADD，治疗现有的瘢痕；②预防性 LADD，在受伤后的前三个月内进行干预以减轻瘢痕形成（表 12-1）

增生性瘢痕和瘢痕疙瘩

如前所述，单独使用 CO_2 或 Er∶YAG 剥脱性点阵激光的效果与单独在病灶内单注射类固醇激素一样，可以在一定程度上改善增生性瘢痕。2013 年，有报道首次尝试通过 LADD 将这些技术结合起来治疗增生性瘢痕。这项前瞻性研究探讨了在术后即刻对点阵剥脱区局部应用皮质类固醇，以增强抑制瘢痕内特征性胶原过量合成的能力。该研究中共有 15 例患者接受了 3 种疗程相同的联合治疗，总体平均改善得分为 2.73（总分 3.0）。这项技术为难治的

表 12-1　激光辅助药物递送治疗瘢痕

激光辅助药物递送治疗瘢痕	瘢痕类型	药物、分子或细胞
治疗已有瘢痕	增生性瘢痕	TAC 溶液
治疗已有瘢痕	瘢痕疙瘩	TAC VS 0.25% 地塞米松软膏
治疗已有瘢痕	增生性瘢痕	5-FU 与 TAC
治疗已有瘢痕	萎缩性瘢痕	左旋聚乳酸
治疗已有瘢痕	色素减退性瘢痕	比马前列素
急性创面：促进创面愈合或防止瘢痕	点阵激光治疗后创面	富血小板血浆
急性创面：促进创面愈合或防止瘢痕	点阵激光治疗后创面	维生素 C、维生素 E 和阿魏酸
急性创面：促进创面愈合或防止瘢痕	色素减退性瘢痕	表皮成纤维细胞皮肤移植

增生性瘢痕和挛缩性瘢痕提供了一种高效、安全的治疗方法[7]。除了皮质类固醇外，5-氟尿嘧啶（5-FU）也是安全有效的选择。Waibel 等[8]比较了 5-FU 联合 LADD 与单用 TAC 治疗增生性瘢痕的效果，结果表明前者的疗效与 TAC 相当，但毛细血管扩张和萎缩等不良反应更少（图 12-1）。

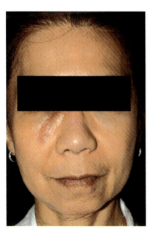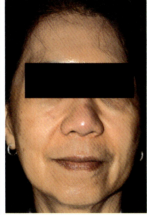

图 12-1　西班牙裔患者，女，59 岁，因狗咬伤鼻子导致增生性创伤瘢痕，患者接受了 7 次治疗，分别使用脉冲染料激光、铒及剥脱性点阵激光联合激光辅助 TAC+左旋聚乳酸给药

Park 等[9]对接受 LADD 与病灶内注射皮质类固醇治疗的 10 例患者进行了疗效评估，这些患者都是在卡介苗接种后左肩出现瘢痕疙瘩，他们被分为两个治疗组。该项瘢痕自身对照研究使用剥脱性点阵 Er:YAG 激光治疗整个病损区域，激光治疗结束后，一组立即局部外用皮质类固醇并封闭 3 h，另一组则在皮损内注射皮质类固醇。在经过 4 次治疗后，两组瘢痕的温哥华瘢痕量表评分均降低了 3.5 分，具有统计学意义。12 周的随访结果表明，两种治疗方式比较，差异无统计学意义。由于瘢痕中存在激光的预制通道，所以这并不是比较病灶内注射皮质类固醇与激光辅助皮质类固醇给药疗效的最佳研究设计。然而它的确表明，在激光预干预的前提下，注射用药的疗效与局部用药并无明显区别。此外，这项研究还表明两种治疗方式下患者体验具有一定的差异。局部用药组的平均疼痛评分为 1.1，而注射组的平均疼痛评分为 6.1。因此，LADD 联合外用皮质类固醇治疗瘢痕疙瘩是有效的，而且疼痛感比注射皮质类固醇更轻（图 12-2 和图 12-3）。

萎缩性瘢痕

萎缩性瘢痕与增生性瘢痕的不同之处在于，前者是由于创伤引起的炎症反应导致真皮和皮下组织萎缩，而后者则是因为广泛地胶原沉积所致。因此，萎缩性瘢痕的治疗需要生成新的健康组织来修复。一般来讲，这些瘢痕是

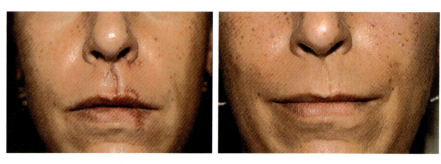

图 12-2 西班牙裔患者,女,42 岁,被狗咬伤后留下萎缩性红色瘢痕 2 年,使用 595 nm 脉冲染料激光、1927 nm 剥脱性点阵激光和 10 mg/mL TAC 治疗 3 个疗程后显著改善

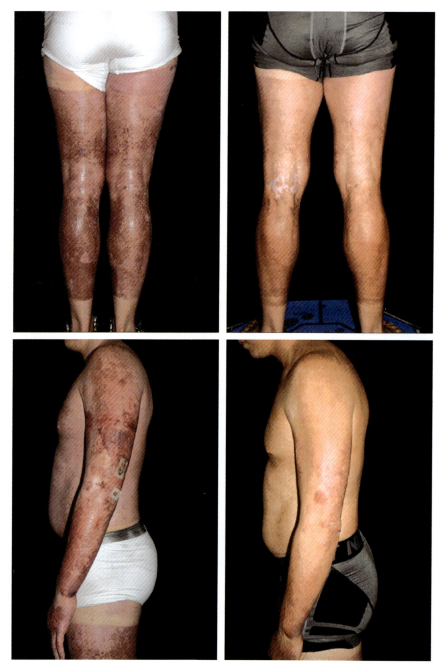

图 12-3 白人患者,男,25 岁,因爆炸伤造成的增生性瘢痕,伤后 6 个月开始早期干预。用 595 nm 脉冲染料激光、1927 nm 剥脱性点阵激光、TAC 10 mg/mL 治疗了 5 个疗程

最难用激光治疗的,因为激光虽然有助于促进愈合,但萎缩组织的体积缺失仍然依赖机体的自身修复来补充。现在,可以通过 LADD 联合组织刺激物来提高疗效,这些组织刺激物通过诱导新胶原形成和成纤维细胞增殖来促进愈合。其中的一种组织刺激物是左旋聚乳酸(PLLA),其传统用途是注射到皮下或者骨膜上平面来改善面部凹陷。2014 年的一项研究通过 LADD 对 19 例萎缩性瘢痕患者进行了 PLLA 适应性评估,19 例患者均接受一次激光治疗,然后立即局部应用 PLLA。双盲法研究发现,95% 的瘢痕得到了改善,每个评估区域的平均改善率≥ 33%。尽管 PLLA 中存在很多大颗粒,但在新鲜人类尸体面部激光诱导显微处理区域发现了其组织学迁移的证据,这进一步证明了 LADD 技术的有效性。

色素减退性瘢痕

色素减退和色素脱失在瘢痕的治疗中最具有挑战性。现有的治疗手段有限,且对于有色人种来说治疗后色素减退可能有加重的风险。单独使用点阵激光治疗痤疮和手术瘢痕中的色素减退结果差异较大,而 LADD 联合比马前列素则为这些患者提供了一个更有前景的治疗选择。比马前列素最初用于治疗青光眼,后来发现其有增加黑色素生成并导致眼周和睫毛色素沉着过度的不良反应,其在药物与黑素生成数量之间似乎存在剂量依赖关系,并且黑色小体的转运增多并不会诱导异型性黑素细胞的增加。

Massaki 和他的同事对非剥脱性 1550 nm 激光结合比马前列素,维 A 酸和吡美莫司治疗色素减退性瘢痕进行了联合试验[11]。在这项研究中,14 例患者接受了平均 4.5 个疗程的治疗。结果显示,不同部位局部用药后,5 例患者的色素减退改善 >75%,12 例患者的色素减退改善 >50%。2009 年,Waibel 等[12]比较了多种治疗色素减退性瘢痕的方法,包括非剥脱性点阵激光、剥脱性点阵激光、剥脱性点阵激光联合 LADD 比马前列素给药和表皮移植技术等。在这些治疗方法中,剥脱性点阵激光联合 LADD 递送比马前列素表现出更好的疗效,76% 的患者取得了平均约 3 级(≥ 50%)的改善效果(图 12-4)。

促进创面愈合,减轻瘢痕形成

早期干预已成为激光治疗瘢痕中越来越重要的理念。虽然激光可以改善任何年龄段的瘢痕,但随机对照临床试验表明,在受伤后 3 个月内使用剥脱性点阵激光治疗有助于减轻瘢痕形成[13]。通过激光使皮肤愈合过程正常化被认为可以改善创面修复,从而增加患者康复概率,减少瘢痕对患者心理和功能造成的伤害。LADD 是增强激光治疗效果的有力工具,这个已被证实的观点为扩大 LADD 在创面愈合早期阶段的应用奠定了基础(图 12-5)。

虽然还没有随机对照试验(RCT)对 LADD 在瘢痕预防中的作用进行研究,但对于其促进创面愈合的作用已有探索(图 12-6)。抗坏血酸(维生素 C)是一种抗氧化剂,作为

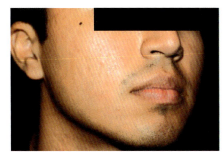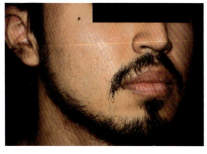

图 12-4　西班牙裔患者,男,20 岁,痤疮瘢痕 4 年,用 2 mm 穿孔活检治疗,并用 1550 nm 剥脱性点阵激光和左旋聚乳酸(PLLA)治疗 2 个疗程

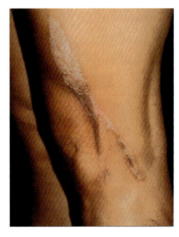
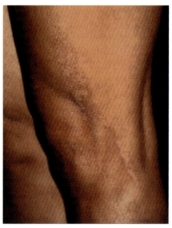

图 12-5　西班牙裔患者，女，49 岁，因热蜡烫伤留下色素减退性瘢痕 3 年，采用 1550 nm、1927 nm 的剥脱性点阵激光和比马前列素治疗 1 个疗程

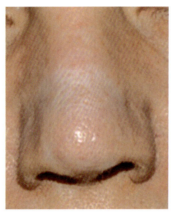
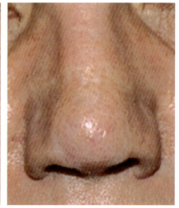

图 12-6　白人患者，女，68 岁，创伤性色素减退瘢痕 6 年，使用剥脱性点阵激光和 PLLA 治疗 4 个疗程后皮肤重新着色

创面愈合和胶原蛋白合成的辅因子，常被用作皮肤外用液体化妆品的标准成分。Hsiao 等[14]首次报道了在 Er:YAG 和 CO_2 激光预处理后的小鼠体外模型中使用 LADD 技术递送抗坏血酸。结果表明，激光处理后抗坏血酸皮肤通量比完整皮肤的通量高 181~277 倍。Hsiao 等[15]在猪皮模型中对这一过程作了进一步的研究，以评估 CO_2 激光与点阵 CO_2 激光预处理后皮肤抗坏血酸的通量差别。结果表明，与使用常规 CO_2 激光相比，进行 4 次或更少次数的点阵 CO_2 激光治疗也能达到局部外用抗坏血酸类似的渗透效果，且其表皮损伤更小。

在人体受试者中，Waibel 等对剥脱性点阵激光治疗后联合应用维生素 C、E 以及阿魏酸复合制剂护理创面与常规创面护理的效果进行了瘢痕自身照研究。这项研究的目的是评估抗氧化制剂对剥脱性点阵激光治疗光损伤术后恢复的影响。结果显示，与常规方法相比，患者恢复时间减少了 24~48 h，能够更快地重返工作和社交生活[15-16]。研究还发现，与对照组在分子水平上相比，抗氧化剂处理组中碱性成纤维细胞生长因子的表达在第 5 d 时也有显著增加，这表明激光治疗和局部用药对创面愈合有协同作用。

技术详解

预处理

在进行任何治疗之前，应获得患者的知情同意，并对治疗目的、局限性和潜在的并发症进行客观地讨论。LADD的独特之处在于，激光治疗和所递送的药物及分子均应获得患者知情同意。此外，还应进行全面的病史询问和查体。瘢痕治疗的相关信息包括损伤时间和原因、手术史、既往并发症、目前的不适和症状（例如疼痛、瘙痒、感觉功能障碍）等。讨论治疗目标和是否存在创伤后应激反应也很重要，这些应激反应在严重创伤后的瘢痕患者中较为常见。体格检查应关注瘢痕特征，如红斑、柔韧性、质地、色素沉着程度、瘢痕厚度、活动受限范围以及是否存在瘢痕溃疡等。由于LADD中引入了外源性物质，治疗前应确定患者对所用药物是否过敏及有无过敏史。

对于大面积的瘢痕，通常在治疗前1 d开始口服抗生素和抗病毒药物进行预防。对于面部瘢痕的治疗，尤其是有单纯疱疹病毒阳性病史的患者，病毒预防是必须考虑的。对于面积较大的体表瘢痕，药物治疗可持续1周。抗真菌/酵母菌药物在个别情况下可考虑作为预防性用药，但较少采用。如果患者在激光治疗后出现局部疼痛或瘙痒，可能是真菌/酵母菌感染引起的。

大多数治疗都是在诊室内进行。在激光治疗前，将常用的局部麻醉制剂（总量＜30 mL，以避免利多卡因中毒）涂抹于治疗区域并封闭1 h或更长时间。根据患者年龄、瘢痕大小以及个体耐受性等因素，可采用不同的麻醉方法，如空气冷却、冷敷、局部和区域麻醉、全身止痛药，甚至是镇静剂或全身麻醉。为了使治疗区域与周围皮肤更好地融合，麻醉的区域应包括整个瘢痕及与其相邻的1~2 mm正常皮肤边缘。LADD中的局部药物应在激光治疗完成后立即开始递送，因为通道很快就会关闭，且药物最佳穿透效果的持续时间有限。

虽然激光治疗是瘢痕治疗中非常有效和重要的工具，但瘢痕的成功康复有赖于多学科协作。这包括良好的创面护理，对一些造成活动受限的瘢痕进行持续的物理和专业的康复治疗。当然某些挛缩性瘢痕也可能需要手术松解才能获得更好的治疗效果。瘢痕康复是动态的，每个治疗过程都需要制订个体化方案，这样才能实现最佳的治疗效果。

激光选择

CO_2或Er：YAG剥脱性点阵激光都是在角质层、表皮和真皮层中创建一个直径为120~430 μm的柱状通道，精确地提高局部治疗药物成分的渗透能力。CO_2和Er：YAG都是红外激光器，可将皮肤组织加热到100 ℃以上并引起组织汽化。到目前为止，并未发现二者对于LADD疗效的影响有显著差异。两种激光器的主要区别在于吸收系数，Er：YAG的吸收系数为$2×10^7/cm$，由于其对水具有高吸收性，故用于消融组织的能量较少。由于每个通道消融所需的能量较小，因此对周围区域造成的热损伤最小。CO_2的吸收系数较低，为$2×10^6/cm$，因此需要更多能量用来汽化组织，导致汽化通道周围的热损伤（凝固区）面积相对增加，因此需要进一步研究来了解该凝固区带来的潜在影响。目前的一个假设是，凝固组织的扩散系数低于正常组织，因此较厚的凝固区可以作为二级扩散屏障。然而，另一种假设是，凝固区可能会在这些通道中形成药物储存库，当目标是将药物递送到真皮而不是全身时，这可能是一个优势。而在这种情况下，CO_2激光可能是最佳选择。相反，如果目标是全身给药，产生凝固区较少的Er：YAG激光可能是更好的选择。

激光能量

脉冲能量的选择应与瘢痕厚度成正比。因此，当设置的脉冲能量较高时，治疗密度建议设置为较低的1%~10%。通道密度是指剥脱的皮肤表面积，可通过激光光斑大小或在固定扫描模式中应用的通道数量进行调整。一项关于利多卡因[17]和甲基5-氨基酮戊酸（MAL）的研究表明，药物递送的速度和范围会受到通道密度的影响[18]。Bachhav等[9]使用体外猪模型研究了Er：YAG剥脱性点阵激光通道密度对局部利多卡因渗透的影响。研究的最初假设是，增加激光通道的数量会相应地增强药物的递送能力。研究的通道密度为每 3 cm² 设置 0（对照组）、150、300、450 和 900 个通道，并在 24 h 内使用固定的激光能量密度。但与预期相反，450 与 900 个通道在 6 h 内的累积渗透量在统计学上无显著差异；而在 24 h，300、450 与 900 个通道之间也无显著差异。因此，该研究认为存在一个最小的通道密度来实现最大的药物渗透效率，但超过这一密度后，再增加通道密度将不会改善药物的递送效率。Sakamoto 等[20]的另一项研究评估了在猪模型体内使用氨基酮戊酸（ALA）光动力治疗联合 CO_2 剥脱性点阵激光治疗时，不同 CO_2 激光密度[100、200 和 400 个微治疗区（MTZ）/cm²]对 ALA 递送效果的影响。结果表明，增加通道密度并不影响 ALA 向皮肤递送的深度。当然，这可能是某些药剂的化学性质所独有的现象，还需要在其他药物分子中进一步研究。

深度为 100~4000 μm 的柱状消融通道可根据瘢痕深度进行调整。想要更好地把激光应用于 LADD，就需要了解基本的 LADD 剂量学策略。通过调整激光设置，可以影响药物递送量、递送速率和药物生物分布。局部递送可以通过适当的能量和密度设置进行优化，因为能量超过一定阈值后效果反而会递减。注射药物或其它治疗应在激光治疗后 2 min 至 48 h 内进行。Banzhaf 等[21]对局部应用 LADD 在增强药物递送能力方面进行了时间相关性研究。11 例健康男性志愿者在特定时间点（0 min、2 min、5 min、10 min、30 min、60 min、90 min、6 h、24 h 和 48 h）分别接受臀部局部应用荧光素钠联合 CO_2 点阵激光治疗。结果发现，在点阵激光治疗后，皮肤通道在 30 min 内开放 100%，在 6 h 内开放约 75%，在 24~48 h 开放约 3%。与未经激光治疗的皮肤相比，激光照射 6 h 后，荧光强度（通过荧光摄影测量）显著升高。而在激光照射后 30 min 内开始应用荧光素钠时，药物穿透率最高。如本研究中所述，当局部使用液体制剂时，应戴着手套轻揉治疗区域，并用纱布擦拭掉多余液体。为了优化这项技术，研究发现，与面霜或凝胶等物质相比，液体制剂局部应用效果更佳[22]。

术后护理

剥脱性点阵激光治疗和 LADD 完成后，应立即在治疗区域涂抹凡士林或凡士林类软膏，通常在 2~3 d 内每天涂抹多次，直到该部位完全愈合，这样可以局部保湿并防止感染。根据需要，可以在润肤剂上覆盖不粘敷料（如 Telfa）以方便穿衣，防止腰带或胸罩等衣物摩擦。患者可在第 2 d 淋浴，并开始用温和的肥皂对治疗区周围进行轻柔的日常清洁，每天至少两次。治疗后，患者可以很快恢复日常活动，但在治疗结束后早期（约 2 周）应严格注意防晒。在上皮完整性恢复后或激光治疗后 12 周开始使用温和防晒霜（锌或 TiO_2）。对于增生性瘢痕，皮肤再上皮化后（治疗后约 3 d），压力治疗也是一种重要的辅助方法。治疗的总次数视瘢痕具体情况和个体恢复程度而定。

不良反应的预防和管理

单独使用剥脱性点阵激光治疗发生不良反应的概率较低且症状较轻，多限于红斑、轻度疼痛和轻微感染[23]。为了确保治疗安全，避免激光能量过高非常重要，确保剥脱是局部进行而非全区域也很必要，因为剥脱区域之间正常皮肤的保留有助于缩短愈合时间。过高的激光密度会导致部分剥脱区和凝固区融合，从而增加创面的面积并延缓皮肤的正常愈合——尤其是在已经受损的瘢痕组织中。因此，建议在采用 LADD 治疗瘢痕时采用较低能量。

LADD 提供了一种新的微创药物递送方法，具有广阔的应用前景。然而，这项技术尚未得到美国食品药品监督管理局（FDA）的特别批准，而且对于所有可能用于瘢痕治疗的药物，使用剥脱点阵LADD给药的安全性尚未完全确定。各种药物或分子使用LADD都有潜在的益处，但这种给药方式目前尚未规范化或被美国FDA批准使用，任何作用在真皮中的药物或分子都应该基于此目的进行正式研究。一个可以借鉴的经验是，美国FDA批准的真皮内注射用药物，通常对于LADD来说也是安全的。相反，其批准的仅用于表皮的局部用药则不应该用于LADD，这容易导致并发症。未来的研究应着眼于开发更多的LADD辅助用药。

当然，皮肤给药的外用药物成分也必须是安全的。通过LADD给药可提高药物的生物利用度，但同时也会增加这种药物潜在并发症的风险。这种技术允许在表皮－真皮交界处的浅表毛细血管丛处存在独特的药物通路，从而增加了诸如药物毒性等不良反应的可能性。Oni等[17]指出，在猪模型中使用LADD后利多卡因吸收增强，血液水平可检测。类似地，Marra等[24]报道了一例剥脱性点阵激光联合30%利多卡因凝胶治疗后，血清利多卡因浓度达到中毒水平并伴随临床症状的病例。考虑到儿童的总体体重较轻，体表面积与体积比较高，这种潜在毒性在儿童中更要特别关注。由于LADD中使用的不同药物或分子的特性不同，因此在广泛用于患者之前，每种药物或分子都应该进行单独的随机对照试验研究，以评估其理化性质、疗效、安全性、剂量、给药时机和最佳组合。

循证评价

剥脱性点阵激光辅助药物递送（LADD）是一个快速发展的领域，尽管它只有十多年的发展历史，但前面提到的几项研究都表明，LADD在瘢痕治疗方面拥有巨大的应用前景。为了更全面地评估该领域，Haedersdal等[25]对1990年1月1日至2015年4月5日PubMed数据库中获取的文献进行了评判性回顾分析。该综述包括所有剥脱性点阵激光辅助药物递送试验，包括随机对照、对照和非对照试验，每项研究的样本量至少为10例患者。所纳入的18项试验中，关于LADD治疗瘢痕的研究仅有3项，且证据等级为IIA，包括之前讨论过的研究"使用PLLA治疗萎缩性瘢痕和TAC治疗增生性瘢痕"。由于大多数早期试验都是概念验证，因此需要更严格的随机对照试验来巩固和扩大这项技术的应用。随着这一领域的不断发展，进一步的研究将有助于微调和优化激光－组织－药物之间的相互作用，最终达到优化瘢痕治疗的目的。

未来发展方向

LADD是一种很有前景的瘢痕辅助治疗技术，也有许多其他潜在的应用。目前的证据表明，LADD是一种可高度定制的、效果明显的技术。通过调节激光设置可调控靶分子的递送密度和深度。前期的动物和人体研究证实，剥脱性点阵激光可增强经皮药物递送作用。早期的临床研究进一步表明，LADD是瘢痕治疗中一种很有前景的治疗方法，具有巨大的发展空间，但目前仍需继续进行深入研究，以确定LADD相关的安全性、有效性、用药浓度、用药时机和激光能量等。此外，有必要制订激光装置和参数的最佳指南，以降低与治疗相关不良反应的发生率。在美国，可能还需要获得FDA的批准，并制订官方监管指南，才能进一步推广应用。根据现有文献分析，创面愈合剂、细胞因子抑制剂和血管介质是LADD最相关的药物，应进行深入研究以促进瘢痕治疗的进一步发展。相信随着研究的不断深入，激光在瘢痕治疗中的应用范围将不断扩大，一定会形成一条更加优化和高效的瘢痕治疗新途径。

（刘　宾　译）

参考文献

[1] Bush J, So K, Mason T, et al. Therapies with emerging evidence of efficacy: avotermin for the improvement of scarring. Dermatol Res Pract, 2010, 2010: 690613. DOI: 10.1155/2010/690613.

[2] Erlendsson AM, Anderson RR, Manstein D, et al. Developing technology: Ablative fractional lasers enhance topical drug delivery. Derm Surg, 2014, 12(12): S142–146.

[3] Sklar L, Burnett C, Waibel J, et al. Laser assisted drug delivery: a review of an evolving technology. Lasers Surg Med, 2014, 999: 1–14.

[4] Yun PL, Tachihara R, Anderson RR. Efficacy of erbium: yttrium-aluminum-garnet laser-assisted delivery of topical anesthetic. J Am Acad Dermatol, 2002, 47(4): 542–547.

[5] Waibel K, Beer K. Ablative fractional laser resurfacing for the treatment of a third-degree burn. J Drug Dermatol, 2009, 8(3): 294–297.

[6] Haedersdal M, Sakamoto FH, Farinelli WA, et al. Fractional CO_2 laser-assisted drug delivery. Lasers Surg Med, 2010, 42(2): 113–122.

[7] Waibel JS, Wulkan AJ, Shumaker PR. Treatment of hypertrophic scars using laser and laser assisted corticosteroid delivery. Lasers Surg Med, 2013, 45(3): 135–140.

[8] Waibel J, Wulkan A. American Society for Laser Medicine and Surgery Abstracts. Lasers Surg Med, 2013, 39. DOI: 10. 1002/lsm22127.

[9] Park JH, Chun JY, Jong HE. Laser-assisted topical corticosteroid delivery for the treatment of keloids. Lasers Med Sci, 2017, 32: 601–608.

[10] Rhein A, Ozog D, Waibel J. Treatment of atrophic scars with fractionated CO_2 laser facilitating delivery of topically applied poly-L-lactid acid. Dermatol Surg, 2014, 40: 624–631.

[11] Massaki AB, Fabi SG, Fitzpatrick R. Repigmentation of hypopigmented scars using an erbium-doped 1550 nm fractionated laser and topical bimatoprost. Dermatol Surg, 2012, 38: 995–1001.

[12] Waibel JS, Rudnick A, Arheart KL, et al. Re-pigmentation of hypopigmentation: fractional lasers vs laser-assisted delivery of bimatoprost vs epidermal melanocyte harvesting system. J Drugs Dermatol, 2019, 18(11): 1090–1096.

[13] Waibel JS, Gianatasio C, Rudnick A. Randomized, controlled early intervention of dynamic mode fractional ablative CO_2 laser on acute burn injuries for prevention of pathological scarring. Lasers Surg Med, 2020, 52(2): 117–124. DOI: 10. 1002/ lsm. 23170.

[14] Hsiao CY, Huang CH, Hu S, et al. Skin pretreatment with lasers promotes the transdermal delivery of vitamin C derivatives. Lasers Med Sci, 2001, 26: 369–376.

[15] Hsiao CY, Huang C-H, Hu S, et al. Fractional carbon dioxide laser treatment to enhance skin permeation of ascorbic acid 2-glucoside with minimal skin disruption. Dermatol Surg, 2012, 38(8): 1284–1293.

[16] Waibel JS, Mi QS, Ozog D, et al. Laser-assisted delivery of vitamin C, vitamin E, and ferulic acid formula serum decreases fractional laser post operative recovery by increased beta fibroblast growth factor expression. Lasers Surg Med, 2016, 48(3): 238–144. DOI: 10. 1002/lsm. 22448.

[17] Oni G, Brown SA, Kenkel JM. Can fractional lasers enhance transdermal absorption of topical lidocaine in an in vivo animal model? Lasers Surg Med, 2012, 44(2): 168–174.

[18] Lippert J, Smucler R, Vlk M. Fractional carbon dioxide laser improves nodular basal cell carcinoma treatment with photodynamic therapy with methyl 5-aminolevulinate. Dermatol Surg, 2013, 39(8): 1202–1208.

[19] Bachhav Y, Summer S, Heinrich A, et al. Effect of controlled laser microporation on drug transport kinetics into and across the skin. J Control Release, 2010, 146(1): 31–36.

[20] Haedersdal M, Sakamoto FH, Farinelli WA, et al. Pretreatment with ablative fractional laser changes kinetics and biodistribution of topical 5-aminolevulinic acid (ALA) and methyl aminolevulinate (MAL). Laser Surg Med, 2014, 46(6): 462–469.

[21] Banzhaf CA, Thaysen-Peterson D, Bay C, et al. Fractional laser-assisted drug uptake: impact of time related topical application to achieve enhanced delivery. Lasers Surg Med, 2017, 49(4): 348–354.

[22] Olesen UH, Mogensen M, Haedersdal M. Vehicle type affects filling of fractional laser-ablated channels imaged by optical coherence tomography. Lasers Med Sci, 2017, 32(3): 679–684.

[23] Alster TS, Lupton JR. Treatment of complications of laser skin resurfacing. Arch Facial Plast Surg, 2000, 2(4): 279–284.

[24] Marr DE, Yip D, Fincher EF, et al. Systemic toxicity from topically applied lidocaine in conjunction with fractional photothermolysis. Arch Dermatol, 2006, 142: 1024–1026.

[25] Haedersdal M, Erlendsson AM, Paasch U, et al. Translational medicine in the field of ablative fractional laser (AFXL)- assisted drug delivery: a critical review from basics to current clinical status. J Am Acad Dermatol, 2016, 74:981–1004.

自体脂肪移植修复外伤性瘢痕

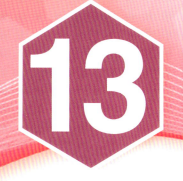

Isaac E. Schwartz, Curtis W. Gaball, José E. Barrera

章节大纲

历史回顾

适应证与患者选择

技术详解
　　技术要点

不良反应的预防和管理

循证评价

未来发展方向

参考文献

摘　要

自体脂肪移植是一项成熟的、历经时间考验的外科技术，在整形外科和重建外科中占有重要地位。由于其用途广泛、操作相对简单，已成为重建外科医生不可或缺的工具之一。脂肪移植的适用范围十分广泛，随着时间的推移和技术的发展，其应用范围将进一步扩大。本章围绕烧伤和创伤瘢痕，概述了脂肪移植的发展历史和基本技术，详细介绍了脂肪移植在头颈部创伤和烧伤性瘢痕重建及康复中的应用。

历史回顾

自体脂肪移植是一种软组织缺损重建技术，其发展历史上涌现出了许多著名的外科学专家。19世纪末，德国外科医生 Gustav Neuber 报道了首例自体脂肪移植术，他不仅开创了脂肪移植修复结核性骨髓炎瘢痕的先河[1]，还被认为是世界上第一家无菌医院的创建者。现行的脂肪移植技术雏形是 1912 年由 Höllander 设计的，他注射了自体脂肪和公羊脂肪的混合物用于软组织缺损的重建[2]（图 13-1）。"整形外科之父"Harold Gillies 则在第一次世界大战期间和战后进一步推动了脂肪移植技术的发展，他将该技术用于多种创伤性软组织缺损的重建[3]（图 13-2）。

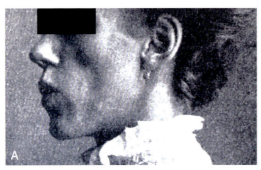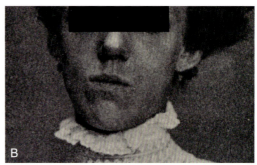

图 13-1 首例脂肪注射：Berlin Höllander 为患者注射了公羊脂肪和自体脂肪混合物进行面部萎缩重建。据研究者所述，患者在经历了 2~3 d 的疼痛性皮疹后取得了令人满意的结果

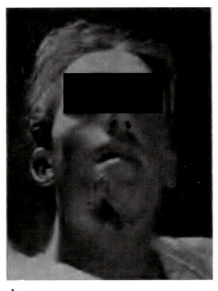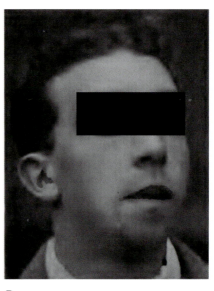

图 13-2 游离自体脂肪移植：第一次世界大战后，Harold Gillies 爵士率先使用脂肪移植作为战伤重建的一种手段，该例下颌骨粉碎性骨折和软组织缺损患者在早期创伤（图中未显示）愈合后接受了瘢痕切除和脂肪移植治疗

自体脂肪移植的科学技术在 20 世纪后半叶得到了进一步发展。Peer[4] 在 1950 年进行了关于脂肪移植物存活率的早期基础研究，结果表明手术 1 年后脂肪移植物的平均存活率为 45%。1974 年，吸脂技术的出现为自体脂肪移植的普及奠定了基础[1,5]。脂肪移植发展的另一个重大突破来自 Sydney Coleman，他率先提出了结构性脂肪移植的概念，并描述了一种采集、加工和注射脂肪的标准化方法[6-9]。这种技术及其相关方法已被广泛应用于临床和科研领域，以提高脂肪移植的存活率。

适应证与患者选择

自体脂肪易于获得，对供区损伤小，具有较好的生物相容性，不会引起免疫反应。同时由于其并发症风险低，极少发生感染，在瘢痕治疗的任何阶段都能进行，即便同一患者或单个瘢痕也能重复使用。这些优点使自体脂肪被视为美容和重建手术中理想的长期填充物，自体脂肪移植也成为重建外科医生的"万能工具"。

脂肪移植在创伤瘢痕中的明确适应证是存在软组织缺损，如凹陷性或萎缩性瘢痕，或软组织的毁容性缺损。在这些情况下，脂肪移植能恢复受损部位的体积并改善组织外观。关于脂肪移植作为再生疗法治疗瘢痕的文献也越来越多,表明这种疗法在治疗大面积烧伤后瘢痕时可能会有用武之地,因为它不仅能改善瘢痕表面皮肤的质量,软化纤维化的组织床,还能修复受损部位的体积和外观[7]。脂肪移植在改善放射治疗后头颈部皮肤质量和柔软度、提高相关功能方面的作用已经得到了证实[10]。治疗瘢痕引发的神经源性疼痛可能是脂肪移植研究的新领域[11,12]。

脂肪移植可用于先天性畸形的治疗、各种美容塑形、衰老面部的年轻化和其他适应证。尽管瘢痕治疗从定义上讲属于损伤修复的范畴,但实际上它也需要解决外观问题和功能障碍,而脂肪移植在结构重建、功能改善和美容方面的作用有助于治疗创伤性损伤。

技术详解

很多资料都对脂肪移植的基本技术有所提及,本章在此简要回顾。自体脂肪移植技术可分为3个步骤:脂肪采集、脂肪加工和脂肪注射。需要注意的是,为了最大限度地提高移植脂肪的存活率,每个步骤都应尽可能地减少对脂肪细胞的损伤。

首先要在患者处于站立状态时进行术前标记:用记号笔在凹陷区域边缘标记要填充的范围,同时标记不同区域需要的填充量。有研究者使用点线表示填充范围,点的密度对应所需的填充量。

脂肪采集最常用的部位是下腹部、大腿内侧、大腿外侧和侧腹部。一般来说,女性大腿外侧的脂肪较易获取,男性情况则有所不同。有证据表明,并不存在所谓的"最佳采集部位"[13,14],因为上述各部位间并无明显差异。采集时要避开有手术史的腹部区域和其他可能存在疝气或腹壁缺损的区域,以免穿透腹壁。采集时还要注意对称操作,以免供区留下外观缺陷。此外,在取材区域边缘采用羽毛状过渡技术有助于避免术后形成明显凹陷,操作中应在套管几乎完全拔出后再改变方向,这既能减少对脂肪的剪切力,还能减少套管与组织间的摩擦。上臂、膝内侧等处的脂肪含量丰富,不受体型影响,也是脂肪采集的部位。对于少数常规部位脂肪储存量不足的患者,可以从这些部位采集脂肪。年轻患者的皮下脂肪往往更为致密和坚韧,在拔出注射套管时经常发生堵塞,也可能需要进行多次操作。

使用0.5%利多卡因和1:100 000肾上腺素配置局麻药,注射后等待7 min能保证最佳的止血效果和麻醉药物的均匀分布。当需要采集大量脂肪或将脂肪移植联合其他手术时,应注意不能超过麻醉药物的安全剂量。可以先做一个刚好容纳抽脂套管的小切口,用弯剪分离少量组织后再用钝头套管进行局麻药注射:预计每采集1 cm^3 脂肪,注射1 mL局麻药。采集脂肪时使用3 mm钝头套管,插入套管后手动给予少许负压,用10 mL螺口注射器回抽2 mL或更多脂肪(图13-3和图13-4)。市面上有多种用于脂肪采集的套管,也可以选择一次性套管。

套管进入皮下脂肪层时,应以羽毛状过度技术进行长而直的穿行,每次穿刺应尽可能多地采集脂肪,并注意避免形成窦道。还要注意不能剐蹭真皮深部,一旦剐蹭可能会引起疼痛甚至形成瘢痕。采集结束后,使用5-0快速可吸收铬肠线缝合切口。切口部位在手术当天可能会有少量渗液,采用小绷带包扎即可,一般不用额外的支持性包扎。

脂肪采集后应尽快在同一手术环境下注射。普遍认为,对脂肪进行适当处理是提高其活力的关键。在新采集的脂肪中,活性脂肪细胞的含量可能高达90%,也可能低至10%,因此以标准化方式处理脂肪十分必要[13-15]。一种普遍认可的方法是使用无菌孔板在小型实验室离心机中以3000 rpm的转速离心3 min。另一种方法是脂肪滤过,如使用棉纱或将其置于无菌过滤器中进行过滤分离后获取所需的脂肪(图13-5)。

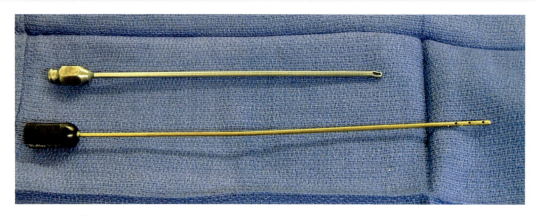

图 13-3　脂肪采集套管（上）和局麻药注射套管（下）

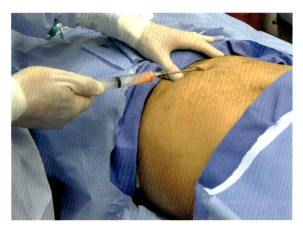

图 13-4　用 10 mL 注射器和采集套管手动给予少许负压，从腹部采集脂肪

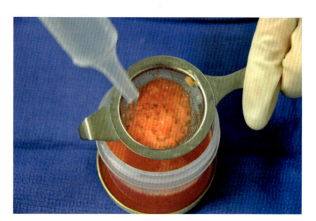

图 13-5　一种简单的脂肪处理方法：将采集的脂肪在过滤器中清洗，使用生理渗透压无菌液体清洗脂肪（本例使用的是 0.9% 生理盐水）

有研究者使用两种方法都取得了成功，但二者在提高脂肪存活率上无明显差异。随后将处理过的脂肪转移到 1 mL 注射器中进行注射（图 13-6 和图 13-7）。

处理后的脂肪在注射时主要基于 Coleman 结构脂肪移植概念，即通过反复穿刺将少量甚至微量脂肪注射到组织的各个层次。这有助于脂肪与受区组织接触面积最大化，并尽可能地减少脂肪聚集成团的可能。在术后恢复的早期阶段，移植的脂肪细胞主要通过扩散获取氧气，因而这样还能增加脂肪的氧气供应。市面上有许多注射套管和注射装置可用，有研究发现，Coleman 1、2 和 3 套管以及 V 形剥离器能满足头颈部所有整形手术和重建手术中的脂肪移植需求（图 13-8）。

在局麻药中加入肾上腺素不仅能减少患者痛苦，还能收缩血管、降低脂肪入血风险。需要注意的是，应尽量避免在局部大量使用局麻药物，这可能引起组织肿胀，影响医生对外观细节的判断。面部神经阻滞可以有效避免患者清醒时的不适感。注射部位要精心设计，最好能在待填充区域形成"交叉网格"。注射时先用 18 号针头在松弛的皮肤张力线上做穿过真皮的小切口，随后插入注射套管。注射套管在刚刚插入时常需要施加一定压力，如果施加压力后仍然进入困难，也可使用 11 号刀片或小剪刀对皮肤边缘进行适当分离，在套管回撤时注入少量脂肪（图 13-9）。每次注射量不超过 0.1 mL，在眼睑等皮肤较薄的区域注射剂量应更低。在皮肤较薄的区域，如眼睑真皮厚度约

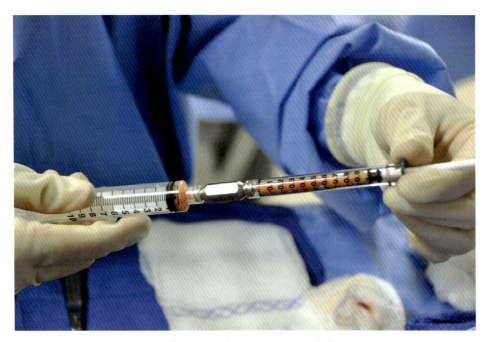

图 13-6　将脂肪从 10 mL 注射器转移到 1 mL 注射器,准备注射

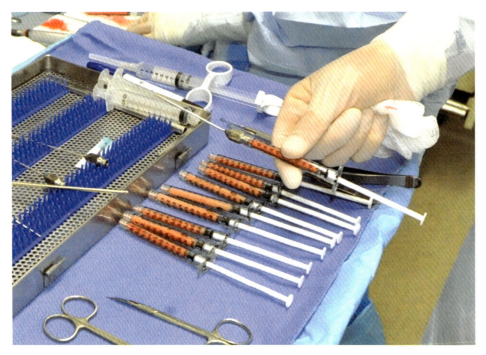

图 13-7　处理后的 1 mL 脂肪,准备注射

600 μm,脂肪应注入骨膜上层,骨膜上层注射可以避免脂肪聚集成块等并发症。注射时将注射器上的刻度面向操作者有助于控制注射量。开始注射时,要适当控制、缓慢释放,以免过量。脂肪的注射总量因注射部位、皮肤厚度和需要解决的问题类型不同而存在很大差异。注射时一般会额外注射 20%~50%,以补充被吸收的脂肪。值得注意的是,应在术前向患者说明

额外注射的相关事项。因为注射不足比注射过量容易处理，所以初学者可以考虑在开始时减少额外注射量，但这样可能导致注射次数增加，所以应在术前与患者充分沟通以获得其支持。

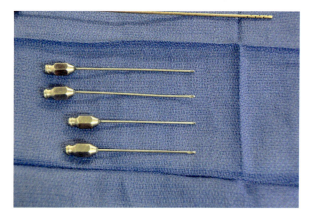

图 13-8　Coleman 1、2 和 3 注射套管以及 V 形剥离器注射套管（底部）

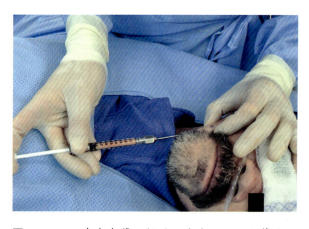

图 13-9　只有在套管回撤时，才能开始以小等份注射脂肪。确保注射器刻度面向术者，便于控制每次的注射剂量

脂肪注射后常会出现水肿，这会影响外科医生对组织质量和外观的评估，所以要在水肿出现之前进行快速注射。同样，脂肪移植应在同一区域开展其他手术之前进行。如果相关手术需要在脂肪移植区域做切口，一般不用担心脂肪会"漏出"，因为脂肪已经与局部组织的间质结合在一起了。18 号针做出的小切口不需缝合，切口处涂抹药膏即可。

技术要点

当脂肪移植作为修复外伤性瘢痕的主要或次要手段时，应牢记几个重要原则。首先，瘢痕组织比健康组织弹性更差。在对瘢痕组织进行脂肪注射时，不论外伤性瘢痕还是放射性瘢痕，其最大容量都不是由预期填充效果决定的，而是取决于受区瘢痕的张力。在注射过程中，如果组织变白或注射的脂肪从切口溢出，说明已经达到容量极限，再继续注射可能是徒劳的。在血供较差的部位，压力过大甚至可能导致组织坏死。

其次，直接注射到瘢痕中的脂肪存活率较低。据某位研究者的经验，从长期来看，直接注入瘢痕基底部的脂肪比注入健康组织的脂肪表现出更广泛的吸收。这可能是由于瘢痕基底部的张力增加和血管减少所致。

再次，瘢痕和健康组织之间的界面也是一个重要问题。一个典型例子是使用脂肪移植治疗凹陷的线性瘢痕时，瘢痕与邻近组织的组织顺应性差异使注射的脂肪向正常组织扩散，使得瘢痕的凹陷性更加明显，此类情况也要注意避免。对凹陷性瘢痕或皱纹注射脂肪时，通常建议使用 V 形剥离套管、18 号针或 NoKor 针对瘢痕深部附着物进行松解（即"皮下切开术"），以保证有充足空间进行脂肪注射（图 13-10~ 图 13-12）。

最后，瘢痕修复术中脂肪注射应尽可能地将脂肪优先注射到正常组织。尽管将脂肪注射到瘢痕平面下方的正常组织能够有效改善损伤区域的体积和外观，在注射剂量和长期存活方面的优点也更明显，但某些情况下很难实现瘢痕下注射，如全层瘢痕。在这些情况下，有必要进行瘢痕松解以增加组织顺应性。如前所述（图 13-11），可以通过瘢痕的皮下切开术进行松解，并且可能要对局部组织进行小范围推进松解，以充分改善组织床。总的来说，通过脂肪注射改善线性瘢痕外观时，通常需要进行某种形式的瘢痕松解。

图 13-13~ 图 13-16 展示了笔者临床应用这些技术的典型案例。

自体脂肪移植修复外伤性瘢痕

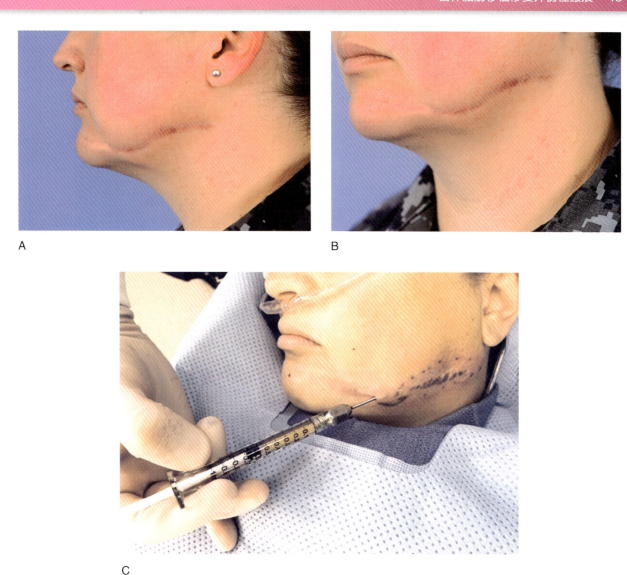

图13-10 曲线状凹陷性瘢痕：（A~B）初次就诊，该患者首先接受瘢痕切除和几何折线重建，然后进行脂肪移植以改善面部外观；（C）皮下切开术后将自体脂肪注射至瘢痕深部，虚线表示要注射的区域，要注意该范围比实际瘢痕宽的多

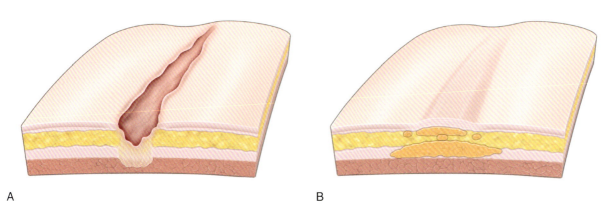

图13-11 凹陷性瘢痕皮下切开（锐性松解致密的纤维性瘢痕附着物）前后和自体脂肪（深黄色）注射前后示意图

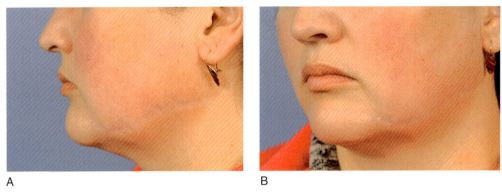

图13-12　（A~B）与图13-10中同一患者的术后照片：瘢痕外观和面部外观得到了很大改善，患者对结果满意，照片摄于术后4年

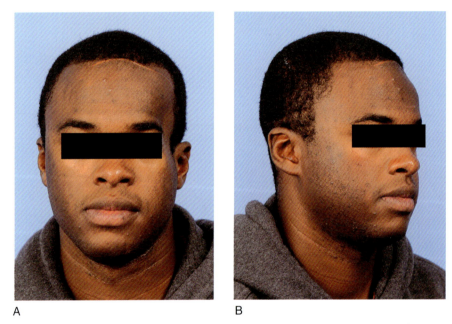

图13-13　患者因儿童时期广泛性骨和软组织感染接受清创手术后，右额部和颞部遗留瘢痕和软组织缺损，通过脂肪移植恢复了正常外观

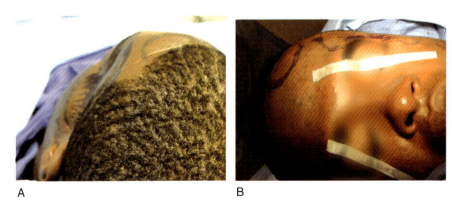

图13-14　与图13-13中同一患者的术中照片：（A）皮肤上标记待填充的颞部和额部区域；（B）脂肪移植后即刻，颞部注射稍过量

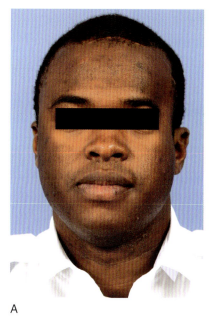
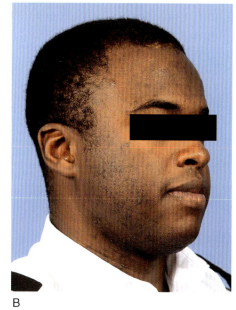

图 13-15 与图 13-13 和图 13-14 是同一患者，脂肪移植后 1 年，外观明显改善，上图为中期治疗结果，左侧太阳穴残余的局部凹陷仍需按照计划进行第二次脂肪注射

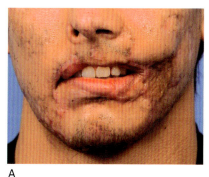
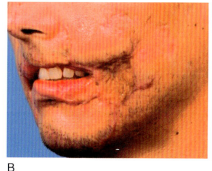
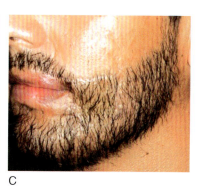

图 13-16 （A~B）患者因战争创伤导致的毁容性瘢痕，就诊前接受了异种移植治疗，但随后出现了图中所示的严重挛缩。在初次就诊时，患者存在口腔功能障碍，并接受了面动脉肌黏膜（FAMM）皮瓣治疗，随后进行了多次 Z 成形术，一系列的 CO_2 点阵激光和血管激光治疗以及病灶内注射皮质类固醇，而后进行了脂肪移植和毛发移植；（C）术后 6 个月，患者口腔功能完全恢复，面颊外观对称，瘢痕柔软可移动，并有胡须均匀生长（A~B. 经美国海军许可复制；C. 经 Peter Shumaker 博士许可使用）

不良反应的预防和管理

脂肪移植的医源性并发症较为少见，感染是其中之一。在某些情况下这种风险可能还会增加，包括将脂肪注射到血供不足的组织中（如接受了放射治疗的组织）。为了降低感染风险，应在完全无菌的条件下进行脂肪采集和脂肪注射，并在术前使用一定剂量的抗生素。

一种少见但可怕的并发症是脂肪进入血管引起栓塞。在面部，尤其是眶下血管或眉间区域注射时这种风险更高，此前已有视网膜中央动脉阻塞或中风引起失明和死亡的报道。此外，与局部脂肪栓塞有关的皮肤坏死也是并发症之一[16-19]。尽管此类并发症极为罕见，但在手术之前必须告知患者这些风险。为了减少脂肪进入血管的风险，应当全程使用钝针操作，且仅在退针时进行注射，同时提前注射肾上腺素以确保血管收缩。此外，仅在套管移动时注射少量脂肪可降低这些风险。

相比之下，脂肪注射引起的美容并发症更为常见。到目前为止，填充过度和填充不足是最常见的并发症。好发于下眼睑部的脂肪移植术后肿块或者突起等外观异常也是美容并发症之一[20]。填充过度十分棘手，有医生可能会尝试使用微吸脂术进行处理，但这可能会导致面部神经损伤。在大多数情况下，观察、按摩和注射曲安奈德更为稳妥。如果在术中出现肿块，用不含脂肪的穿刺针进行多次戳刺也能够缓解问题。相比之下，填充不足只需要再次手术就能轻松解决。因此，在脂肪注射时建议选择保守方案，宁愿二次手术也不要为了追求完美而注射过量。

外观异常的最佳处理是预防。注射脂肪时应谨慎操作，保证每次退针时都均匀、少量地注射是操作的关键。如果患者在术后出现体重增加并导致外观异常，则应进行减重咨询。

循证评价

总的来说，没有标准化和一致性的证据证实不同脂肪移植技术间的差异，而且每台手术的患者和解剖部位都存在差异，使得标准化处理或控制临床变量的难度过大，以至于有关脂肪移植的高级别临床证据明显不足。有研究试图阐明脂肪采集、加工和注射方法对移植脂肪存活率的影响[14]。关于脂肪移植前局部麻醉的研究发现，使用不同溶液（包括生理盐水或不同浓度的利多卡因和肾上腺素）进行脂肪采集时，脂肪细胞活力或体外特性未见差异。Keck等[21]发现利多卡因、罗哌卡因和普鲁卡因（而不是布比卡因）会降低前脂肪细胞的存活率，抑制其向成熟脂肪细胞的分化，然而这一结果尚未在临床上得到证实。

脂肪处理技术的研究结果也大相径庭，有研究显示离心法是最佳方法，也有人认为沉淀、倾析更好，还有研究认为不同处理方法之间并无差异。这些研究并未评估人体内脂肪移植物的长期存活率；相反，他们专注于在采集后对脂肪进行即刻检测分析。因此，尚无充分的证据表明某种脂肪处理方法优于其他方法。然而，报道一致认为高于3000 rpm（1200 g）的离心速度对脂肪细胞有害。

在关于脂肪采集部位的几项研究中，不同采集部位之间未见明显差异[22,23]。Geissler等[24]最近的一项研究对年轻患者和老年患者的3个脂肪供区进行了比较，发现45岁以上的患者侧腹脂肪细胞具有更高的活性，而在年轻人群中未发现这种现象。

未来发展方向

脂肪移植是一种行之有效的技术，已经成为外科医生治疗外伤性瘢痕和其他畸形时的重要工具。脂肪移植的技术基础已基本解决，但脂肪移植的未来并非一成不变，它的应用将越来越多，适应证范围也将不断扩大。脂肪移植越来越多地被用作烧伤和其他慢性创面康复的主要治疗手段[25,26]。脂肪移植的再生特性已被证明可以减少纤维化并改善热损伤后的皮肤质量和瘢痕结局。这一现象的机制似乎是促血管生成因子的增加和促炎症细胞因子的减少。脂肪移植最早可在伤后2~3周内使用，这与传统的脂肪移植有所不同，后者主要用于慢性创面或年龄相关的体积丢失。

脂肪移植将成为重建外科和再生医学领域的重要交叉点。长期以来，人们已经观察到覆盖自体脂肪的皮肤质量有所改善[7]，这一现象在头颈部接受过手术和放疗的患者中也得到了证实[10]。这些结果引发了人们对脂肪移植再生效应的研究。2002年，Zuk将人类脂肪组织描述为多能干细胞的来源之一，称之为脂肪源性干细胞（ASC），并分离出基质血管组分（SVF），这是采集的脂肪组织的一个重要成分，含有前脂肪细胞和ASC等其他细胞[27]。目前，ASC已成功分化为成熟的脂肪细胞、骨骼细胞和心肌细胞，甚至分化成为神经元、肝细胞和胰岛细胞。Lendeckel在2004年报道了一例病例，一名 7 岁女孩遭受严重头部创伤，切开复位内固定失败后，用磨碎的髂骨、ASC 和纤维蛋白成功地修复了巨大颅骨缺损[28]。这些在创面愈合背景下对 ASC 的研究证明了 ASC 通过旁分泌、促血管生成和直接分化机制促进创面愈合[29,30]。

实验室研究已经证明了 ASC 的巨大前景，临床中人们也进行了积极的探索。2009 年，Yoshimura 首创了细胞辅助脂肪转移，这是一种分离 SVF 的技术，然后将其用于补充注射用的脂肪。2014 年，Gentile 等[31]描述了在面部烧伤和瘢痕修复中使用 SVF 和富血小板血浆增强的脂肪移植，与采用经典 Coleman 离心脂肪进行重建的对照组 39% 的外观恢复维持率相比，该方法外观恢复的维持率为 63%[31]。最近一项随机对照试验表明，体外扩增的富含 ASC 的脂肪移植物在 120 d 后可保留 81% 的体积，而对照组为 16%[32]。该研究还发现在富集脂肪干细胞的移植脂肪中，脂肪组织增加，坏死组织减少。出于试验目的，研究中采用的是单个大体积脂肪注射，这与临床使用的多次少量注射方法有很大差异。但总的来说，这种脂肪移植方法能最大限度地减少脂肪吸收带来的影响，并且在大面积组织重建或烧伤后瘢痕等受区组织床不能满足 Coleman 技术所需的精细注射条件时能够直接使用。

脂肪移植技术已经开始与再生医学、组织工程和干细胞科学等领域交叉。随着临床应用研究的持续深入，现有脂肪移植技术的不断改进和提升，整形外科医生将能够为患者带来更满意的功能改善和美容修复。

（陈　阳　译）

参考文献

[1] Mazzola RF, Mazzola IC. The fascinating history of fat grafting. J Craniofac Surg, 2013, 24: 1069–1071.

[2] Holländer E. Die kosmetische Chirurgie. In: Joseph M. Handbuch der Kosmetic. Leipppzig, 1912: 689–690.

[3] Gillies HD. Plastic Surgery of the Face Based on Selected Cases of War Injuries of the Face Including Burns, with Original Illustrations. London, UK: Frowde, 1920.

[4] Peer LAMD. Loss of weight and volume in human fat grafts: with postulation of a "cell survival theory". Plast Reconstr Surg, 1950, 5: 217–230.

[5] Fischer G. Liposculpture: the "correct" history of liposuction. Part I. J Dermatol Surg Oncol, 1990, 16(12): 1087.

[6] Coleman SR. Long-term survival of fat transplants: controlled demonstrations. Aesthetic Plast Surg, 1995, 19(5): 421–425.

[7] Coleman SR. Structural fat grafting: more than a permanent filler. Plast Reconstr Surg, 2006, 118(3 Suppl): 108S–120S.

[8] Coleman SR. Structural fat grafts: the ideal filler? Clin Plast Surg, 2001, 28(1): 111–119.

[9] Coleman SR. Facial augmentation with structural fat grafting. Clin Plast Surg, 2006, 33(4): 567–577.

[10] Phulpin B, Gangloff P, Tran N, et al. Rehabilitation of irradiated head and neck tissues by autologous fat transplantation. Plast Reconstr Surg, 2009, 123(4): 1187–1197.

[11] Huang SH, Wu SH, Chang KP, et al. Autologous fat grafting alleviates burn-induced neuropathic pain in rats. Plast Reconstr Surg, 2014, 133(6): 1396–1405.

[12] Huang SH, Wu SH, Chang KP, et al. Alleviation of neuropathic scar pain using autologous fat grafting. Ann Plast Surg, 2015, 74(Suppl 2): S99–104.

[13] Butterwick KJ, Nootheti PK, Hsu JW, et al. Autologous fat transfer: an in-depth look at varying concepts and techniques. Facial Plast Surg Clin North Am, 2007, 15(1): 99–111, viii.

[14] Gir P, Brown SA, Oni G, et al. Fat grafting: evidence-based review on autologous fat harvesting, processing, reinjection, and storage. Plast Reconstr Surg, 2012, 130(1): 249–258.

[15] Smith P, Adams W, Lipschitz A, et al. Autologous human fat grafting: effect of harvesting and preparation techniques on adipocyte graft survival. Plast Reconstr Surg, 2006, 117(6): 1836–1844.

[16] Egido JA, Arroyo R, Marcos A, et al. Middle cerebral artery embolism and unilateral visual loss after autologous fat injection into the glabellar area. Stroke, 1993, 24(4): 615–616.

[17] Wang DW, Yin YM, Yao YM. Internal and external carotid artery embolism following facial injection of autologous fat. Aesthet Surg J, 2014, 34(8): NP83–NP87.

[18] Gleeson CM, Lucas S, Langrish CJ, et al. Acute fatal fat tissue embolism after autologous fat transfer in a patient with lupus profundus. Dermatol Surg, 2011, 37(1): 111–115.

[19] Danesh-Meyer HV, Savino PJ, Sergott RC. Case reports and small case series: ocular and cerebral ischemia following facial injection of autologous fat. Arch Ophthalmol, 2001, 119(5): 777–778.

[20] Glasgold RA, Glasgold MJ, Lam SM. Complications following fat transfer. Oral Maxillofac Surg Clin North Am, 2009, 21(1): 53–58, vi.

[21] Keck M. Viability of preadipocytes in vitro: the influence of local anesthetics and pH. Dermatol Surg, 2009, 35(8): 1251–1257.

[22] Rohrich RJ, Sorokin ES, Brown SA. In search of improved fat transfer viability: a quantitative analysis of the role of centrifugation and harvest site. Plast Reconstr Surg, 2004, 113(1): 391–395; discussion 396-397.

[23] Padoin AV, Braga-Silva J, Martins P, et al. Sources of processed lipoaspirate cells: influence of donor site on cell concentration. Plast Reconstr Surg, 2008, 122(2): 614–618.

[24] Geissler PJ, Davis K, Roostaeian J, et al. Improving fat transfer viability: the role of aging, body mass index, and harvest site. Plast Reconstr Surg, 2014, 134(2): 227–232.

[25] Sultan SM, Barr JS, Butala P, et al. Fat grafting accelerates revascularisation and decreases fibrosis following thermal injury. J Plast Reconstr Aesthet Surg, 2012, 65(2): 219–227.

[26] Caviggioli F, Klinger FM, Vinci V, et al. Treatment of chronic posttraumatic leg injury using autologous fat graft. Case Rep Med, 2012, 2012: 648–683. DOI: 10.1155/2012/648683

[27] Zuk PA, Zhu M, Ashjian P, et al. Human adipose tissue is a source of multipotent stem cells. Mol Biol Cell, 2002, 13(12): 4279–4295.

[28] Lendeckel S, JÖicke A, Christophis P, et al. Autologous stem cells (adipose) and fibrin glue used to treat widespread traumatic calvarial defects: case report. J Craniomaxillofac Surg, 2004, 32(6): 370–373.

[29] Hassan WU, Greiser U, Wang W. Role of adipose-derived stem cells in wound healing. Wound Repair Regen, 2014, 22(3): 313–325.

[30] Ahn JM, Mao JJ. Adipose tissue engineering from adult human stem cells: A new concept in biosurgery. Facial Plast Surg, 2010, 26(5): 413–420.

[31] Gentile P, De Angelis B, Pasin M, et al. Adipose-derived stromal vascular fraction cells and platelet-rich plasma: basic and clinical evaluation for cell-based therapies in patients with scars on the face. J Craniofac Surg, 2014, 25(1): 267–272.

[32] Kolle SF, Fischer-Nielsen A, Mathiasen AB, et al. Enrichment of autologous fat grafts with ex-vivo expanded adipose tissuederived stem cells for graft survival: a randomised placebocontrolled trial. Lancet, 2013, 382(9898):1113–1120.

干细胞移植

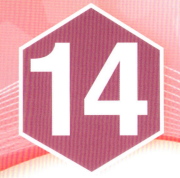

Jill S. Waibel, Alexander Daoud, Ashley Rudnic K, Chloe Gianatasio

章节大纲

历史回顾

适应证与患者选择

技术详解

不良反应的预防和管理

循证评价

未来发展方向

参考文献

摘　要

干细胞有望成为治愈人类疾病的最有效工具之一，其独特的组织再生能力可以为脊髓损伤、创伤性脑损伤、心血管疾病、失明和烧伤等灾难性疾病的治疗带来革命性突破。随着研究的不断深入，干细胞可能会成为器官修复再生和瘢痕治疗的关键。

干细胞领域的研究只有几十年历史，其治疗潜力尚未被完全发掘。该领域发展为时尚短，且历史上关于其发展潜力的争议不断，这导致人们对干细胞在医学领域的应用认识不足，限制了干细胞技术的快速发展。由于皮肤是最易获取的人体器官，皮肤病学在干细胞研究中可能发挥举足轻重的作用。目前，干细胞研究仍处于临床前阶段，主要是在动物模型中探索其在创面愈合和瘢痕预防中的潜在作用。

过去，关于干细胞研究的争议主要集中在资助胚胎干细胞研究的合法性和伦理问题上，而美国联邦法院2013年的一项裁决使争议焦点发生了改变，该项裁决认为干细胞技术发展迅猛，应该允许资金支持干细胞相关研究。随着现代医学对干细胞的研究不断增多，争议焦点转移到了对干细胞的监管和商业化应用上。尽管干细胞研究在道德和伦理上的争议已经基本解决，但其应用仍然面临较高风险：一方面，美国联邦政府监管不足可能导致患者利益受损，阻碍干细胞研究在关键阶段的发展和创新；另一方面，监管过度则可能限制其在再生医学领域的发展，影响干细胞的应用潜力。

历史回顾

试验性干细胞移植可追溯到19世纪60年代,当时对于胚胎"干细胞"和"间充质前体细胞"的描述与骨髓异位移植到其他组织后新生骨形成的研究结果相符合[1-3]。然而,直到100年后第一次骨髓移植成功,人们才真正认识到干细胞的临床意义[4]。20世纪后半叶,随着干细胞从一系列胚胎、胚胎外和成人组织中的分离,干细胞研究迎来爆发式增长。尽管早期干细胞研究因伦理和法律问题而备受争议,但成人干细胞和诱导多能干细胞为研究人员提供了一个似乎有无限组织潜力的新来源[5]。

皮肤病学相关研究发现,从胚胎组织、骨髓间充质、脂肪、脐带血和表皮中分离的干细胞可以促进组织再生,而且其几乎在创面愈合的所有阶段都表现出积极作用,包括加速血管生成、促进结缔组织有序再生和上皮化。临床试验研究进一步表明,干细胞在多种病因引起的创面中发挥着积极作用,包括慢性病(糖尿病、静脉淤滞)、继发创面以及烧伤和创伤等急性损伤创面[6,7]。尽管已经开展了很多瘢痕预防的研究,但使用干细胞移植治疗瘢痕仍然是一个新兴领域,未来这个领域的研究将充满机遇。

适应证与患者选择

使用干细胞治疗瘢痕的适应证应包括患者生活的功能和社会心理两方面。虽然无法评估瘢痕对整个社会造成的负担,但据调查,工业化国家每年有近一亿人罹患瘢痕[8]。瘢痕影响的个体差异很大,通常取决于瘢痕的深度、大小和位置,以及个人在日常生活中对瘢痕的感受和体验[9]。

在个体层面上,许多客观指标可以帮助临床医生对瘢痕组织进行评估,其中包括:①分光光度法,可检测皮肤色素沉着的变化;②压力测量法,可以测量瘢痕的张力和(或)弹性强度;③3D扫描,可以测量瘢痕的高度和厚度;④共聚焦显微镜,可以在一定程度上测量组织受累的深度;⑤光学相干断层扫描,可以显示胶原密度和瘢痕深度[10];⑥高分辨率多普勒超声检查,可以显示组织受累的范围以及可能的血管破裂[11,12]。尽管这些测量方法各有优点,但完全依赖这些技术对于瘢痕治疗来说既不实用也不必要,这些高度专业化的仪器在临床上也不常见。需要注意的是,瘢痕在表皮下的严重程度可能与瘢痕外观或对患者日常生活的后续影响并不完全一致。

在评估患者时,主观评价也可以转化成量化信息。温哥华烧伤瘢痕评估量表、曼彻斯特瘢痕量表和石溪瘢痕量表等瘢痕评估量表测量的数值覆盖了多项瘢痕形态学特征,可供医生对瘢痕进行评价[13,14],但此类量表并未考虑患者对瘢痕的主观认知。患者自述的瘢痕影响量表反映了患者的主观感受,能够弥补临床医生客观评价的不足。这些量表既考虑了患者对瘢痕的个体感受,例如瘢痕部位周围的疼痛、麻木,也考虑了瘢痕对个人自信和人际交往的影响[9]。

一般来说,传统的瘢痕治疗有3个目标:①诱导瘢痕组织消退;②恢复瘢痕导致的组织形态和功能改变;③通过再生受损组织的物理特性来改善或恢复外观。随着技术进步,预防瘢痕组织形成已成为最新目标。干细胞移植特有的再生能力使之成为可能,它能在组织大量缺损而自身不能代偿时发挥作用。但目前干细胞仍处于试验阶段,正在开展基础科学和转化医学的研究，目前尚未进行临床试验和应用。

初次进行干细胞治疗的首要原则是合适的患者选择。笔者建议，如果患者已经尝试了当前可用的所有疗法（局部/病灶内皮质类固醇注射疗法、激光疗法、放射疗法和/或瘢痕修复手术），或者这些疗法都不适合，临床医生可以考虑建议患者进行干细胞治疗，大面积瘢痕或影响功能（限制运动范围、导致关节挛缩等）的瘢痕患者可优先考虑。由于干细胞的应用受到政府监管，其临床应用也必须遵守监管指南。

技术详解

1998年，Paul Thomson从灵长类动物干细胞中培育出第一个稳定的干细胞系。大约10年后（2009年），日本科学家山中伸弥博士发现成人干细胞可能具有多能性和永生性[15]，这些发现为他赢得了诺贝尔奖。这些诱导性多能干细胞（iPSC）具有3个特性：①由病毒诱导；②多能干性：可以转分化为体内的任何细胞；③干细胞性：可以无限增殖并永生。

iPSC有4种方法：①使用未分化和未分类的干细胞实现治疗效果；②在体外促进某些细胞分化，然后进行移植；③移植前进行体外分选纯化细胞群；④在培养皿中培养"类器官"，用于组织工程、疾病建模和药物筛选。

迄今为止，大多数临床试验都选择将未分化干细胞植入动物模型，目的是使这些细胞分化，以达到理想的治疗效果。美国食品药品监督管理局（FDA）也认为该方法最为安全（表14-1）。

间充质干细胞（Mesenchymal Stem Cell, MSC）是一种常用的干细胞，它是一种多能、可自我更新的成纤维细胞样细胞，具有分化为成骨细胞、脂肪细胞和软骨母细胞的能力。这些特性使其在皮肤病学领域备受关注（如创面愈合和瘢痕治疗）。近年来兴起的脐带间充质干细胞培养模型也显示了其在皮肤病学领域的应用前景。近期的研究显示，干细胞在创面愈合方面的应用研究尤为深入。创面愈合过程中，MSC似乎主要通过分化为驻留细胞和刺激再生旁分泌信号来促进愈合。但是，MSC在瘢痕治疗中的作用还未完全阐明，许多问题仍有待解答。现代理论认为，MSC的主要机制可能是利用旁分泌信号和营养性免疫调节因子刺激成纤维细胞的启动或关闭[16-19]。这种信号调节可以通过上调抗纤维化因子（转化生长因子TGF-β3和核心蛋白聚糖）和/或下调促纤维化和促炎分泌因子（TGF-β1、TGF-β2、白细胞介素IL-6、IL-8）来抑制病理性瘢痕形成。病理性瘢痕主要依赖于胶原沉积的调节，而这些级联反应对于减少病理性瘢痕的形成或增加其分解至关重要。无论是萎缩性瘢痕还是增生性瘢痕，瘢痕及其修复的结局在很大程度上取决于胶原蛋白比例。未来的干细胞研究方向是确定MSC微环境在细胞外基质（ECM）形成中的其他作用。

表14-1 美国FDA认可的干细胞类型及其方法

干细胞类型	方法和关注点
胚胎干细胞	囊胚内细胞团（伦理问题）
诱导性多能干细胞	iPSC
骨髓源性干细胞	原发性皮肤外胚层分化
脐带间充质干细胞	脐带间充质干细胞存在争议
脂肪源性干细胞	分化为成脂肪、成软骨、成肌和成骨谱系
表皮干细胞	随着年龄的增长而下降，缺乏长期观察

MSC成为一种有前景的工具后，其来源成为后续要解决的问题。脂肪来源的间充质干细胞在创面愈合和瘢痕形成中的研究最为广泛，且最易获取。但许多研究表明，与脂肪源性和成人骨髓间充质干细胞（BM-MSC）相比，胚胎和胎盘源性间充质干细胞表达的免疫调节因子水平明显更高[20]。由于我们对干细胞的认识还不够深入，它们在移植后的表现也并非总是和预期一致，所以在选择来源时必须综合考虑多个因素。例如，一项研究发现，来自老年小鼠的BM-MSC会抑制创面愈合而不是促进愈

合[21,22]，表明来自老年患者的干细胞群的功能可能会下降，这对 MSC 供体的选择具有重要的临床意义。包括表皮干细胞在内的多种类型的干细胞都可作为干细胞来源，因此 MSC 在整体上能否作为最佳选择仍是关键问题。

此外，现有研究还不能确定损伤后使用干细胞的最佳时机，这一变量可能会对研究方法和结果产生重大影响。一般认为干预措施越早介入效果越好，但这需要随机试验进一步验证。应用干细胞的时机还可能因创面类型而异，例如烧伤创面与手术切口使用干细胞的时机可能会有所不同，这一问题需要更多的研究来解答。

不良反应的预防和管理

出于公共安全考虑，美国食品药品监督管理局（FDA）对涉及将人类细胞移植到患者体内的所有干细胞疗法的营销、生产和分销进行统一管理。目前唯一获得美国 FDA 批准的干细胞疗法是骨髓移植，且所有干细胞相关产品的审批程序非常严格。任何基于干细胞的产品都必须证明其来源不会引起传染病或遗传病传播的风险。同时必须证明产品无污染，以及其在人体内的安全性和有效性。由于干细胞需要体外扩增、操作和培养，人们还担心细胞的基因结构可能会发生改变，所以需要谨慎使用并严格审查。

未经证实和未经批准的干细胞疗法因使用不当而导致不良事件（包括干细胞治疗导致患者死亡）被批为"医学的狂野西部"。许多职业运动员，包括许多国家曲棍球联盟（NHL）球员，都曾寻求此类未经批准的干细胞疗法，导致其潜在不安全性不断上升。发表在 *Cell Stem Cell* 杂志上的一项研究报道称，在美国，有 351 家公司运营的 570 家诊所直接向患者提供未经批准的干细胞手术[23]。这导致了两方面的伦理问题：一是患者正在接受未经批准且昂贵（数千美元）的治疗，而这些治疗可能威胁到他们的健康。加州大学戴维斯分校（UC Davis）教授 Turner 和 Knoepfler 开设了一个名为"利基"（The Niche）的干细胞博客，他们在博客中分析了几家公司，这些公司在缺乏临床前试验或美国 FDA 临床研究支持的情况下仍然销售治疗疾病和损伤的干细胞产品。二是未经批准的治疗所产生的任何并发症都可能导致公众和监管部门对干细胞疗法的看法遭到不可挽回的损害。尽管干细胞科学具有推动医学进步的巨大潜力，但上述行为都可能会妨碍干细胞科学的合法应用。美国 FDA 发布了干细胞治疗指导草案[24]，并于 2016 年 9 月举行了关于监管程序的公开听证会，这次会议没有太多结果公布，直到 2019 年才警告公众不要使用未经批准的干细胞。有人认为，美国 FDA、联邦贸易委员会和州医疗委员会行动缓慢，包括缺乏必要的警告和关停一些诊所，这就造成了监管的不确定性，使得市场的不安全因素有机可乘。近年来，一些现代组织开始向美国 FDA 请愿，并就该领域的安全、科学发展提出了合理建议。

循证评价

支持干细胞修复瘢痕的证据源于对胎儿创面愈合的观察性研究。在大约妊娠 24 周之前，人类胎儿皮肤能够无瘢痕愈合。组织学上看，这表现为真皮胶原基质沉积与邻近皮肤无缝连接，以及毛囊和皮脂腺等附件结构的再生。随后的研究揭示了这种愈合背后的机制：一般来说，胎儿创面愈合的特点是 Ⅲ 型 / Ⅳ 型胶原沉积较 Ⅰ 型更多，而炎性细胞 / 促炎性细胞因子相对缺乏[25]。

相反，炎症级联反应是成人瘢痕的标志。即使在受伤数周后，增生性瘢痕仍然比正常组织表达更高水平的 TGF-β1 信使 RNA（mRNA）[26,27]。该信号通路上调促纤维化细胞的增殖，并在病理性瘢痕细胞外基质的胶原堆积中发挥关键作用[26]。此外，一些分子研究表明，许多类型的瘢痕中基质金属蛋白酶组织抑制剂（TIMP）mRNA 显著增加。这些分子抑制 ECM 重塑所必需的基质金属蛋白酶（MMP），可能会导致病理性瘢痕中胶原蛋白过度沉积[28]。

当前文献的系统综述提供了越来越多的证据，表明将干细胞移植到瘢痕中可以重建一个类似于胎儿愈合的细胞微环境。在一项关于增生性瘢痕的研究中，iPSC 条件培养基能够减弱成纤维细胞对 TGF-β1 的反应，从而减少 I 型胶原蛋白的合成。此外，瘢痕部位浸润成熟免疫细胞的显著减少也能证明炎症反应的降低[29]。

最近的研究表明，瘢痕部位干细胞的作用不仅限于其分化潜能，它们的营养作用似乎也在瘢痕消退和重塑中发挥着关键作用。旁分泌信号级联反应在这一过程中起着主要作用：转移的干细胞释放抗炎细胞因子，如 IL-10 和前列腺素 -2（PGE2），抑制促纤维化级联反应的激活。富含干细胞的创面也表现出抗凋亡介质的上调，如肝细胞生长因子（HGF），这些介质促进了角质形成细胞从邻近组织的迁移和血管新生[26,30]。重要的是，富含干细胞的瘢痕显示出 MMP 的上调，这些蛋白质在抑制病理性瘢痕的纤维增生方面起着关键作用，同时促进 ECM 重塑为接近于正常组织的结构[26,29]。

值得注意的是，并非所有的实验研究结果都是有效的。如前所述，一些研究表明富含骨髓间充质干细胞的环境会促进 MMP 的上调，但有些关于骨髓间充质干细胞和脂肪源性干细胞（ASC）的研究却显示，深层真皮成纤维细胞在此环境中的增殖会加快[26]。这些结果表明，虽然我们已经阐明了干细胞促进瘢痕消退的许多机制，但仍需对干细胞移植作进一步的研究。

未来发展方向

干细胞开启了医学领域的一个新时代：在这个时代中，许多疾病——无论其严重程度如何，都将有望治愈。在过去的 20 年里，相关研究已经证明了干细胞在各个器官系统中的作用：缺血心肌得到修复，受损的关节软骨得以再生，退化的视网膜重获光转导能力。正如本章所述，干细胞治疗瘢痕的潜力不可估量。干细胞疗法不仅对个体患者意义重大，而且对整个社会都有深远的影响。仅在美国，每年用于治疗慢性创面和瘢痕的花费就超过了 250 亿美元[31]。因此，开发新的瘢痕疗法十分必要。

未来，干细胞移植修复瘢痕的临床试验需要更多患者的参与。截至 2017 年 3 月，美国共有 7 项涉及干细胞治疗瘢痕的临床试验。这些研究涉及多种病因和瘢痕形态，包括烧伤性瘢痕、凹陷性瘢痕、术后瘢痕和慢性溃疡瘢痕。这些研究有两个主要目的：①探究干细胞治疗瘢痕的临床效果；②开发新型干细胞递送载体。对于后者，与生物医学工程师的合作至关重要。为干细胞治疗开发新的载体，如含有干细胞的浸润注射材料和 / 或含有干细胞的人工真皮，将有助于皮肤科医生为患者提供更好的治疗方案。

（侯曙光　译）

参考文献

[1] Knight MN, Hankenson KD. Mesenchymal stem cells in bone regeneration. Adv Wound Care, 2013, 2(6): 306–316.

[2] Ramalho-Santos M, Willenbring H. On the origin of the term "stem cell." Cell Stem Cell, 2007, 1(1): 35–38.

[3] Bianco P. Back to the future: Moving beyond "mesenchymal stem cells". J Cell Biochem, 2011, 112(7): 1713–1721.

[4] Bianco P, Cao X, Frenette PS, et al. The meaning, the sense and the significance: Translating the science of mesenchymal stem cells into medicine. Nat Med, 2013, 19(1): 35–42.

[5] Ishii T, Eto K. Fetal stem cell transplantation: past, present, and future. World J Stem Cell, 2014, 6(4): 404–420.

[6] Teng M, Huang Y, Zhang H. Application of stems cells in wound healing — an update. Wound Repair Regen, 2014, 22(2): 151–160.

[7] Otero-Viñas M, Falanga V. Mesenchymal stem cells in chronic wounds: the spectrum from basic to advanced therapy. Adv Wound Care, 2016, 5(4): 149–163.

[8] Bayat A, McGrouther DA, Ferguson MWJ. Skin scarring. BMJ, 2003, 326(7380): 88–92.

[9] Brown BC, McKenna SP, Solomon M, et al. The patient-reported impact of scars measure: development and validation. Plast Reconstr Surg, 2010, 125(5): 1439–1449.

[10] Waibel JS, Rudnick A, Wulkan A, et al. The diagnostic role of optical coherence tomography (OCT) in measuring the depth of burn and traumatic scars for more accurate laser dosimetry: Pilot study. J Drugs Dermatol, 2016, 15(11): 1375–1380.

[11] Lee KC, Dretzke J, Grover L, et al. A systematic review of objective burn scar measurements. Burns Trauma, 2016, 4: 14. DOI: 10.1186/s41038-016-0036-x.

[12] Khorasani H, Zheng Z, Nguyen C, et al. A quantitative approach to scar analysis. Am J Pathol, 2011, 178(2): 621–628.

[13] Fearmonti R, Bond J, Erdmann D, et al. A review of scar scales and scar measuring devices. Eplasty, 2010, 10: e43.

[14] Brusselaers N, Pirayesh A, Hoeksema H, et al. Burn scar assessment: a systematic review of different scar scales. J Surg Res, 2010, 164(1): e115–123.

[15] Takahashi K, Tanabe K, Ohnuki M, et al. Induction of pluripotent stem cells from adult human fibroblasts by defined factors. Cell, 2007, 131(5): 861–872.

[16] Hocking AM, Gibran NS. Mesenchymal stem cells: Paracrine signaling and differentiation during cutaneous wound repair. Exp Cell Res, 2012, 316: 2213–2219.

[17] Hocking AM, Gibran NS. Mesenchymal stem cells: Paracrine signaling and differentiation during cutaneous wound repair. Exp Cell Res, 2010, 316(14): 2213–2219.

[18] Nedeau AE, Bauer RJ, Gallagher K, et al. A CXCL5- and bFGF-dependent effect of differentiation of bone marrow-derived mesenchymal stem cells. Exp Cell Res, 2008, 314(11-12): 2176–2186.

[19] Khosrotehrani K. Mesenchymal stem cell therapy in skin: why and what for? Exp Dermatol, 2013, 22(5): 307–310.

[20] Fu X, Li H. Mesenchymal stem cells and skin wound repair and regeneration: possibilities and questions. Cell Tissue Res, 2009, 335(2): 317–321.

[21] Chambers SM, Shaw CA, Gatza C, et al. Aging hematopoietic stem cells decline in function and exhibit epigenetic dysregulation. PloS Biol, 2007, 5(8): e201

[22] Van Zant G, Liang Y. The role of stem cells in aging. Exp Hermatol, 2003, 31(8): 659–672.

[23] Turner L, Knoepfler P. Selling stem cells in the USA: assessing the direct-to-consumer industry. Cell Stem Cell, 2016, 19(2): 154–157.

[24] United States Food and Drug Administration – Center for Biologics Evaluation and Research. Part 15 Hearing: Draft Guidelines Relating to the Regulation of Human Cells, Tissues, or Cellular or Tissue-Based Products. Bethesda, MA. Tuesday, September 13, 2016.

[25] Larson BJ, Longaker MT, Lorenz HP. Scarless fetal wound healing: A basic science review. Plast Reconstr Surg, 2010, 126(4): 1172–1180.

[26] Li Q, Zhang C, Fu X. Will stem cells bring hope to pathological skin scar treatment? Cytotherapy, 2016, 18(8): 943–956.

[27] Kryger ZB, Sisco M, Roy NK, et al. Temporal expression of the transforming growth factor-beta pathway in the rabbit ear model of wound healing and scarring. J Am Coll Surg, 2007, 205(1): 78–88.

[28] Ulrich D, Ulrich F, Unglaub F, et al. Matrix metalloproteinases and tissue inhibitors of metalloproteinases in patients with different types of scars and keloids. J Plast Reconstr Aesthet Surg, 2010, 63(6): 1015–1021.

[29] Ren Y, Deng C-L, Wan W-D, et al. Suppressive effects of induced pluripotent stem cell-conditioned medium on in vitro hypertrophic scarring fibroblast activation. Mol Med Rep, 2015, 11(4): 2471–2476.

[30] Jackson WM, Nesti LJ, Tuan RS. Mesenchymal stem cell therapy for attenuation of scar formation during wound healing. Stem Cell Res Therapy, 2012, 3(3): 20.

[31] Sen CK, Gordillo GM, Roy S, et al. Human skin wounds: a major and snowballing threat to public health and the economy. Wound Repair Regen, 2009, 17(6): 763–771.

激光和光设备治疗瘢痕

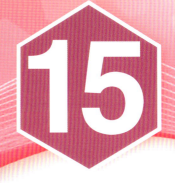

Brian A.Raphael, Nazanin Saedi, Kenneth A. Arndt, Jeffrey S. Dover

章节大纲

历史回顾

适应证与患者选择

技术详解

不良反应的预防和管理

循证评价

未来研究方向

参考文献

摘 要

一些激光和光设备可用于减轻烧伤和创伤性瘢痕相关的红斑和肿胀症状，软化瘢痕并增加其弹性。这些设备包括585~595 nm脉冲染料激光（PDL）、532 nm磷酸钛氧钾激光（KTP）、1064 nm掺钕钇铝石榴石激光（Nd: YAG）和500~1200 nm强脉冲光（IPL）等。这些设备具有较高的安全性和耐受性，且治疗后通常不需要恢复期。鉴于其悠久的应用历史和出色的安全性能，PDL成为治疗红色瘢痕的首选方法。近年来迭代的KTP激光也被越来越多地用于治疗瘢痕。为了达到最佳的治疗效果，通常需要进行一系列血管性激光或光治疗。采用激光或光设备治疗瘢痕很少发生不良反应，最常见的是炎症后色素沉着，主要发生于晒黑或肤色较深的患者，或是治疗参数设置较为激进时。

历史回顾

在"选择性"治疗血管病变（包括粉红色、红色和紫色瘢痕）方面比较成功的首款选择性设备是脉冲染料激光（PDL），这种设备的初代机于40年前上市。其他专门用于治疗红斑的激光和光设备有532 nm磷酸氧钛钾（KTP）激光、1064 nm掺钕钇铝石榴石（Nd：YAG）激光和强脉冲光（IPL）。新一代KTP激光具有更大的光斑尺寸和更合理的参数设置范围，可专门用于治疗红色瘢痕，与PDL非常相似。1064 nm激光通常用于治疗较深的血管病变，但需要对皮肤进行精准地冷却，以免损伤到瘢痕深层的皮肤，进而刺激增生性瘢痕的形成。因此，1064 nm激光较少用于治疗红色瘢痕。IPL设备可发出波长500~1200 nm的光用于治疗红色和棕色色斑。然而，IPL对红斑并没有真正的选择性，可能需要比其他激光更多的治疗次数才能减轻瘢痕相关的红斑。

由于脉冲染料激光（PDL）是治疗瘢痕最常用的血管性激光设备，本章将重点讨论。PDL 发射的波长为 585 nm 或 595 nm，两者都接近氧合血红蛋白 577 nm 的第二吸收峰。来自 PDL 的能量优先被红细胞吸收，从而破坏相关血管。与其他选择性激光设备一样，PDL 对周围健康组织的热损伤是有限的。这在治疗瘢痕时尤其重要，因为残余的热损伤可能导致瘢痕加重。

最早的 PDL 发射的波长为 577 nm，但随着时间的推移，它通过微调染料激光介质进行了改进。新型 PDL 倾向于发射更长的波长，早期为 585 nm，近年为 595 nm，以确保氧合血红蛋白的吸收略低，而激光穿透深度略深，目标血管的受热更为均匀。

由于 PDL 被广泛用于治疗血管性病变，在治疗葡萄酒色斑、血管瘤、面部红斑和毛细血管扩张等疾病中取得了很好的疗效，它也开始被用于治疗其他疾病，包括红色瘢痕。1993 年，Alster 及其同事首次报道了使用 PDL 修复氩激光治疗葡萄酒色斑后产生的瘢痕[1]，他们使用 585 nm PDL 治疗了 10 例经活检证实的瘢痕，结果发现瘢痕的增生和萎缩区域得到了改善，皮肤质地更接近正常皮肤。在随后的一项研究中，15 例对先前治疗产生耐受的红斑/增生性瘢痕患者接受了 585 nm PDL 治疗（450 ms，5 mm 光斑，6~7.5 J/cm²）[2]。虽然最初的目标是改善瘢痕的颜色，减少色素沉着或红斑，但研究结果显示瘢痕质地也变得更加平坦和光滑。随后，Alster 和 Williams 评估了 16 例心脏手术后胸骨切开处增生性瘢痕和瘢痕疙瘩患者，在经过 2 次 585 nm PDL 治疗后，临床症状有所改善[3]。在这项瘢痕自身对照研究中，皮肤质地、红斑、瘢痕高度和柔韧度在末次治疗 6 个月后得到改善。鉴于 PDL 治疗可改善瘢痕结局的证据，McCraw 等[4]研究了将其作为预防疗法。106 例患者在术后 2 周接受了 PDL 治疗，这种早期激光治疗似乎能够预防后期增生性瘢痕的形成。PDL 也被证明对治疗烧伤引起的增生性瘢痕和瘢痕疙瘩有效。585 nm 和 595 nm 波长均能改善烧伤性瘢痕的柔韧度、红斑和硬度[5-10]。

适应证与患者选择

除了相关的疼痛和增生外，增生性瘢痕和瘢痕疙瘩的红斑（即发红）也在困扰患者。瘢痕红斑的形成与组织学上血管增多有关。由于 PDL 最初的设计是用于治疗血管性病变，因此它已成为治疗瘢痕红斑的首选方式。PDL 不仅可改善红斑，还可改善瘢痕的其它特征，如质地、柔韧度、瘙痒和不适症状等。

PDL 可以应用于儿童和成人群体。在不同年龄组患者中，PDL 治疗后的瘢痕反应无显著差异[7]。治疗时机的选择可能是改善瘢痕整体外观的关键，虽然没有足够的证据表明确切的治疗时机，但普遍认为在瘢痕早期或未成熟时进行治疗效果更佳[11]。多项研究分析了在拆线后即刻治疗术后瘢痕的益处。Nouri 等[12]研究了 12 例术后瘢痕患者，其中一半瘢痕用 585 nm PDL 治疗，另一半作为对照。与未经治疗的一侧相比，从拆线开始每月治疗一次，3 个月后治疗侧的温哥华瘢痕评分（VSS）和整体的美容指标显著改善。在一项采用 595 nm 波长 PDL 治疗瘢痕的自身对照研究中[13]，实验组在拆线当天接受 PDL 治疗（光斑 7 mm，脉冲宽度 1.5 ms，能量密度 8 J/cm²，冷却喷雾持续时间 30 ms，延迟时间 10 ms），在第 4 周和第 8 周再次进行治疗，得到同样结果。盲法研究发现，治疗侧的瘢痕外观改善 60%，而对照侧的瘢痕外观仅改善 3%。虽然治疗后瘢痕的血管和柔韧性有所改善，但瘢痕高度和色素沉着却几乎无改善。将 19 个瘢痕分为 3 组，分别接受 585 nm、595 nm 激光治疗和不采用激光治疗，与未治疗的瘢痕相比，治疗部位的总体改善率分别为 55% 和 67%[14]。与对照组相比，两个治疗区域都有显著改善，盲检者未发现两个治疗组间存在显著差异。关于拆线前进行激光治疗的益处的相关数据有限，因此目前建议对瘢痕的激光治疗不要早于拆线当天。对于烧伤患者，最早可于受伤后 4 周进行治疗[8]。

虽然 PDL 照射产生的能量主要被氧合血红蛋白吸收，但黑色素可能是一种竞争性色基。在较高的能量密度下，治疗区域周围的黑色素可能吸收足够的激光能量，从而导致色素脱失。为了避免上述副作用，在治疗 Fitzpatrick 皮肤分型较高（即深色皮肤或种族皮肤）的患者和使用更高能量密度时，应特别谨慎。同样，在肤色较深或棕褐色的患者中，较高的 PDL 能量密度可导致严重瘀斑，而在深色皮肤或晒黑的患者中表现为明显的炎症后色素沉着，继而导致瘢痕外观进一步恶化。能量密度过高也会影响瘢痕重塑，并可能导致溃疡，甚至加重瘢痕增生。

技术详解

PDL 治疗可在门诊进行，患者采取舒适且便于操作的坐姿。大多数患者对 PDL 治疗耐受良好，痛感轻微，通常无需麻醉和镇痛。在许多情况下，瘢痕本身是麻木感，这进一步减少了治疗过程中的痛感。对于痛阈较低或激光治疗不适感明显的患者，或瘢痕异常敏感的患者，可在治疗前对该部位进行表面麻醉。但部分局部麻醉剂可能会引起血管收缩，使瘢痕相关的红斑暂时缓解，进而减少激光束的作用靶点，这虽然不太可能导致不良事件，却会影响激光治疗的效果。根据瘢痕的大小和位置，可以考虑对幼儿进行全身麻醉。在任何进行激光治疗的房间内，都应为患者和操作者提供护目镜。如果瘢痕位于毛发覆盖区域，为避免损伤毛发和减少对治疗的干扰，可在治疗区域涂抹水溶性润滑剂。通常，PDL 激光治疗瘢痕的参数设置应采用低能量密度、中等大小光斑（7 mm 或 10 mm）和相对较短的脉冲宽度（1.5 ms）[15]。

动态冷却喷雾可设置为 30 ms，以冷却和保护表皮，喷雾和激光脉冲之间延迟 20 ms，以避免激光在冷却颗粒上的反射。建议 Fitzpatrick 皮肤分型较高的患者延长冷却时间，以降低色素异常的风险。治疗瘢痕时，激光应垂直于瘢痕表面，使每个脉冲传递到皮肤的能量最大化和标准化。

能量密度是根据瘢痕的特性、使用光斑的大小和瘢痕的部位来确定的。为了尽量减少激光治疗的不良反应，可考虑从较低的能量密度开始，并在随后的治疗过程中据患者耐受情况逐步增加。如果使用 7 mm 的光斑，起始能量密度可设置为 $5\sim11$ J/cm^2，通常使用 $7\sim8$ J/cm^2。对于 10 mm 的光斑，根据所用 PDL 的型号设置为 $4\sim7$ J/cm^2 即可[6,16]。研究表明，较低的能量密度可能在某种程度上带来更多益处[17]。较厚的瘢痕能耐受更高的能量，因此可选择较高的能量密度。能量密度过高会导致紫癜，其持续时间可达 2 周。虽然紫癜水平的照射量可能对瘢痕疙瘩的治疗效果更好，但作为抑制瘢痕疙瘩形成的早期干预措施，非紫癜水平的低能量密度似乎更为有效[18]。在每次连续性激光治疗时，都要评估前一次治疗相关的反应，必要时可降低后续治疗参数，尤其是患者自觉疼痛、出现水疱或不必要的紫癜时，以免出现不良反应。若无上述不良反应，能量可以保持不变，或者适度增加。激光治疗后，可立即在治疗部位涂抹 Aquaphor 愈合软膏或普通凡士林软膏，每天 2 次，直至完全愈合。

目前暂无关于 PDL 治疗瘢痕的最佳次数的数据，单次治疗后瘢痕症状明显改善的可能性很小。相反，应让患者认识到，即使在 10 次或更多治疗后，治疗仍然有效。传统的治疗间隔为 $4\sim6$ 周，建议每次治疗前评估患者上一次治疗中发生的任何不良反应。

不良反应的预防和管理

近 40 年来，PDL 一直用于治疗各种血管病变。PDL 治疗后的不良反应较为少见，且通常较轻，主要包括紫癜、红斑和水肿，偶有水疱、湿疹和色素沉着。在一项纳入 136 例烧伤性瘢痕患者的研究中，8%的患者在治疗后出现水疱和疼痛[19]，其他常见的不良反应为色素减退、色素沉着，极少发生感染。在另一项纳入106例患者的研究中，2例患者的瘢痕在治疗后出现增生[4]。然而，使用PDL治疗后瘢痕恶化的情况很少见。经验丰富的医生采用PDL治疗瘢痕时，可将发生不良反应的风险降至极低水平。

Fitzpatrick皮肤分型较高的患者发生不良反应的风险更高，尤其表现为色素减退、色素沉着和水疱，其风险增加是由于黑色素与血红蛋白竞争作为"色基"或激光的作用靶点。治疗Fitzpatrick V型和Ⅵ型皮肤时，医生应采用保守的治疗参数，增加表皮冷却时间可以保护表皮黑色素并降低非特异性热损伤。由于30 ms喷雾和20 ms延迟的标准动态冷却设置适用于较低分型的皮肤，因此在治疗皮肤分型更高的深色皮肤患者时，谨慎的做法是延长冷却时间。在某些情况下，采用较低的能量密度，并在后续治疗中逐渐增加能量密度，可能有助于预防激光治疗瘢痕带来的不良反应。

循证评价

目前大多数分析PDL对瘢痕影响的研究都采用了瘢痕自身对照设计。即使采用这种控制良好的研究方法，我们对PDL治疗瘢痕的作用机制仍了解有限，并且仍不清楚不同病因的瘢痕对PDL治疗的反应是否相同。临床医生希望告知患者烧伤性瘢痕、增生性瘢痕和手术瘢痕疙瘩对血管性激光治疗的反应可能不同。有证据证实，早期治疗瘢痕可以最大限度地提高美容效果，防止手术后瘢痕增生和瘢痕疙瘩的形成。有证据表明，应在重塑阶段，即拆线后或烧伤后4周内立即采用PDL激光治疗红色瘢痕。

确定合适的激光脉冲宽度对于实现最佳治疗效果非常重要。一般来说，较短的脉冲宽度可能效果更好，但可能存在一个下限，超过该下限，继续降低脉冲宽度也无法改善治疗效果。两项研究对短脉冲（1.5 ms）和更短的脉冲（0.45 ms）进行了比较，研究结果表明，后者整体上并无更多获益[15,20]。因此，权威机构建议脉冲宽度为1.5 ms。

尽管如此，最近也有少量证据表明，在非紫癜情况下，脉冲宽度为10 ms的设置可能与短脉冲一样有效[18]。理论上而言，采用稍长的脉冲宽度可以降低不良反应的风险，比如瘀斑。

改善手术后瘢痕的外观可能需要进行多次PDL治疗。事实上，Alam等[21]对20例患者进行了单次595 nm激光治疗后，并没有观察到瘢痕有任何明显的改善。由于该研究中选择的设置与临床实践中常用的设置相当（7 J/cm²，7 mm光斑，1.5 ms脉冲宽度，30 ms喷雾，20 ms动态冷却延迟），这些结果可能具有普适性。

虽然585 nm和595 nm激光都可以改善瘢痕相关的红斑，但至少有一项研究表明，与595 nm激光相比，585 nm激光可能对瘢痕高度的改善更有效[14]。另一项盲法、随机、前瞻性研究发现，PDL在Mohs显微手术术后2周改善瘢痕颜色（血管性改变和色素沉着）方面更明显，点阵激光在改善瘢痕柔韧度和降低瘢痕高度方面更胜一筹[22]。有趣的是，在进行VSS评分时，这两种方法的瘢痕总分相似，可能是因为VSS评估的是4个变量（血管分布、高度、厚度、柔韧度和色泽）的整体评分。

激光联合治疗也被研究作为瘢痕治疗手段之一。25例患者分别在拆线时、术后4周和8周时，在其一半瘢痕上采用585 nm PDL和1064 nm Nd：YAG激光治疗（PDL：10 mm光斑，0.5 ms脉冲宽度，4.5 J/cm²能量密度；Nd:YAG：10 mm光斑，15 ms脉冲宽度，60 J/cm²能量密度），而另一半瘢痕未接受治疗[23]，结果显示联合疗法对VSS的4个参数均有改善。这可能表明，尽管PDL通常被认为是治疗瘢痕的主要血管性激光，但PDL联合Nd：YAG激光治疗可能具有协同效应。总的来说，在许多研究中，PDL已被证明可以改善瘢痕外观和相关症状。多项研究也表明，PDL治疗后红斑减少、瘢痕柔韧度增加、变平、质地改善，患者的瘙痒和疼痛症状也有所缓解。尽管这些随机对照试验中有许多是在拆线时开始治疗的，但有证据表明，PDL 对于陈旧性瘢痕也可获得类似的结果。

未来发展方向

鉴于大量证据表明 PDL 可以有效治疗创伤和烧伤性瘢痕，尤其是瘢痕相关的红斑，因此 PDL 被认为是治疗瘢痕的首选。PDL 疗法具有微创、安全和耐受性良好的优势。然而，目前尚不清楚 PDL 在减少瘢痕厚度、改善瘢痕柔韧度和减轻症状方面的作用机制。有一种解释是，激光治疗会破坏微血管，从而导致局部缺血，可预防后期的瘢痕增生[24]。然而，另一项研究表明，PDL 治疗会增加局部肥大细胞的激活，可能影响胶原重塑[3]。PDL 治疗后细胞因子谱和胶原沉积的变化也可以解释瘢痕的改善[25-27]。从经验来看，PDL 应在瘢痕治疗中继续发挥重要作用。

将 PDL 与其他治疗烧伤和创伤性瘢痕的方法进行比较的研究有限。我们推测，治疗顽固性瘢痕的理想方法可能包括 PDL 联合其他治疗方式进行多次治疗，但需要更多的研究来检验这种联合疗法的益处。未来的研究可能会评估 PDL 与其他激光（如 Nd:YAG 和剥脱性点阵 CO_2 激光）或病灶内注射皮质类固醇和 5% 氟尿嘧啶等药物联合治疗瘢痕的效果，以确定治疗特定瘢痕最有效的治疗方式。

（张拔渤　译）

参考文献

[1] Alster TS, Kurban AK, Grove GL, et al. Alteration of argon laser-induced scars by the pulsed dye laser. Lasers Surg Med, 1993, 13(3): 368–373.

[2] Dierickx C, Goldman MP, Fitzpatrick RE. Laser treatment of erythematous/hypertrophic and pigmented scars in 26 patients. Plast Reconstr Surg, 1995, 95(1): 84-90; discussion 91–92.

[3] Alster TS, Williams CM. Treatment of keloid sternotomy scars with 585 nm flashlamp-pumped pulsed-dye laser. Lancet, 1995, 345(8959): 1198–1200.

[4] McCraw JB, McGraw JA, McMellin A, et al. Prevention of unfavorable scars using early pulse dye laser treatments: a preliminary report. Ann Plast Surg, 1999, 42(1): 7–14.

[5] Alster TS, Nanni CA. Pulsed dye laser treatment of hypertrophic burn scars. Plast Reconstr Surg, 1998, 102(6): 2190–2195.

[6] Kono T, Erçöçen AR, Nakazawa H, et al. Treatment of hypertrophic scars using a long-pulsed dye laser with cryogen-spray cooling. Ann Plast Surg, 2005, 54(5): 487–493.

[7] Allison KP, Kiernan MN, Waters RA, et al. Pulsed dye laser treatment of burn scars. Alleviation or irritation? Burns, 2003, 29(3): 207–213.

[8] Liew SH, Murison M, Dickson WA. Prophylactic treatment of deep dermal burn scar to prevent hypertrophic scarring using the pulsed dye laser: A preliminary study. Ann Plast Surg, 2002, 49(5): 472–475.

[9] Donelan MB, Parrett BM, Sheridan RL. Pulsed dye laser therapy and z-plasty for facial burn scars: the alternative to excision. Ann Plast Surg, 2008, 60(5): 480–486.

[10] Gaston P, Humzah MD, Quaba AA. The pulsed tuneable dye laser as an aid in the management of postburn scarring. Burns, 1996, 22(3): 203–205.

[11] Mustoe TA, Cooter RD, Gold MH, et al. International clinical recommendations on scar management. Plast Reconstr Surg, 2002, 110(2): 560–571.

[12] Nouri K, Jimenez GP, Harrison-Balestra C, et al. 585-nm pulsed dye laser in the treatment of surgical scars starting on the suture removal day. Dermatol Surg, 2003, 29(1): 65–73; discussion 73.

[13] Conologue TD, Norwood C. Treatment of surgical scars with the cryogen-cooled 595 nm pulsed dye laser starting on the day of suture removal. Dermatol Surg, 2006, 32(1): 13–20.

[14] Nouri K, Rivas MP, Stevens M, et al. Comparison of the effectiveness of the pulsed dye laser 585 nm versus 595 nm in the treatment of new surgical scars. Lasers Med Sci, 2009, 24(5): 801–810.

[15] Nouri K, Elsaie ML, Vejjabhinanta V, et al. Comparison of the effects of short- and long-pulse durations when using a 585-nm pulsed dye laser in the treatment of new surgical scars. Lasers Med Sci, 2010, 25(1): 121–126.

[16] Kono T, Erçöçn AR, Nakazawa H, et al. The flashlamp-pumped pulsed dye laser (585 nm) treatment of hypertrophic scars in Asians. Ann Plast Surg, 2003, 51(4): 366–371.

[17] Manuskiatti W, Fitzpatrick RE, Goldman MP. Energy density and numbers of treatment affect response of keloidal and hypertrophic sternotomy scars to the 585-nm flashlamp-pumped pulsed-dye laser. J Am Acad Dermatol, 2001, 45(4): 557–565.

[18] Gladsjo JA, Jiang SI. Treatment of surgical scars using a 595-nm pulsed dye laser using purpuric and nonpurpuric parameters: A comparative study. Dermatol Surg, 2014, 40(2): 118–126.

[19] Clayton JL, Edkins R, Cairns BA, et al. Incidence and management of adverse events after the use of laser therapies for the treatment of hypertrophic burn scars. Ann Plast Surg, 2013, 70(5): 500–505.

[20] Manuskiatti W, Wanitphakdeedecha R, Fitzpatrick RE. Effect of pulse width of a 595-nm flashlamp-pumped pulsed dye laser on the treatment response of keloidal and hypertrophic sternotomy scars. Dermatol Surg, 2007, 33(2): 152–161.

[21] Alam M, Pon K, Laborde SV, et al. Clinical effect of a single pulsed dye laser treatment of fresh surgical scars: Randomized controlled trial. Dermatol Surg, 2006, 32(1): 21–25.

[22] Kim DH, Ryu HJ, Choi JE, et al. A comparison of the scar prevention effect between carbon dioxide fractional laser and pulsed dye laser in surgical scars. Dermatol Surg, 2014, 40(9): 973–978.

[23] Vas K, Gaál M, Varga E, et al. Effects of the combined PDL/Nd: YAG laser on surgical scars: Vascularity and collagen changes evaluated by in vivo confocal microscopy. Biomed Res Int, 2014, 2014: 204532. DOI: 10. 1155/2014/204532.

[24] Reiken SR, Wolfort SF, Berthiaume F, et al. Control of hypertrophic scar growth using selective photothermolysis. Lasers Surg Med, 1997,21(1): 7–12.

[25] Kuo YR, Wu W-S, Jeng S-F, et al. Activation of ERK and p38 kinase mediated keloid fibroblast apoptosis after flashlamp pulsed-dye laser treatment. Lasers Surg Med, 2005, 36(1): 31–37.

[26] Kuo YR, Wu WS, Wang FS. Flashlamp pulsed-dye laser suppressed TGF-beta1 expression and proliferation in cultured keloid fibroblasts is mediated by MAPK pathway. Lasers Surg Med, 2007, 39(4): 358–364.

[27] Kuo YR, Wu W-S, Jeng S-F, et al. Suppressed TGF-beta1 expression is correlated with up-regulation of matrix metalloproteinase- 13 in keloid regression after flashlamp pulsed-dye laser treatment. Lasers Surg Med, 2005, 36(1): 38–42.

病例实践

Jordan T. Blough, Arun K. Gosain, John Y. S. Kim

摘 要

掌握特定的手术技术对治疗烧伤和创伤性瘢痕导致的毁容和功能障碍非常重要。如何联合各种疗法治疗特定的瘢痕对医生来说是个挑战。本章通过回顾常见病例，希望能够帮助医生更好地理解和应用各种治疗手段，从而为不同的患者制订合理的治疗方案。

章节大纲

引 言
病例1：小儿犬咬撕裂伤
    讨论
病例2：巨大的顽固性瘢痕疙瘩
    讨论
病例3：马乔林溃疡
    讨论
病例4：小儿烧伤瘢痕
    讨论
结 语
参考文献

引 言

在创面修复生物学中，从受到创伤到形成稳定、成熟的瘢痕，通常要经历相互重叠的3个阶段：炎症期（0~48 h）、增生期（第2~10 d）和重塑期（第2周~1年以上，见第2章）。瘢痕虽然会影响美观，但瘢痕的形成预示着创面修复的完成。创面的异常愈合会引发许多问题，最终会导致创面的延迟愈合（如糖尿病溃疡）或过度愈合（如增生性瘢痕或瘢痕疙瘩的形成）[1,2]。

治疗创伤和烧伤性瘢痕在临床上是一个巨大挑战，每个病例都面临不同的问题，并需要制订个性化的治疗方案。这就要求临床医生具备丰富的知识，能够灵活应对各种情况，制订最佳的治疗方案。创面愈合越好，其形成的瘢痕越好处理。创面愈合可能有许多不同的形式，但都是以稳定修复并形成最小的瘢痕为最终目标。医生在手术中的精细操作是创面有效愈合的关键，这包括消毒、清创和组织缝合（一期缝合、组织移植等），以最大程度地减少皮肤张力并进行规范的创面护理。

以下病例展示了 4 种不同损伤的临床动态治疗过程，体现了以上提及的基本原则：

病例 1- 小儿犬咬撕裂伤
病例 2- 巨大的顽固性瘢痕疙瘩
病例 3- 马乔林溃疡
病例 4- 小儿烧伤瘢痕

病例 1：小儿犬咬撕裂伤

一名 3 岁女童被家中的比特犬咬伤，形成横贯右脸颊的深度撕裂伤口，遂被送往急诊治疗（图 16-1）。外科医生最担心的是面神经分支可能受损，在对患者的伤口进行冲洗消毒后，首先检查损伤部位的面神经分支，确定神经在损伤平面以下，无需神经修复。之后，医生迅速清创并用 6-0 可吸收线缝合伤口，避免伤口在 4~5 d 内活动，实现了伤口的一期愈合（图 16-2）。

手术 5 d，医生对患者的伤口状况进行评估，患者面部活动能力良好，表明面神经未损伤（图 16-3）。术后 1 年，家属携患儿再次随诊，显示瘢痕状况稳定、成熟（图 16-4）。术后 2 年，患儿和家属暂不考虑进行瘢痕修复手术，但患者可随时进行该手术（图 16-5）。

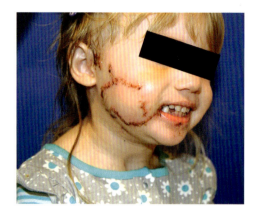

图 16-3　术后 5 d，患儿面部活动正常，显示面神经分支未损伤

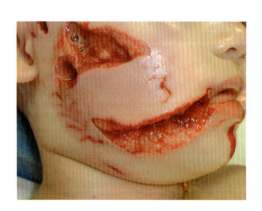

图 16-1　3 岁女童被狗咬伤

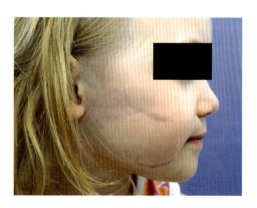

图 16-4　术后 1 年，患儿面部形成成熟、稳定的瘢痕

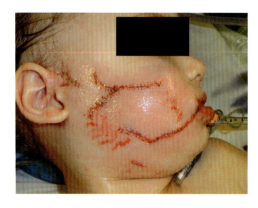

图 16-2　术后即刻采用可吸收缝合线缝合伤口

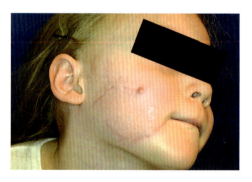

图 16-5　术后 2 年，面部形成色素沉着性瘢痕，可以进行修复

讨 论

在美国，每年发生400万~500万起犬咬伤事件，大约一半发生于儿童[3,4]。本病例展示了一种常见的面部创伤——犬咬伤的处理方式。具体而言，应该明确充分评估重要结构的损害程度和优化治疗策略的重要性，才能抑制瘢痕的形成，取得令人满意的美容效果。

研究者就儿童被犬咬伤的案例做了详细研究，旨在促进社会采取公共卫生措施并提高人们对此类事件的认识。儿童创伤中心的研究显示，儿童受伤部位大多为头部和颈部，某些犬种更容易攻击人类，并且超过一半的咬伤案例是亲人或自己家中的犬造成的[5,6]。一项前瞻性研究结果显示，与本病例一样，比特犬是最常见的肇事犬，它造成的咬伤事件约占此类事件的39%[5,6]。有研究还描述了此类患者最常见的临床表现，可以相应地为外科医生和急诊室医生提供临床参考。上述研究指出，超过2/3的患者需要进行手术治疗，其中76%的患者是对撕裂性伤口的修复（如本病例），14%的患者需要进行组织移植，2%的患者需要神经外科的干预[5]。此外，还有1%~9%患儿存在面部骨折，最常见的是鼻骨骨折[5,7]。这表明并非所有类似病例都是简单的软组织损伤，深层的重要结构和骨骼也可能受损。一项研究报道指出，8%的哺乳动物咬伤儿童病例需要立即住院并接受小儿外科治疗[8]。

在头颈部撕裂性伤口的修复中，首先要考虑的是该区域内重要结构是否存在损伤及继发的功能障碍。基于受伤部位，颊部撕裂伤中最严重的情况是面神经分支或腮腺导管的损伤[9]。一项关于儿童面部被犬咬伤的大型调查研究表明，24%的病例中患者面神经分支存在不同程度的损伤[7]。从解剖学上讲，面神经的颧支和颊支最有可能因颊部撕裂而断开，因此要先通过手术探查确认神经损伤情况后再闭合伤口。

虽然建议通过手术探查评估撕裂性伤口中面神经的损伤情况，但在患者进入手术室之前应先进行面神经功能测试：要求患者抬眉，闭合眼睑，外翻下唇，并进行表情动作，以快速检查是否存在面神经麻痹。对于涉及面神经的创伤，医生应同时使用9-0尼龙缝合线或纤维蛋白胶进行一期修复，或在不能进行一期修复的情况下进行神经束间移植术[10,11]。值得注意的是，位于外眦的内侧颊支神经损伤通常不需要缝合，因为它的分支广泛，损伤后可以进行自发的神经再生。重要的是，当医生发现患者存在面神经分支损伤时，应及时检查邻近腮腺导管的完整性，因为腮腺导管损伤可能会形成瘘管。通常来说，腮腺本身的损伤不会造成严重的后果，但要放置引流管以预防涎腺囊肿的形成。

在未发生感染的情况下，实现面部伤口的一期修复仍然是治疗的关键[12]。修复应尽量在24 h内快速完成，以降低感染风险，减少慢性炎症反应[12,13]。犬咬伤造成的伤口往往较深，会导致组织的破碎、坏死，病原体还可能随唾液进入组织，这大大增加了感染风险。为避免感染，可采用脉冲冲洗系统对伤口进行大量冲洗，彻底清创并预防性使用抗生素[13]。

美学修复的关键是尽可能准确地对齐真皮深层，将张力转移到皮肤下方以减少瘢痕形成。建议减少手术缝线的使用，因为手术缝线可能会引发组织的炎症反应且不利于伤口的愈合。医生可以使用5-0或6-0非可吸收缝线来缝合伤口，但需要在术后4~5 d拆除，以避免缝合线上皮化，从而产生永久性"铁轨样"瘢痕。此外，如本病例所示，快速可吸收肠线在儿童患者中极受欢迎，因为它无需拆线。在儿童面部撕裂伤中，患者使用可吸收缝合线和非可吸收缝合线的美容效果差异尚不明确，但大多数基于父母和监护人满意度的调查显示，患者更倾向于选择可吸收缝合线，因为无需拆线[14-23]。通常建议将可吸收缝线与拉力胶带联合使用，能够改善伤口对合，并增强缝线的减张效果[14]。

众所周知，胎儿具有强大的创面愈合能力且不会形成瘢痕[24-26]。然而在妊娠的最后3个月，胎儿会过渡到成人型的愈合反应，即出现纤维化和瘢痕。在出生时，新生儿和成人的皮肤结构在组织学上相似[27,28]。然而，与可能存在阻碍伤口愈合的系统性疾病或行为（如饮酒或吸烟）的成年人不同，儿童的伤口修复通常更及时、更明显，且可预测[29]。尽管如此，在儿童和成年患者中实现成熟且稳定的组织修复，最终都会伴随纤维化和瘢痕形成。

本例犬咬伤患儿的伤口愈合过程中没有出现并发症，已经形成稳定成熟的瘢痕。目前，患儿及其家属不要求对瘢痕继续进行修复，但随着年龄的增长，患者对于外貌可能更加关注，届时患者可以考虑采用激光治疗或外科手术等方式进行瘢痕修复[30,31]。

病例2：巨大的顽固性瘢痕疙瘩

一位32岁的非裔美国男性瘢痕疙瘩患者，初到急诊室就诊，主诉疼痛、肿胀，同时有血性和脓性分泌物，瘢痕疙瘩体积巨大，横跨整个颈部和下颌骨约33 cm（图16-6）。医生在其胸部和躯干部位也发现了数个瘢痕疙瘩，且患者的多个家庭成员也存在瘢痕疙瘩。瘢痕疙瘩病史8年，患者最初在剃须时察觉到高尔夫球大小的病变，范围局限于左侧脸颊。后在外院手术切除，并在术后接受3次剂量不详的放射治疗。首次切除一年后病变复发，进行第二次切除，之后每月进行3次类固醇注射。起初病变大小稳定，但一年后复发并迅速增大，期间伴有疼痛和脓性溢液。

我们充分告知了患者再次手术的风险，包括瘢痕疙瘩很可能会进一步扩大，病情持续时间更久，病变部位显著疼痛、出血以及永久性的功能和活动能力丧失。尽管有这些风险，但患者鉴于自己日常生活和外观受到严重影响，最终还是选择接受手术切除。理论上辐射暴露有致癌风险，患者仍接受术后放射治疗，以改善治疗效果。医生于蒂部切除瘢痕疙瘩，在患者皮肤表面形成了一个巨大的凹陷，后用4-0线缝合脱细胞真皮，患者的手术耐受性良好。在术后第2 d，患者接受了一次初始剂量为4 Gy的放射治疗。至术后第14 d，患者在进行6次3 Gy辐射剂量治疗的基础上，还做了7次放射治疗，总剂量达22 Gy。之后指导患者在家中使用硅凝胶膜继续治疗。

术后1个月，患者复诊时显示创面脱细胞真皮脱落，并且有明显的纤维素性坏死物。患者被送往手术室，彻底清除坏死的脱细胞真皮和纤维蛋白组织，然后植入脱细胞真皮基质。

术后3个月，患者复诊时发现先前瘢痕疙瘩区域的下颌部位出现扁平的粉红色斑块，很可能是瘢痕疙瘩复发的早期征象（图16-7，图16-8）。近2年来，患者每隔4~6周到医院注射曲安奈德（40 mg/mL），每次复诊注射18~25针，并继续使用硅凝胶膜治疗。此后，类固醇注射调整为8~10周/次，且长期进行，以免全身过度吸收。

讨论

本病例表明了瘢痕治疗的复杂性和易复发性，这也是最具挑战性的问题。该例巨大的顽固性瘢痕疙瘩病例表明：①瘢痕疙瘩具有顽固性，对治疗具有抵抗性；②瘢痕疙瘩复发性高；③患者全面知情同意、及时随访和长期治疗的重要性。

本病例中，患者经历了一个典型的顽固性瘢痕疙瘩的发展病程。巨大的瘢痕疙瘩是由瘢痕组织形成的巨大的（>0.5 cm）、隆起的良性皮肤肿瘤，这些肿块往往会突破瘢痕的边缘，累及正常皮肤[32,33]。其病因尚不完全清楚，但目前认为是皮肤创伤后的一种异常结缔组织反应，例如本病例所示的剃须后轻微割伤[34]。

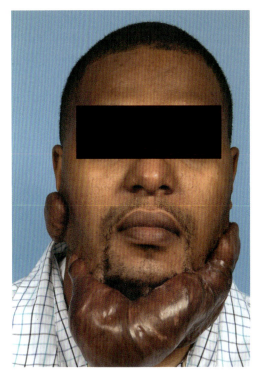

图 16-6 术前巨大的瘢痕疙瘩，横跨整个颈部/下颌线

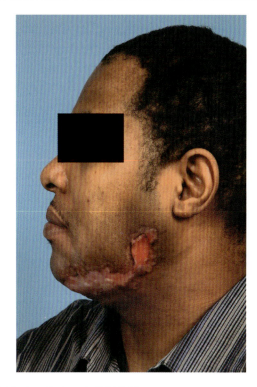

图 16-8 术后 5 个月侧位图

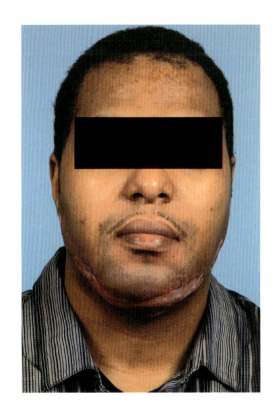

图 16-7 术后 5 个月正位图显示患者下颌存在扁平的粉红色斑块，可能是复发的瘢痕疙瘩，需要进行病灶内类固醇注射治疗

肤色较深和有家族倾向的个体，如本病例中的患者，具有遗传易感性[35,36]。面对瘢痕疙瘩的高复发率，可能需要联合几种方法进行治疗。因此，严重或难治性瘢痕疙瘩的患者最好向专业从事瘢痕治疗的临床医生寻求帮助[32,37]。最后，如果任何治疗措施都对瘢痕疙瘩无效，那只能选择对症治疗。

在取得患者知情同意时，应向患者着重强调瘢痕疙瘩的难治性和高复发率。在本病例中，医生必须充分告知患者风险情况：不仅治疗失败的可能性很大，而且还有可能复发，甚至可能加重。尽管知晓这些风险，该患者还是选择接受再次治疗，因为瘢痕疙瘩对他的生活质量造成了极大影响。文献报道显示，运用单一疗法治疗瘢痕疙瘩的复发率较高，如手术切除的复发率为 45%~100%，皮质类固醇注射疗法的复发率为 9%~50%，放射疗法的复发率为 50%~100%[31,38-43]。

瘢痕疙瘩的治疗缺乏标准化的研究方法和治疗方案，难以定量评估瘢痕结局。同时，由于缺乏多中心随机对照试验，因此在文献中难以评估治疗效果[32]。为此，虽然确有证据提供了一些经过时间检验的瘢痕疙瘩治疗指南，但目前的许多实践仍然依赖于临床医生的经验、培训和外科医生的理念。传统的一线治疗通常使用硅敷料并注射类固醇，后者在瘢痕疙瘩治疗中的应用最广泛且最有效[32,34,37]。通常，先给患者使用 10 mg/mL 剂量的曲安奈德，随后使用 40 mg/mL 剂量治疗顽固性瘢痕疙瘩[44]。对于特别顽固的瘢痕疙瘩，可以采用二线治疗，包括激光治疗、放射治疗和试验性治疗[32,37]。尽管年轻患者的严重瘢痕疙瘩存在癌变风险，但放射治疗仍是既往治疗失败后最有效的治疗方法[32]。

单一疗法治疗瘢痕疙瘩很难奏效，而手术切除与辅助疗法相结合的联合治疗对顽固性病变往往更有效[32,34,37]。文献报道，切除瘢痕疙瘩后注射类固醇对病变的控制率大多超过 50%，甚至超过 80%。手术切除后即刻放疗对病变的控制率尚不清楚（25%~100%），但其仍然是重要的备选方案。通常情况下，从术后 24~48 h 开始，应在几天内分次给予 15~20 Gy 剂量的放射治疗[32,34,38-40,42,43,45-59]，尽管一些研究表明使用 8~12 Gy 剂量的放射治疗也能达到同样的治疗效果。

本病例中，考虑到患者瘢痕疙瘩的严重程度，结合文献和临床专业知识，我们选择了手术切除、辅助放射治疗、类固醇注射和硅凝胶膜的联合治疗。如前所述，切除术后即刻放疗是治疗严重瘢痕疙瘩的首选疗法。考虑到患者先前多次治疗失败，预防性使用类固醇和硅凝胶膜可能有助于防止复发。更重要的是，患者还必须坚持及时、定期的随访，以更好地控制病情。瘢痕疙瘩治疗的最终目标通常只是限制瘢痕疙瘩的生长，而不是彻底消除，尽管临床医生的目标不止于此。非传统的试验疗法，如冷冻疗法、激光疗法、5-氟尿嘧啶、博来霉素、咪喹莫特和环孢菌素治疗瘢痕时，初步显示出良好的结果，这可能是彻底消除瘢痕疙瘩的一个可行途径（见第 15 章）[34,37,60]。关于瘢痕疙瘩管理和替代疗法更详细的指导方针，可以参考国际瘢痕管理顾问小组推荐意见[32,37]。

病例 3：马乔林溃疡

一位 49 岁的高加索男子，既往有严重的 2 型糖尿病、足部慢性骨髓炎、抑郁症、充血性心力衰竭和终末期肾脏疾病的病史，因腹部伤口出现 15 cm×15 cm 的巨大菜花状肿物到急诊室就诊（图 16-9）。该巨大外生性肿物伴有恶臭，无渗液或化脓，伤口表面有上皮化组织。

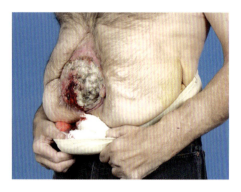

图 16-9　术前表现为慢性不愈合性补片伤口引起的马乔林溃疡

5 年前，患者进行了多次手术，包括治疗出血性胰腺炎的多次胰腺清创术，还包括一系列的结肠和小肠造瘘手术。患者腹部伤口长期不能愈合的原因之一是依从性太差，拒绝定期复诊，直到 8 个月前创面附近补片外漏才到医院去除了补片，后患者在家中定期换药。当腹部出现肿块时，患者感到非常不适遂到急诊科就诊，并对肿块进行了活检。

活检显示肿块为浸润性中分化角化鳞状细胞癌（2 级，分期：T_4，N_0，M_0），与马乔林溃疡一致。患者自述在过去的 3~4 个月内，体重减轻了 20 磅（9.07 kg），这也符合恶性肿瘤的症状。影像学检查未见明显转移。手术切除腹壁肿块需要移除黏附在肿块上的多个肠袢（图 16-10）。将腹直肌筋膜层分离与大片阔筋膜瓣移植相结合，重建巨大的腹壁缺损（图 16-11）。

术后 4 个月，患者复诊行影像学检查。不幸的是，腹部和骨盆的 CT 扫描显示肝脏中有许多界限不清的低密度影，符合转移瘤的表现。患者符合 TheraSphere 疗法治疗转移灶的适应证，医生立即采用此治疗方案。

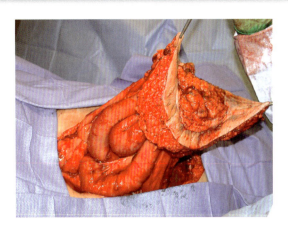

图 16-10　术中切除腹壁肿瘤及多个粘连性肠袢

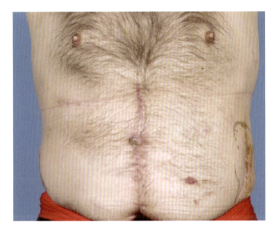

图 16-11　术后 2 个月随访显示腹壁切除和重建后形成了健康的瘢痕

讨　论

马乔林溃疡是一种罕见的、恶性的创面异常愈合疾病。本病例提示：①要重视伤口护理和瘢痕治疗；②创面不能正常愈合时可能带来极其严重的后遗症；③疾病的早期诊断需要具备高度的临床警觉性。

马乔林溃疡是在既往创伤或慢性炎症无法愈合的创面上形成的恶性病变[61,62]。马乔林溃疡有时被表述为瘢痕癌，是一种继发于烧伤创面的鳞状细胞癌[61]。虽然该疾病大多是由烧伤性瘢痕导致，但也有继发于其他慢性炎症的报道，包括静脉淤滞、压疮、骨髓炎、人工皮炎、脊髓损伤、疫苗接种、蛇咬伤、交通事故、瘘管、化脓性汗腺炎、冻伤、盘状红斑狼疮、癣菌感染和慢性补片感染[62-66]。文献指出，超过 70% 的马乔林溃疡是单纯性鳞状细胞癌，12% 是基底细胞癌，其余则是黑色素瘤、肉瘤和混合瘤[62,63,67]。一篇综述指出，1%~2% 的烧伤性瘢痕可能发生恶变，最常见的是超过 1 年的慢性瘢痕溃疡恶变，平均潜伏期为 27~35 年[62,68-70]。其他原因导致马乔林溃疡的发病率不同，如腿部溃疡，平均每 300 人中就有 1 人发生癌变[62]。

理论上，通过积极的预防措施可解决马乔林溃疡的问题。众所周知，马乔林溃疡的基本病因是创伤和真皮慢性炎症。我们需要密切监测并保证创面的一期愈合，或在二级预防中对高危患者的瘢痕进行治疗，以减少组织恶变的风险。对于烧伤患者，尤其是深度烧伤患者，需要早期进行切除和植皮治疗，以促进瘢痕早期愈合，避免感染，并尽早识别恶变[62,71]。最后，临床医生应高度警惕瘢痕发生恶变。慢性瘢痕或创面急剧变化的一个主要可能性是存在隐匿性恶变，需要进行活检作进一步判断。

本病例报道了 1 例继发于瘘口慢性补片感染的鳞状细胞癌。虽然马乔林溃疡最常见的病因是烧伤，但也有 2 例继发于腹部补片感染的报道[66]。补片本身不会恶变，但补片感染或外露会引起周围组织的慢性炎症，使周围组织面临恶变风险[66,72]。患者并发症较多、依从性差，创面愈合不良的风险较大，易发生恶变。本例患者在腹部大手术后拒绝进行二次伤口治疗，最终因无法忍受补片外露才到医院就诊。此后，患者又再次失访，直到 8 个月后炎症部位出现侵袭性肿块才再次复诊。

患者依从性差，不配合临床观察，最终导致创面演变为高度侵袭的恶性肿瘤。初诊时肿瘤的严重程度对预后影响很大。据报道，马乔林溃疡的死亡率为 21%，复发率为 16%，22% 有局部淋巴结转移，远处转移率为 14%[67]。相比之下，继发于烧伤的 Ⅱ 级鳞状细胞癌的转移率接近60%，而非马乔林鳞癌的转移率为2%~5%[73-75]。本例患者的术前影像检查未见转移，但遗憾的是，术后4个月检测到了肝脏转移。

对于本例患者，最佳治疗方案是大范围切除联合辅助治疗。由于患者的肿瘤累及下方肠道，腹部广泛受累，粘连的肠袢也需切除，术后遗留巨大缺损。因此我们采用分离手术和阔筋膜移植对缺损部位进行复杂的重建。虽然放射治疗是马乔林溃疡的常用手段，但对该患者并非首选。然而，如果不对肠道进行大剂量的放疗，疾病又可能难以控制，放疗毒性还可能会影响其他潜在病变器官。因此，当患者出现肝转移时，我们采取了一种新型的TheraSphere疗法。

病例4：小儿烧伤瘢痕

患儿为5岁女童，就诊时面部和手部存在大面积的烧伤性瘢痕。患儿3岁时在伊拉克遭遇汽车炸弹袭击（两年后移民美国），造成严重的面部全层皮肤烧伤，随后形成增生性瘢痕（图16-12~图16-14）。该患儿选择接受分期面部重建手术。

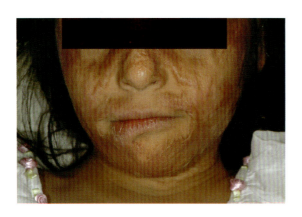

图16-12 5岁女性患儿，术前表现为严重的面部全层皮肤烧伤

一期手术，医生先在患者颈部双侧置入为期6个月的软组织扩张器。二期手术，利用扩张的皮肤组织覆盖下颌，此时移除扩张器，形成的颈部皮瓣被推进到右侧口角的水平（图16-15和图16-16）。

一年多后，在患者的左颈放置组织扩张器，获取第二个扩张的颈部皮瓣，并对左脸颊到外眦范围进行修复（图16-17）。

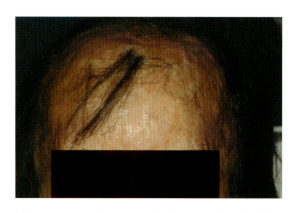

图16-13 术前观：除上眼睑外，整个前额受累，形成烧伤性秃发

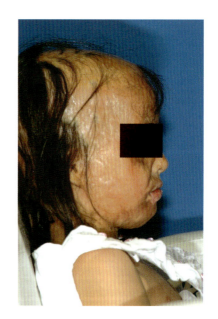

图16-14 术前观：侧位图

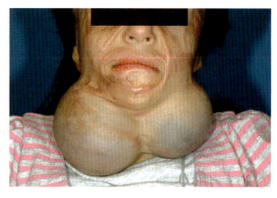

图16-15 扩张器置入6个月后，患者颈部双侧组织扩张器完全扩张

但这些区域最终通过二期愈合成功恢复（图 16-22 和图 16-23）。

前额皮肤修复术后不到一年，医生从患者的左侧锁骨上区切取扩张的全厚皮片重建患者鼻部（图 16-24~图 16-26）。两年后，医生再次从患者的锁骨上区切取第二个扩张的全厚皮片，以松解先前头部整形导致的唇挛缩（图 16-27 和图 16-28）。

初次手术 6 年后，患者接受了 Mustarde 脸颊旋转皮瓣的治疗，将凹陷部位固定在下方的骨面上，以重新推进右下眼睑/内侧脸颊的皮肤（图 16-29 和图 16-30）。同时，患者也接受了瘢痕修复手术。

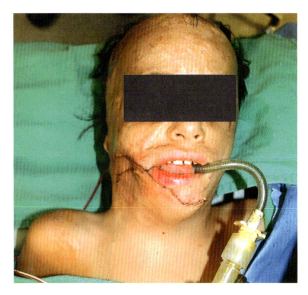

图 16-16　扩张器置入 6 个月后，扩张的颈部皮瓣推进到下颌和右侧唇角的水平

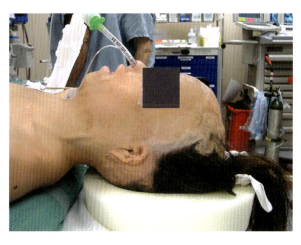

图 16-17　左侧位图显示患儿左侧的组织扩张器前移（术后 1 年）

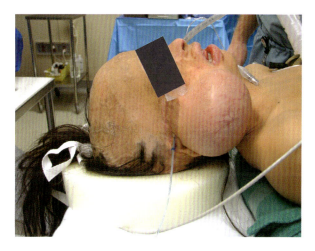

图 16-18　手术 2 年后：患者右侧的组织扩张器向右外眦扩张

初次手术后两年多，再次行手术修复右脸颊和额头区域。为了覆盖右脸颊未修复的部分，医生在患者的右颈部置入软组织扩张器，以完成覆盖整个面部的皮瓣推进（图 16-18）。同时，用腹部扩张获取的全厚皮片修复前额区域（图 16-19）。切除前额瘢痕组织至肌层，形成待移植的创面，使用模板将腹部移植物制成一个与前额受区相匹配的移植皮片（图 16-20）。为了保证皮片厚度均匀，用鼓式取皮机去除皮片脂肪后移植到前额受区（图 16-21）。术后 10 d，观察到有部分区域结痂，

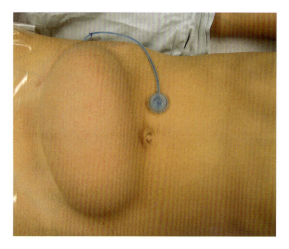

图 16-19　扩张的腹部组织用于前额皮肤重建

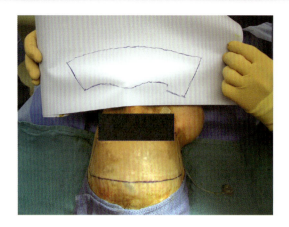

图 16-20 面部作为一个完整的美学单元,医生为前额皮肤重建设计模具

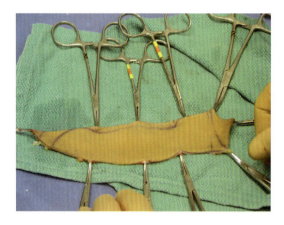

图 16-21 从患者腹部扩张组织中获取的符合规格的全皮层皮肤移植物

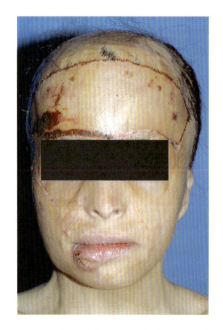

图 16-22 前额皮肤移植和右脸颊皮肤重建术后观

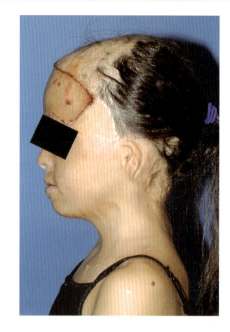

图 16-23 额部侧位图:小块结痂部位二期愈合

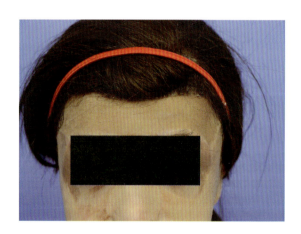

图 16-24 手术 3 年后,提取患者锁骨上区扩张的全厚皮片用于鼻部整形

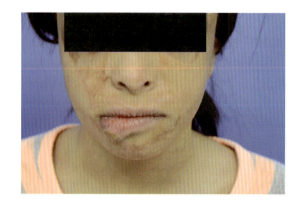

图 16-25 鼻子作为一个完整的美学亚单位进行修复。注意:先前右颈皮瓣推进导致患者的唇部发生挛缩

病例实践 16

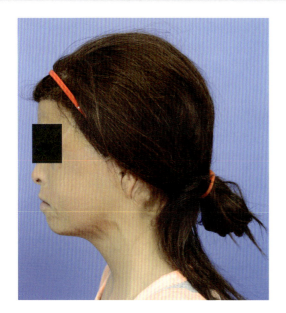

图 16-26 侧位图：鼻部皮肤修复手术 3 年后

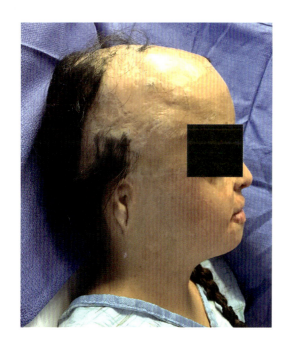

图 16-27 修复 5 年后，在扩张的锁骨上组织提取全厚皮片用以松解唇挛缩

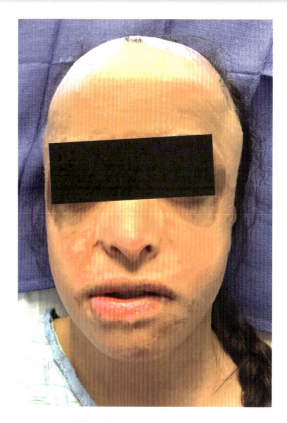

图 16-28 修复 5 年后，正视图显示患者的唇挛缩症状已解除

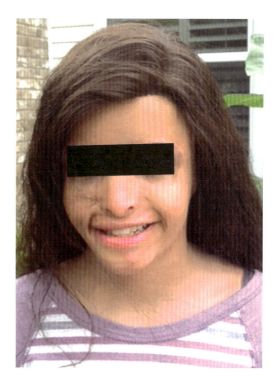

图 16-29 修复后近 6 年，使用 Mustarde 脸颊旋转皮瓣治疗 1 个月后愈合

讨 论

小儿面部烧伤往往造成严重而持久的负面影响。随着儿童的成长，可能会导致灾难性的生理和社会心理后果[76,77]。本病例展示了历时 6 年多的烧伤面部重建，体现了外科医生、患者和家属为使患者回归正常生活和

151

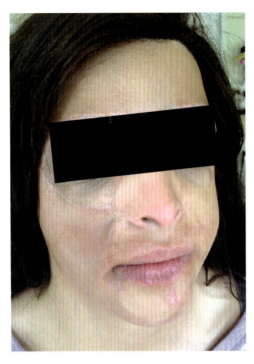

图16-30 修复后近6年,患者实现了全脸重建

防止严重后遗症做出的长远规划和不懈努力。面部烧伤患者需要进行专科护理,建议在经过美国烧伤协会认证的烧伤中心进行治疗[78]。尤其是小儿患者,他们的治疗需要采取多学科策略,包括整形外科、小儿外科、耳鼻喉科、牙科、精神病学、物理治疗和社会工作。虽然儿童严重烧伤创面的治疗需要儿科专科的修复策略,但笔者将重点论述与本病例相关的瘢痕的二次修复。

与成年人不同,儿童面部烧伤会引起面部功能障碍,影响患儿心理健康[76,77]。具体来说,儿童头部和颈部的瘢痕挛缩会引发头面部骨骼和牙齿畸形,导致小口畸形、失用性弱视或继发于眼部障碍的失明[76,77,79-81]。严重的面部烧伤不利于儿童形成自我认同感,从而使儿童非常容易受到情绪、社交和认知障碍的影响,可能会导致其形成不良的应对行为和自我孤立[76,77,82-90]。对于儿童患者,即便是轻微的外貌改善也能对其社会心理产生巨大影响。但是,儿童的面部重建是一个漫长而艰巨的过程,这本身对患儿及其家属而言就是个巨大的挑战。

设计手术方案时应尽可能的细致、全面,这是手术成功的关键,甚至比手术中的具体操作更为重要[76,91]。应根据患者的预期目标和远期规划制订完整的手术计划。一般来说,重建手术应在患者受伤后一年,直到瘢痕和移植组织完全成熟后才开始进行。但瘢痕挛缩例外,因为它可能如先前讨论中提到的那样,会产生非常严重的后果[76,77,79-81]。本例患者大约在受伤2年后开始重建,这是在他们移民之后进行的。重建分期应按照面部美学分区进行,面部区域被分为前额、眼睛、鼻子、嘴唇和下颌[92]。医生必须要按照美学分区进行表面修复,因为每个分区都有独特的肤色、质地、厚度和附属结构,供体组织应尽可能匹配不同的分区,以优化美容效果[76]。在可能的情况下,一次手术应该覆盖一个完整的分区,避免颜色不均形成斑驳肤色。一般应先使用最简单的重建技术(即一期缝合),然后根据重建阶梯开展治疗。重建技术包括单次或连续切除,中厚或全厚皮片移植,邻位、局部、异位或游离皮瓣重建,以及组织扩张术[93]。每种方法都有相应的适应证、优点和局限性,应根据患者的实际情况选择合适的治疗方法。

虽然传统术式往往是医生的首选方法,但病变若累及更复杂、更广泛的组织就需要更复杂的治疗策略,目前组织扩张术已经成为治疗瘢痕的法宝。组织扩张的过程中,放置在患者皮下的硅胶囊连续膨胀,逐渐拉伸覆盖其上的皮肤,直到产生足够用于移植的组织。在该病例治疗的初期,扩张的组织形成局部推进皮瓣,循序渐进地重建下颌、面颊和颈部美学分区。扩张的组织也可以用来采集全厚皮片作为移植物,如前所示:一个用于前额重建的腹部扩张器,两个锁骨上的组织扩张器分别用于鼻部重建和唇挛缩松解。组织扩张的另一个用途是在移植前扩大远端或游离皮瓣的表面积[91]。

无瘢痕的脸颊皮肤是面部、脸颊或下颌边界重建的理想选择,因为它与这些部位原组织最为匹配,但脸颊存在烧伤时则需采取替代策略[93]。扩张推进皮瓣是重建颈部、下面部和头皮的主要方法，它通过扩张局部皮肤来匹配受区的肤色、纹理、厚度和附属结构（保留毛囊和感觉神经）[91,93]。局部扩张皮瓣的优点很多，它不会导致远端供区并发症，并且具有丰富的血供，有助于创面愈合[76]。重要的是，尾侧推进相比头侧可更好地防止因重力和张力过大而可能发生的皮瓣外翻、瘢痕扩大和下颌线清晰度消失[93]。为解决这些问题，当颈部组织扩张到下颌骨边界之外时，有必要进行皮肤的相对过度扩张[91,93-95]，以最大限度地减小张力。不幸的是，该患者的脸颊因烧伤不能采取尾侧推进的方法，只能采取头侧入路，与典型病例一样，最终会导致眼睑/面颊中央和嘴唇的外翻。之后医生需要分别通过Mustarde脸颊旋转皮瓣和扩张的全皮层皮片移植对瘢痕进行修复[96]。

组织扩张还能够为患者的前额、鼻子和唇部挛缩松解提供可移植的全厚皮片。与中厚皮片不同，全厚皮片包含整个真皮层，在面部美学单元的重建中更具优势，因为它们更接近面部皮肤，不会显著收缩，并且不易发生色素沉着。本病例中，移植皮片是从扩张的组织中获取的，扩张组织能够产生更大的移植皮片，并允许供区一期闭合。有趣的是，组织扩张过程似乎不会改变移植皮片的耐久性或收缩倾向。常用于面部重建的部位包括与面部皮肤最相似的耳周和锁骨上区，本病例中选择了后者。重建患者的前额需要大面积的移植皮片，所以我们使用了腹部扩张提取皮片。一般而言，移植皮片离面部越远，色差就越明显。

虽然组织扩张术能够产生良好的功能改善和美容效果，但患者、家属和外科医生在制订修复计划时还必须考虑该手术的注意事项。在组织扩张期间，患者外貌不佳且功能受限，还需要定期去医院扩张组织。此外，扩张器的放置和取出需要额外的操作，可能会导致严重的并发症，包括扩张器外露/渗液、感染和皮瓣缺血[98]。反复在同一组织上连续扩张会增加并发症发生率[91]。最近的研究表明，小儿使用组织扩张器的并发症发生率为13%~20%，其中大多数仅导致重建手术的推迟，并非真正的不良结局（如更换破裂的扩张器）[91,98-100]。当然，重建外科医生在重建过程中不应排除其他替代技术，因为与组织扩张术相比，这些技术可能步骤更少，治疗效果更好。

结　语

组织再生往往伴随瘢痕的形成，这是人体对组织损伤的正常反应。归根结底，促进创面的良好愈合是实现理想瘢痕结局的最佳途径。本章节介绍了4个案例，展现了创伤/烧伤性瘢痕的管理策略和复杂性，每一个案例都体现了创面愈合的基本原则。创伤和烧伤性瘢痕的多样性要求临床医师能够灵活选择治疗方法，联合多种手段实现治疗目的。笔者希望本章这些具体案例能够为广大整形外科医生提供参考。

致谢：感谢Gregory Dumanian和Jeffrey Wayne博士分享他们的手术案例，感谢Paul Berg提供的患者照片。

（王运帷　译）

参考文献

[1] Gurtner GC, Werner S, Barrandon Y, et al. Wound repair and regeneration. Nature, 2008, 453(7193): 314–321.

[2] Singer AJ, Clark RA. Cutaneous wound healing. New Engl J Med, 1999, 341(10): 738–746.

[3] Gilchrist J, Sacks JJ, White D, et al. Dog bites: Still a problem? Inj Prev, 2008, 14(5): 296–301.

[4] Weiss HB, Friedman DI, Coben JH. Incidence of dog bite injuries treated in emergency departments. JAMA, 1998, 279(1): 51–53.

[5] Garvey EM, Twitchell DK, Ragar R, et al. Morbidity of pediatric dog bites: a case series at a level one pediatric trauma center. J Pediatr Surg, 2015, 50(2): 343–346.

[6] O'Brien DC, Andre TB, Robinson AD, et al. Dog bites of the head and neck: An evaluation of a common pediatric trauma and associated treatment. Am J Otolaryngol, 2015, 36(1): 32–38.

[7] Wei LA, Chen HH, Hink EM, et al. Pediatric facial fractures from dog bites. Ophthalmic Plast Reconstr Surg, 2013, 29(3): 179–182.

[8] Shipkov H, Stefanova P, Sirakov V, et al. Acute paediatric bite injuries treated on inpatient basis: a 10-year retrospective study and criteria for hospital admission. J Plast Surg Hand Surg, 2013, 47(6): 467–471.

[9] Gordin EA, Daniero JJ, Krein H, et al. Parotid gland trauma. Facial Plast Surg, 2010, 26(6): 504–510.

[10] Kadakia S, Helman S, Saman M, et al. Concepts in neural coaptation: Using the facial nerve as a paradigm in understanding principles surrounding nerve injury and repair. J Craniofac Surg, 2015, 26(4): 1304–1309.

[11] Gordin E, Lee TS, Ducic Y, et al. Facial nerve trauma: evaluation and considerations in management. Craniomaxillofac Trauma Reconstr, 2015, 8(1): 1–13.

[12] Jose RM, Vidyadharan R, Bragg TW, et al. Mammalian bite wounds: Is primary repair safe? Plast Reconstr Surg, 2007, 119(6): 1967–1968.

[13] Lin W, Patil PM. Facial dog attack injuries. Indian J Surg, 2015, 77(1): 55–58.

[14] Luck R, Tredway T, Gerard J, et al. Comparison of cosmetic outcomes of absorbable versus nonabsorbable sutures in pediatric facial lacerations. Pediatr Emerg Care, 2013, 29(6): 691–695.

[15] Luck RP, Flood R, Eyal D, et al. Cosmetic outcomes of absorbable versus nonabsorbable sutures in pediatric facial lacerations. Pediatr Emerg Care, 2008, 24(3): 137–142.

[16] Karounis H, Gouin S, Eisman H, et al. A randomized, controlled trial comparing long-term cosmetic outcomes of traumatic pediatric lacerations repaired with absorbable plain gut versus nonabsorbable nylon sutures. Acad Emerg Med, 2004, 11(7): 730–735.

[17] Fosko SW, Heap D. Surgical pearl: An economical means of skin closure with absorbable suture. JAAD, 1998, 39(2 Pt 1): 248–250.

[18] Gabel EA, Jimenez GP, Eaglstein WH, et al. Performance comparison of nylon and an absorbable suture material (Polyglactin 910) in the closure of punch biopsy sites. Dermatol Surg, 2000, 26(8): 750-752; discussion 752–753.

[19] Guyuron B, Vaughan C. A comparison of absorbable and nonabsorbable suture materials for skin repair. Plast Reconstr Surg, 1992, 89(2): 234–236.

[20] Scaccia FJ, Hoffman JA, Stepnick DW. Upper eyelid blepharoplasty. A technical comparative analysis. Arch Otolaryngol Head Neck Surg, 1994, 120(8): 827–830.

[21] Missori P, Polli FM, Fontana E, et al. Closure of skin or scalp with absorbable sutures. Plast Reconstr Surg, 2003, 112(3): 924–925.

[22] Start NJ, Armstrong AM, Robson WJ. The use of chromic catgut in the primary closure of scalp wounds in children. Arch Emerg Med, 1989, 6(3): 216–219.

[23] Lubitz D, Coyne C, Windle B. Use of fast-absorbable sutures for the repair of pediatric facial lacerations. Arch Pediatr Adolesc Med, 1994, 148: 42.

[24] Leung A, Crombleholme TM, Keswani SG. Fetal wound healing: implications for minimal scar formation. Curr Opin Pediatr, 2012, 24(3): 371–378.

[25] Lorenz HP, Whitby DJ, Longaker MT, et al. Fetal wound healing. The ontogeny of scar formation in the non-human primate. Ann Surg, 1993, 217(4): 391.

[26] Bullard KM, Longaker MT, Lorenz HP. Fetal wound healing: current biology. World J Surg, 2003, 27(1): 54–61.

[27] Lane AT. Human fetal skin development. Pediatr Dermatol, 1986, 3(6): 487–491.

[28] Lorenz HP, Longaker MT, Adzick NS. Human fetal skin: intogeny and repair. In: Fetal Wound Healing. New York: Elsevier Science Publishing, 1992: 137–148.

[29] Hogg NJ, Horswell BB. Soft tissue pediatric facial trauma: a review. J Can Dent Assoc, 2006, 72(6): 549–552.

[30] Rahman Z, Alam M, Dover JS. Fractional Laser treatment for pigmentation and texture improvement. Skin Therapy Lett, 2006, 11(9): 7–11.

[31] Tsao SS, Dover JS, Arndt KA, et al. Scar management: Keloid, hypertrophic, atrophic, and acne scars. Paper presented at: Seminars in cutaneous medicine and surgery. Semin Cutan Med Surg, 2002, 21(1): 46–75.

[32] Mustoe TA, Cooter RD, Gold MH, et al. International clinical recommendations on scar management. Plast Reconstr Surg, 2002, 110(2): 560–571.

[33] Muir IF. On the nature of keloid and hypertrophic scars. Br J Plast Surg, 1990, 43(1): 61–69.

[34] Al-Attar A, Mess S, Thomassen JM, et al. Keloid pathogenesis and treatment. Plast Reconstr Surg, 2006, 117(1): 286–300.

[35] Bloom D. Heredity of keloids; review of the literature and report of a family with multiple keloids in five generations. N Y State J Med, 1956, 56(4): 511–519.

[36] Oluwasanmi JO. Keloids in the African. Clin Plast Surg, 1974, 1(1): 179–195.

[37] Gold MH, McGuire M, Mustoe TA, et al. Updated international clinical recommendations on scar management: Part 2–algorithms for scar prevention and treatment. Dermatol Surg, 2014, 40(8): 825–831.

[38] Berman B, Bieley HC. Adjunct therapies to surgical management of keloids. Dermatol Surg, 1996, 22(2): 126–130.

[39] Darzi MA, Chowdri NA, Kaul SK, et al. Evaluation of various methods of treating keloids and hypertrophic scars: a 10-year follow-up study. Br J Plast Surg, 1992, 45(5): 374–379.

[40] Lawrence WT. In search of the optimal treatment of keloids: Report of a series and a review of the literature. Ann Plast Surg, 1991, 27(2): 164–178.

[41] Berman B, Bieley HC. Keloids. JAAD, 1995, 33(1): 117–123.

[42] Urioste SS, Arndt KA, Dover JS. Keloids and hypertrophic scars: review and treatment strategies. Semin Cutaneous Med Surg, 1999, 18(2): 159–171.

[43] Niessen FB, Spauwen PH, Schalkwijk J, et al. On the nature of hypertrophic scars and keloids: a review. Plast Reconstr Surg, 1999, 104(5): 1435–1458.

[44] Tang YW. Intra- and postoperative steroid injections for keloids and hypertrophic scars. Br J Plast Surg, 1992, 45(5): 371–373.

[45] Hollander A. Intralesional injections of triamcinolone acetonide; a therapy for dermatoses. Antibiotic Med Clin Ther (N Y), 1961, 8: 78–83.

[46] Ketchum LD, Smith J, Robinson DW, et al. The treatment of hypertrophic scar, keloid and scar contracture by triamcinolone acetonide. Plast Reconstr Surg, 1966, 38(3): 209–218.

[47] Ketchum LD, Robinson DW, Masters FW. Follow-up on treatment of hypertrophic scars and keloids with triamcinolone. Plast Reconstr Surg, 1971, 48(3): 256–259.

[48] Griffith BH, Monroe CW, McKinney P. A follow-up study on the treatment of keloids with triamicinolone acetonide. Plast Reconstr Surg, 1970, 46(2): 145–150.

[49] Borok TL, Bray M, Sinclair I, et al. Role of ionizing irradiation for 393 keloids. IJROBP, 1988, 15(4): 865–870.

[50] Klumpar DI, Murray JC, Anscher M. Keloids treated with excision followed by radiation therapy. JAAD, 1994, 31(2 Pt 1): 225–231.

[51] Ragoowansi R, Cornes PG, Moss AL, et al. Treatment of keloids by surgical excision and immediate postoperative single-fraction radiotherapy. Plast Reconstr Surg, 2003, 111(6): 1853–1859.

[52] Kovalic JJ, Perez CA. Radiation therapy following keloidectomy: A 20-year experience. IJROBP, 1989, 17(1): 77–80.

[53] Craig RD, Pearson D. Early post-operative irradiation in the treatment of keloid scars. Br J Plast Surg, 1965, 18(4): 369–376.

[54] Doornbos JF, Stoffel TJ, Hass AC, et al. The role of kilovoltage irradiation in the treatment of keloids. IJROBP, 1990, 18(4): 833–839.

[55] Levy DS, Salter MM, Roth RE. Postoperative irradiation in the prevention of keloids. AJR, 1976, 127(3): 509–510.

[56] Edsmyr F, Larson LG, Onyango J, et al. Radiotherapy in the treatment of keloids in East Africa. East African Med J, 1973, 50(8): 457–461.

[57] van de Kar AL, Kreulen M, van Zuijlen PP, et al. The results of surgical excision and adjuvant irradiation for therapy-resistant keloids: a prospective clinical outcome study. Plast Reconstr Surg, 2007, 119(7): 2248–2254.

[58] Chaudhry MR, Akhtar S, Duvalsaint F, et al. Ear lobe keloids, surgical excision followed by radiation therapy: a 10-year experience. Ear Nose Throat J, 1994, 73(10): 779–781.

[59] Wagner W, Alfrink M, Micke O, et al. Results of prophylactic irradiation in patients with resected keloids—a retrospective analysis. Acta Oncologica (Stockholm, Sweden), 2000, 39(2): 217–220.

[60] Fitzpatrick RE. Treatment of inflamed hypertrophic scars using intralesional 5-FU. Dermatol Surg, 1999, 25(3): 224–232.

[61] Copcu E, Aktas A, Sisman N, et al. Thirty-one cases of Marjolin's ulcer. Clin Exp Dermatol, 2003, 28(2): 138–141.

[62] Copcu E. Marjolin's ulcer: a preventable complication of burns? Plast Reconstr Surg, 2009, 124(1): 156e–164e.

[63] Karasoy Yesilada A, Zeynep Sevim K, Ozgur Sucu D, et al. Marjolin ulcer: clinical experience with 34 patients over 15 years. J Cutaneous Med Surg, 2013, 17(6): 404–409.

[64] Pena ZG, Sivamani RK, Konia TH, et al. Squamous cell carcinoma in the setting of chronic hidradenitis suppurativa: Report of a patient and update of the literature. Dermatol Online J, 2015, 21(4). PMID: 25933081.

[65] Ashraf M, Biswas J. Chronic ringworm infestation and Marjolin's ulcer, an association unknown in the literature. Rare Tumors, 2010, 2(2): e31.

[66] Birolini C, Minossi JG, Lima CF, et al. Mesh cancer: Long-term mesh infection leading to squamous-cell carcinoma of the abdominal wall. Hernia, 2014, 18(6): 897–901.

[67] Kowal-Vern A, Criswell BK. Burn scar neoplasms: A literature review and statistical analysis. Burns, 2005, 31(4): 403–413.

[68] Fleming MD, Hunt JL, Purdue GF, et al. Marjolin's ulcer: A review and reevaluation of a difficult problem. J Burn Care Rehabil, 1990, 11(5): 460–469.

[69] Traves N, Pack G. The development of cancer in burn scars. An analysis and report of 34 cases. Surg Gynecol Obstet, 1930, 51: 749–782.

[70] Das KK, Chakaraborty A, Rahman A, et al. Incidences of malignancy in chronic burn scar ulcers: Experience from Bangladesh. Burns, 2015, 41(6): 1315–1321.

[71] Love RL, Breidahl AF. Acute squamous cell carcinoma arising within a recent burn scar in a 14-year-old boy. Plast Reconstr Surg, 2000, 106(5): 1069–1071.

[72] Balkwill F, Mantovani A. Inflammation and cancer: back to Virchow? Lancet, 2001, 357(9255): 539–545.

[73] Lifeso RM, Rooney RJ, el-Shaker M. Post-traumatic squamous-cell carcinoma. J Bone Joint Surg, 1990, 72(1): 12–18.

[74] Brougham ND, Dennett ER, Cameron R, et al. The incidence of metastasis from cutaneous squamous cell carcinoma and the impact of its risk factors. J Surg Oncol, 2012, 106(7): 811–815.

[75] Joseph MG, Zulueta WP, Kennedy PJ. Squamous cell carcinoma of the skin of the trunk and limbs: the incidence of metastases and their outcome. Aust N Z J Surg, 1992, 62(9): 697–701.

[76] Kung TA, Gosain AK. Pediatric facial burns. J Craniofac Surg, 2008, 19(4): 951–959.

[77] Egeland B, More S, Buchman SR, et al. Management of difficult pediatric facial burns: reconstruction of burn-related lower eyelid ectropion and perioral contractures. J Craniofac Surg, 2008, 19(4): 960–969.

[78] American Burn Association/American College of S. Guidelines for the operation of burn centers. J Burn Care Res, 2007, 28(1): 134.

[79] Remensnyder JP, Matthias BD. Reconstruction of the head and neck. In: Herndon DN, ed. Total Burn Care. 2nd ed. New York: WB Saunders, 2002: 656–689.

[80] Maragakis GM, Garcia-Tempone M. Microstomia following facial burns. J Clin Pediatr Dent, 1998, 23(1): 69–74.

[81] Fricke NB, Omnell ML, Dutcher KA, et al. Skeletal and dental disturbances in children after facial burns and pressure garment use: a 4-year follow-up. J Burn Care Rehabil, 1999, 20(3): 239–249.

[82] Ye EM. Psychological morbidity in patients with facial and neck burns. Burns, 1998, 24(7): 646-648.

[83] Pallua N, Kunsebeck HW, Noah EM. Psychosocial adjustments 5 years after burn injury. Burns, 2003, 29(2): 143–152.

[84] Madianos MG, Papaghelis M, Ioannovich J, et al. Psychiatric disorders in burn patients: a follow-up study. Psychother Psychosom, 2001, 70(1): 30–37.

[85] Stoddard FJ, Stroud L, Murphy JM. Depression in children after recovery from severe burns. J Burn Care Rehabil, 1992, 13(3): 340–347.

[86] Stoddard FJ, Norman DK, Murphy JM, et al. Psychiatric outcome of burned children and adolescents. J Am Acad Child Adolesc Psychiatry, 1989, 28(4): 589–595.

[87] Abdullah A, Blakeney P, Hunt R, et al. Visible scars and self-esteem in pediatric patients with burns. J Burn Care Rehabil, 1994, 15(2): 164–168.

[88] Robert R, Meyer W, Bishop S, et al. Disfiguring burn scars and adolescent self-esteem. Burns, 1999, 25(7): 581–585.

[89] Bernstein NR. Emotional Problems of the Facially Burned and Disfigured. Boston, MA: Little Brown, 1976.

[90] Lewis M. Overview of development from infancy through adolescence. In: Wiener JM, Dulcan MK, eds. Textbook of Child and Adolescent Psychiatry. 3rd ed. Washington, DC: American Psychiatric Publishing, 2004: 37.

[91] LoGiudice J, Gosain AK. Pediatric tissue expansion: Indications and complications. J Craniofac Surg, 2003, 14(6): 866–872.

[92] Gonzalez-Ulloa M. Restoration of the face covering by means of selected skin in regional aesthetic units. Br J Plast Surg, 1956, 9(3): 212–221.

[93] Neale HW, Kurtzman LC, Goh KB, et al. Tissue expanders in the lower face and anterior neck in pediatric burn patients: limitations and pitfalls. Plast Reconstr Surg, 1993, 91(4): 624–631.

[94] MacLennan SE, Corcoran JF, Neale HW. Tissue expansion in head and neck burn reconstruction. Clin Plast Surg, 2000, 27(1): 121–132.

[95] Kawashima T, Yamada A, Ueda K, et al. Tissue expansion in facial reconstruction. Plast Reconstr Surg, 1994, 94(7): 944–950.

[96] Mustarde JC. Reconstruction of the upper lid, and the use of nasal mucosal grafts. Br J Plast Surg, 1968, 21(4): 367–377.

[97] Hallock GG. Preexpansion of free flap donor sites used in reconstruction after burn injury. J Burn Care Rehabil, 1995, 16(6): 646–653.

[98] Pisarski GP, Mertens D, Warden GD, et al. Tissue expander complications in the pediatric burn patient. Plast Reconstr Surg, 1998, 102(4): 1008-1012.

[99] Friedman RM, Ingram AE Jr, Rohrich RJ, et al. Risk factors for complications in pediatric tissue expansion. Plast Reconstr Surg, 1996, 98(7): 1242–1246.

[100] Gibstein LA, Abramson DL, Bartlett RA, et al. Tissue expansion in children: a retrospective study of complications. Ann Plast Surg, 1997, 38(4): 358-364.

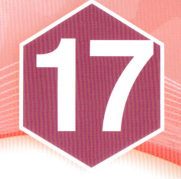

瘢痕治疗的未来发展方向

Michael M. Vu, Robert D. Galiano, John Y. S. Kim

章节大纲

引 言

目前的瘢痕疗法

新兴药物疗法

　博来霉素

　干扰素

　咪喹莫特

　丝裂霉素 C

　TGF-β 靶向药物

　白介素 -10

　A 型肉毒毒素

　血管紧张素相关肽

　碱性成纤维细胞生长因子

　钠通道阻滞剂

创面的机械支持

干细胞疗法

激光疗法的进展

结 论

参考文献

摘 要

瘢痕治疗领域的研究不断深入，数十种极具潜力的治疗方法正处于试验阶段，旨在全面评估其在瘢痕治疗中的多元作用。新兴疗法借助机械手段，精准调节创面周边皮肤的张力，从而有效促进创面愈合，显著降低瘢痕形成的概率。同时，科研人员积极探索运用表达无瘢痕信号通路的干细胞治疗瘢痕。其中，明确与瘢痕关联最为紧密的干细胞生态位成为关键所在。尽管相关研究工作正在广泛开展，但目前仍缺乏随机对照试验对不同治疗手段的疗效差异进行对比分析。此外，虽然已有大量瘢痕疗法进入临床前试验阶段，然而进入 Ⅱ 期和 Ⅲ 期临床试验的药物及设备数量相对有限。

简 介

　　临床实践表明，目前的一线瘢痕治疗方案在预防和改善瘢痕方面颇具成效，但并非所有的患者都适用[1,2]。特别是创伤和烧伤瘢痕，其创面往往较深且损伤严重，常伴有并发症和疼痛感，从而使瘢痕治疗变得更加复杂[3]。这些特性增加了瘢痕治疗难度，使得传统治疗方案难以满足患者改善功能和外观的需求。瘢痕还会导致患者焦虑、抑郁和社交恐惧，这在烧伤患者中尤为明显[4]。瘢痕治疗技术的发展和治疗方案的改进可能会给创伤和烧伤瘢痕患者带来更多获益。瘢痕治疗的研究已进入令人振奋的深入探索阶段，数十种有前景的疗法正在进行试验和评估，以造福更多瘢痕患者。本章将简要讨论现有的瘢痕疗法及其局限性，然后对当前文献中值得关注的备选疗法进行探讨（表 17-1）。

表 17-1　目前和新兴的瘢痕疗法

目前的疗法	新兴的疗法
硅凝胶膜	博来霉素
压力衣	干扰素
皮质类固醇注射	咪喹莫特
5-氟尿嘧啶注射	丝裂霉素 C
水疗	TGF-β 靶向治疗
抗组胺药	白细胞介素-10
手术修复	A 型肉毒毒素
	血管紧张素肽
	碱性成纤维细胞生长因子
	钠通道阻滞剂
	新型创面减张材料
	干细胞治疗
	新型激光治疗技术

目前的瘢痕疗法

最近，一个国际多学科专家团队开发了一种瘢痕治疗标准算法，该算法基于现有证据对当前的各种治疗手段进行综合评估[5]。当前增生性瘢痕和瘢痕疙瘩的主要治疗方法包括压力衣、硅凝胶膜、保湿、按摩、抗组胺药、手术治疗以及病灶内注射皮质类固醇和 5-氟尿嘧啶[5,6]。联合应用不同的治疗方法通常可以产生协同作用。

压力衣、硅凝胶膜、按摩和保湿治疗一般作为预防措施在创面愈合早期使用，能够抑制瘢痕的形成。遗憾的是，现有的预防措施往往不能完全阻止瘢痕形成。硅凝胶膜被认为是预防增生性瘢痕和瘢痕疙瘩的一线措施[5,7]。虽然其被广泛用于瘢痕预防，但 2013 年的一篇综述指出，其有效性证据较弱[8]。最近的一项随机对照试验也表明，硅凝胶膜用于儿童腹部切口无明显效果[9]。此外，硅凝胶膜需长期使用，其应用受到患者依从性的影响，而且在大面积烧伤性瘢痕中受限更多[10]。

病灶内注射皮质类固醇和 5-氟尿嘧啶是治疗增生性瘢痕的首选方法，能够显著缩小增生性瘢痕的体积，对 50%~100% 的患者治疗有效[11]。然而，对于某些患者，特别是严重瘢痕患者，类固醇治疗效果不佳。Muneuchi 等[12]发现，只有大约 1/3 的瘢痕疙瘩患者在接受病灶内类固醇注射后显示出良好的效果，另有 1/3 的患者因注射疼痛而拒绝治疗。对于瘢痕疙瘩，注射皮质类固醇后一半患者仍会复发[11]。使用皮质类固醇治疗瘢痕疙瘩可能会出现明显的不良反应，包括皮肤萎缩、类固醇痤疮、毛细血管扩张、皮肤色素改变、溃疡和库欣综合征[13,14]。患者可能因为这些常见的不良反应而要求中止治疗，这也是限制皮质类固醇治疗效果的主要因素[15]。

几十年来，这些疗法一直都是治疗瘢痕的主要手段，即便是在可预见的未来，其中一些疗法也不会被完全取代。但在为严重瘢痕患者提供更好的美容效果和生活质量改善方面，显然还有很大的进步空间。当前瘢痕研究的最终目的是找到更有效、不良反应更少的治疗方法。

新兴药物疗法

博来霉素

博来霉素一种从轮枝链霉菌中提取的细胞毒性抗生素和抗肿瘤药物，Bodokh 和 Burn 于 1996 年首次对其进行了研究[16]。关于其抗瘢痕的具体作用机制尚未达成共识，但研究表明博来霉素可以抑制胶原蛋白的合成[17]，部分原因可能是其能够通过降低赖氨酰氧化酶（一种调节胶原蛋白生成的重要酶）水平来实现抗瘢痕作用[18]。有关博来霉素与传统瘢痕疗法疗效比较的证据存在冲突。Naeini 等[19] 的一项研究发现，对于面积大于 100 mm² 的瘢痕，博来霉素的疗效优于醋酸曲安奈德；然而，最近的一项研究发现，对于 Fitzpatrick 分型为 III 型~V 型的患者，博来霉素与曲安奈德的疗效相当[20]，但博来霉素会出现更严重的皮肤色素沉着。另一项研究报道称，使用博来霉素和皮质类固醇联合治疗取得了良好效果，但同时也观察到了更明显的皮肤萎缩[21]。Manca 及其同事最近研究了一种特别有趣的方法，他们将博来霉素与电穿孔相结合，促进药物透过细胞膜，这种方法对传统治疗无效的增生性瘢痕和瘢痕疙瘩非常有效[22]。总而言之，尽管越来越多的证据表明博来霉素可能在瘢痕治疗中发挥更重要的作用，但关于这种药物的文献仍然相对较少。

干扰素

干扰素能够抑制成纤维细胞合成胶原蛋白，促进胶原酶的产生[23,24]。转化生长因子 TGF-β 是一种与纤维化有关的细胞因子，一项临床研究发现，给患者每周注射 3 次干扰素-α 能够显著改善瘢痕的外观，并伴有血清 TGF-β 水平的下降[25]。Yang 等最近开展的一项研究将人类增生性瘢痕碎片植入到小鼠体内，以客观评估干扰素联合维拉帕米和类固醇注射的疗效。研究人员发现，与单独使用大剂量类固醇相比，联合疗法显著减少了面处成纤维细胞的增生和胶原蛋白的沉积。干扰素在未来瘢痕治疗中的应用是非常振奋人心的，但还需要更多的临床研究来充分阐明其有效性。遗憾的是，干扰素常引发严重的类似于流感的全身性症状[26]，而且高昂的价格也是限制干扰素成为主流瘢痕疗法的因素之一。尽管需要进一步试验来确定干扰素的成本效益，但对于其他治疗方式无效的大面积瘢痕患者，干扰素可能仍然是一个有效的选择[25]。

咪喹莫特

咪喹莫特是一种局部免疫调节剂，可用于治疗多种皮肤病[13,27]。咪喹莫特通过刺激干扰素的生成和调节凋亡基因表达来发挥抗纤维化作用[28]。2015 年的一篇关于使用咪喹莫特治疗增生性瘢痕或瘢痕疙瘩的综述回顾了 10 项研究，其中有 7 项研究显示咪喹莫特对瘢痕疙瘩有显著的治疗效果[29]。这 10 项研究中只有 1 项是随机对照试验，该研究发现使用咪喹莫特与安慰剂在治疗色素痣切除术后患者的伤口方面，疗效无显著差异[30]。在部分皮层烧伤的大鼠模型中，咪喹莫特并没有改善瘢痕的外观，但是可以观察到纤维化的减少和创面边缘的收缩，这提示咪喹莫特在治疗烧伤性瘢痕方面可能效果更好[31]。咪喹莫特可能会导致皮肤色素的变化，有报道指出，咪喹莫特用于治疗婴儿血管瘤后，引起了严重的色素脱失性毁容[32]。与干扰素一样，咪喹莫特是一种相对昂贵的药物[13]。由于目前的研究结论相互矛盾，需要更多的研究来确定咪喹莫特在瘢痕治疗中的安全性和有效性。

丝裂霉素 C

丝裂霉素 C 是一种抗肿瘤抗生素，它最广为人知的作用是抑制 DNA 合成和细胞增殖[33]，可以被用来治疗瘢痕疙瘩。事实上，最近一篇关于丝裂霉素 C 治疗瘢痕的综述报道了 7 项涉及瘢痕疙瘩的案例研究[29]。这些研究通过病灶内注射丝裂霉素 C，或是在瘢痕切除术后局部应用于切口，大部分研究显示了阳性结果，丝裂霉素 C 似乎能够减少瘢痕复发、改善瘢痕外观，大多数患者的满意度都很高。值得注意的是，其中一项研究得出了相反的结论，该研究结果表明丝裂霉素 C 和醋酸曲安奈德治疗瘢痕疙瘩的疗效无统计学差异[34]。一些体外和动物研究表明，丝裂霉素 C 可能只是延缓终末期纤维化的形成，而不会改变瘢痕的严重程度[35,36]。尽管有这些阴性结果，许多研究人员仍然希望丝裂霉素 C 能成为瘢痕治疗策略中一个重要的、更有前景的组成部分。

TGF-β 靶向药物

在治疗瘢痕的新兴药物中，TGF-β 相关药物是最有前景的药物之一。胎儿无瘢痕的组织再生能力引发了学者对 TGF-β 作为瘢痕治疗靶点的初步研究，这种能力似乎与妊娠早期胎儿体内TGF-β3亚型含量较TGF-β1和-β2亚型更高有关[24,37,38]。胎儿中TGF-β1的相对不足可能导致Ⅲ型胶原减少，进而造成胶原纤维直径减小。

TGF-β超家族包含大量的多肽，广泛存在于各种细胞。此外，由于TGF-β信号通路与其他信号通路之间存在着广泛的相互作用网络，所以该通路存在许多信号调节因子和抑制因子。目前有大量尝试通过调节TGF-β通路影响瘢痕进程的药物正在实验中（表17-2）。最受关注的TGF-β相关药物是阿伏特明，这是一种重组人TGF-β3衍生物。在之前的Ⅰ期和Ⅱ期试验中，相较于标准组，阿沃特明改善了瘢痕外观[39-41]，但最终未能在Ⅲ期试验中达到预期要求[39]。对于该研究结果的一个解释是，Ⅲ期试验的药物剂量仅为早期试验剂量的一半[42]。对TGF-β3衍生物的进一步研究可能会阐明阿伏特明未能达到临床目标的原因，并为这些药物的研发提供帮助。

一些研究表明，TGF-β1和TGF-β2在纤维化过程中发挥着更重要的作用[43]。因此，许多直接或间接降低TGF-β1和TGF-β2活性的药物也被认为是治疗瘢痕的潜在方法。这些药物包括甘露糖-6-磷酸、二肽基肽酶Ⅳ抑制剂、Smad3抑制剂、肝细胞生长因子、他莫昔芬、钙调神经磷酸酶抑制剂（如钙调神经磷酸酶和西罗莫司）、肿瘤坏死因子α等[24]。这些药物的作用机制尚不完全清楚，可能还有抑制TGF-β之外的其他作用。大多数药物在早期体外实验、动物模型和小型临床研究中都显示出一定的应用前景。然而，这些数据往往是相互矛盾的，需要进一步研究来证实其有效性。

TGF-β通路的下游靶点也被认为是瘢痕治疗的潜在方法。在这些靶点中，结缔组织生长因子（CTGF）是最广为人知的靶点之一[24,44]，并已被证明在瘢痕疙瘩和增生性瘢痕中过表达[45,46]。利用反义技术降低CTGF水平成功地减少了大鼠模型囊肿形成[47]，在兔模型中减少了增生性瘢痕的形成[48]。CTGF是目前少数处于Ⅰ期和Ⅱ期临床试验的抗瘢痕药物的活性靶点之一。辉瑞公司在收购Excaliard Pharmaceuticals后，继续研究和开发CTGF反义技术EXC-001（纽约，Pfizer，美国）。在3项随机对照Ⅱ期试验中，均显示EXC-001效果优于安慰剂[49,50]。RXi制药公司也在研究将CTGF作为使用RNAi策略的治疗靶点。该公司的产品RXI-109（RXi制药公司，Marlborough，美国）已被证实可以降低CTGF信使RNA（mRNA）的水平且无明显的不良反应，现正处于Ⅰ期早期临床试验[51]。这些候选药物是目前研究最完善的试验性疗法之一，正在进行的Ⅱ期和Ⅲ期试验结果将揭示它们能否在未来的瘢痕治疗中占有一席之地。

表 17-2　TGF-β相关的潜在靶点药物

TGF-β3衍生物
阿伏特明
TGF-β1和TGF-β2抑制剂
甘露糖-6-磷酸
二肽基肽酶Ⅳ抑制剂
Smad3抑制剂
肝细胞生长因子
他莫昔芬
钙神经元抑制剂
肿瘤坏死因子α
肿瘤坏死长因子α
反义CTGF或RNAi
EXC-001
RXi-109

白介素-10

白介素-10（IL-10）是一种广为人知的抗炎细胞因子，与TGF-β一样，也被认为参与了胎儿的无瘢痕创面修复过程[52]。最近的体外实验表明，IL-10通过激活AKT和STAT3通路抑制纤维化[53]。IL-10还可能显著降低胶原蛋

白和 α-平滑肌肌动蛋白的表达，同时增加负责降解细胞外基质的基质金属蛋白酶的表达[54]。成人瘢痕动物模型显示，IL-10 的过表达可以诱导机体产生类似胎儿的愈合方式[55,56]。关于 IL-10 在瘢痕治疗中的研究不如 TGF-β 成熟，也没有大量潜在的药物正在进行试验。Kieran 等[57]报道了 3 项独立实验的结果，每项实验都为 IL-10 在瘢痕治疗中的应用提供了令人鼓舞的结果。首先，与野生型小鼠相比，IL-10 基因敲除小鼠的瘢痕修复能力降低、炎症反应增加；其次，与对照组相比，注射重组人 IL-10 治疗组的瘢痕组织学表现更好，炎症减轻；最后，在他们的双盲随机对照试验中，注射重组人 IL-10 进行治疗的患者瘢痕外观改善，创面周围红斑减少。有趣的是，该组研究人员尝试在有非洲大陆血统的患者身上使用重组 IL-10，但结果显示瘢痕的改善情况与安慰剂相比无统计学差异[58]。研究者由此提出了一个有趣的假设，即 IL-10 及其他瘢痕治疗药物的效果可能因人群不同而有所差异。

A 型肉毒毒素

A 型肉毒毒素（BTA）可以引发横纹肌功能障碍，这一特性可被用来降低皮肤张力[59]。学者认为肉毒毒素治疗瘢痕的可能机制是减少 TGF-β1 的表达与成纤维细胞的增殖[60-62]。肉毒毒素在临床中的应用已有 30 多年，用于治疗斜视和面部皱纹等多种疾病。2009 年的 2 项小样本研究显示，局部注射 BTA 后可以改善增生性瘢痕[60,63]。Wilson 对 80 例瘢痕疙瘩患者进行了研究，这些患者行瘢痕切除手术后给予 5-氟尿嘧啶和肉毒毒素的治疗[64]。Wilson 指出，与其他文献中的数据相比，其研究中的瘢痕疙瘩复发率明显降低。然而，一些体外或体内实验研究并未发现使用 BTA 治疗增生性瘢痕和瘢痕疙瘩具有明显效果[13,65]。在获得更多数据之前，BTA 在瘢痕治疗中的作用仍存在争议[24,66]。

血管紧张素相关多肽

早期的动物研究表明，血管紧张素肽可以加速创面修复，优化创面愈合，最大限度地减少瘢痕形成[67-69]。研究人员致力于寻找那些不会引起血压升高，但具有刺激细胞增殖和血管生成能力的血管紧张素肽。血管紧张素肽 NorLeu3-A（1-7）（Derma Sciences，普林斯顿，新泽西州）在创面愈合和减少瘢痕的筛选研究中表现出了广阔的应用前景[69]。在小鼠的组织学研究中发现，使用 NorLeu3-A（1-7）治疗既能促进创面的胶原沉积，还能促进胶原纤维的篮状排列[70]。在全皮层皮肤损伤的大鼠模型中，该药物能够显著抑制瘢痕的形成，改善瘢痕外观[71]。研究者观察到创面愈合和瘢痕减少的可能机制包括表皮生长因子受体的激活、Mas 受体的上调以及与能量代谢相关的线粒体基因表达量的上调[72]。NorLeu3-A（1-7）已成功完成了针对糖尿病足溃疡的 II 期临床试验[73]，目前正在进行 III 期临床试验。它对烧伤和瘢痕的具体治疗潜力仍处于临床前试验评估阶段。

碱性成纤维细胞生长因子

碱性成纤维细胞生长因子（bFGF）存在于人类羊水中，能够刺激皮肤成纤维细胞的增殖。值得注意的是，bFGF 能够抑制成纤维细胞向肌成纤维细胞的分化，而后者是一种已知在瘢痕疙瘩和增生性瘢痕中重要的终末细胞类型[74]。bFGF 喷雾可显著改善中厚皮片移植后瘢痕的颜色和外观[75]。在小鼠模型中，在人工皮肤或中厚皮片移植后使用 bFGF 与未使用 bFGF 的小鼠相比，bFGF 的使用增加了创面的组织弹性和血液供应[76]。针对 bFGF 吸收过快的问题，Hiwatashi 等[77]的犬模型研究结果显示，bFGF 与胶原蛋白-明胶支架联合应用可以延缓对 bFGF 的吸收。在 Matsumine 最近报道的 9 例患者中，bFGF 喷雾在全皮层皮肤移植后可形成有弹性的瘢痕[78]。目前正在进行的研究也在探索其他高效的 bFGF 给药方法，以提高其在瘢痕治疗中的效果。到目前为止，bFGF 的临床应用只在日本进行了探索，还需要进行更多的研究才能使其在美国和欧洲得到进一步推广的应用[79]。

钠通道阻滞剂

Xu 等[80]最近的一项研究初步表明，钠通道阻滞剂可能成为瘢痕治疗的关键药物靶点。众所周知，创面缺水会使上皮破裂，形成过多的瘢痕，而使用封闭剂和乳膏进行适当的保湿可以减少瘢痕的形成。Xu 等的研究发现，这种现象的一个重要机制可能是因为脱水导致伤口周围的钠浓度增加，进而促进钠离子通过钠通道进入细胞，从而激活促纤维化和促炎途径，如环氧合酶 -2 和前列腺素 E_2 介导的途径。他们在兔耳瘢痕模型中使用阿米洛利（一种上皮钠通道阻滞剂）将平均瘢痕高度指数从 1.42 降至 1.06（1.00 代表没有升高）。这一治疗效果超过了先前使用这种模型实验的药物，包括硅凝胶膜[81]。尽管这种用于预防瘢痕的新靶点仍处于早期试验阶段，但这些结果表明，钠通道阻滞剂可能是一种极具潜力的治疗方式，并可能在一定程度上解释了硅凝胶膜等封闭性敷料的作用机制。

创面的机械支持

一些瘢痕研究人员认为，皮肤纤维化的途径可能过于复杂，而我们目前对这些途径的了解又过于有限，无法准确预测并有效地针对这些途径进行药物治疗[82]。相反，研究运用机械方法调节创面附近皮肤张力来促进创面愈合、减少瘢痕形成可能更加可行。临床医生早已熟知机械张力对创面愈合的影响。例如，外科医生利用对朗格线的认识，使切口与真皮胶原纤维的自然方向一致，从而减少切口张力[83]。机械应力会激发生物反应，包括产生更多的组织支撑结构，如细胞外基质胶原，这也是导致瘢痕纤维化的原因之一[84-87]。研究人员还注意到，胎儿的无瘢痕愈合形式通常发生在低机械应力环境[86]。瘢痕疙瘩周围的张力与瘢痕的发展密切相关，表明机械应力在调节皮肤愈合反应中起关键作用[88]。

事实上，像纸胶布和硅凝胶膜这样的支持性机械黏合剂用来治疗瘢痕已经有 30 多年历史[10,82]，它们可以减少创面张力，保持创面湿润。然而，张力影响瘢痕形成的确切机制仍存在争议，尚需进一步研究。因此，目前研究者还不明确哪些工具能提供最佳数量和质量的机械支持，许多瘢痕治疗方法还在试验中。Embrace 装置（Neodyne Biosciences，门洛帕克，美国加州）是一款很有前景的产品，Longaker 等[89]的一项随机对照试验表明，该装置能够显著减少腹部整形术后瘢痕的形成。研究人员发现，与采用现有的标准的瘢痕疗法相比，接受 Embrace 装置治疗的患者瘢痕外观有显著改善，这一结论也得到了所有参与的外科医生的认可。

PICO（Smith & Nephew，伦敦，英国）一次性创面负压治疗装置是另一种用于瘢痕预防的机械支持装置。它是一种便捷的工具，结合了硅凝胶膜和电池供电的负压吸引装置，可用于清除创面区域的渗出物，特别适用于创伤患者[90,91]。研究表明，创面的负压会对创面床产生许多影响，包括刺激肉芽组织、血管生成以及创面收缩[91]。在一项包含 3 例瘢痕疙瘩患者的病例系列研究中，患者使用 PICO 治疗 1 个月后，瘢痕疙瘩的厚度平均减少了 43.8%，温哥华瘢痕量表和视觉模拟量表评分结果显示其外观也得到了改善[92]。使用这些机械支持治疗的一个问题是在耳垂等解剖轮廓不规则区域应用时难度较大。

干细胞疗法

如前所述，胎儿创面在愈合过程中不会留下瘢痕。许多研究人员不再研究无瘢痕愈合的单个分子信号通路，而是研究如何利用表达这些无瘢痕愈合信号通路的干细胞[93]。研究的关键问题之一是识别哪些干细胞生态位与创面愈合通路相关。到目前为止，骨髓间充质干细胞在这方面最受关注，因为它们能够迁移到损伤区域并参与创面愈合（表 17-3）[94]。最近的多项动物模型实验表明，间充质干细胞移植可以显著减少瘢痕形成[95-98]。一项小型病例系列研究纳入了 3 例接受骨髓间充质干细胞治疗的慢性创面患者，结果显示瘢痕在组织学和外观上均有所改善[99]。

最近，脂肪干细胞在瘢痕治疗领域也受到了关注。与骨髓来源干细胞相比，脂肪干细胞更容易通过微创技术大量获取[94]。尽管脂肪干细胞可能不如骨髓干细胞有效，但最近的一项大鼠声带瘢痕模型显示，脂肪干细胞在减少瘢痕及其周围的胶原蛋白沉积方面与骨髓来源干细胞相似[100]。在猪瘢痕模型中进行的一项研究表明，局部注射脂肪干细胞可以显著改善瘢痕的大小、柔韧度和颜色[101]。Uysal 等[102] 的研究得出了与之矛盾的结果，其结果显示虽然脂肪和骨髓干细胞都可以加快创面的愈合时间，但也导致大鼠的瘢痕体积增加。这表明脂肪源性干细胞在瘢痕治疗中的效果可能存在个体差异，需要进一步的研究来明确其作用机制和最佳应用方案。

表 17-3　间充质干细胞的不同之处

骨髓来源	脂肪来源
+研究更多	+提取时的侵入性较小
+潜力更大	+丰富，可以大量提取
−侵入性提取	−潜力稍弱
−需要克隆扩增	−研究较少

注：+ 代表优点；− 代表缺点

脂肪移植已被成功地用于改善瘢痕的外观[103-105]，其作用机制可能与脂肪中存在脂肪干细胞有关[103,105]。Klinger 等[106] 研究发现，脂肪移植可以显著改善严重烧伤导致的增生性瘢痕。由于提取的脂肪中有丰富的脂肪干细胞，因此脂肪移植的一个发展方向是尽可能地使用富含干细胞的脂肪提取物。Reckhenrick 等[107] 报道了他们使用富含脂肪干细胞的外科缝线进行缝合的新思路。虽然他们在体外创面模型中证明了这项技术的可行性，但还需要进一步的试验来确定这种缝合线在临床上是否有效。总之，尽管干细胞在无瘢痕愈合方面潜力巨大，但显然还需要更多的研究进一步明确皮肤中干细胞群的多样性及其功能生态位，并确定将这一知识应用于临床的实用方法。目前，干细胞在人体上进行的试验还比较少，尚无法明确其在瘢痕治疗中的有效性。

激光治疗的进展

激光疗法无疑是近年来瘢痕治疗领域发展最快和最具影响力的方法之一，它可能是创伤和烧伤性瘢痕的最佳治疗方式[3]。美国军方报道称，激光疗法是目前可用于治疗战时创伤性瘢痕最有力的工具[108,109]。激光修复瘢痕的基本原理是通过精确的模式传递热能，对组织造成可控的损伤，从而促进理想的无瘢痕愈合和组织重塑。激光疗法并不是瘢痕治疗的新方向，但仍有必要进一步了解针对特定类型的瘢痕可选择的最佳激光类型、特点和治疗方案。血管性激光、点阵激光、全视野激光、剥脱性激光和非剥脱性激光都是临床医生的工具，医生应根据每个患者的具体情况进行合理地选择。一般来说，剥脱性点阵激光治疗增生性瘢痕的整体效果最好[108-110]，而血管性激光和全剥脱性激光因为其效果有限、可能造成过度的组织损伤，不适合大面积的瘢痕[108]。最近的一项重要进展是该领域专家发表了一份共识，该共识根据当前的研究和临床经验提供了一个优化激光使用的算法[110]。

一些研究人员也在尝试使用激光来增强外用药物的递送效果，由于皮肤屏障的存在，这些药物经皮生物利用度非常低。激光可以去除皮肤的外层角质层、表皮和真皮层，以暴露更容易吸收药物的皮肤深层[111]。Waibel 等[112] 最近的一项研究探讨了在烧伤、创伤和手术后造成的增生性瘢痕患者中使用点阵激光来协助皮质类固醇的递送。结果显示,尽管未设置对照组,但这些瘢痕在外观上有显著改善。

随着越来越多的研究阐明激光治疗的理想方案,专家建议也会随着时间的推移而不断更新,从而为患者带来更理想的治疗效果。关于激光治疗方案之间的细微差别和该领域最新进展的全面讨论超出了本章范围,相关内容可以在其他章节看到(见第12章和第15章)。

结 论

传统的瘢痕治疗不尽如人意,面对复杂的创伤性和烧伤性瘢痕时更是如此,临床医生迫切希望改进和补充病灶内注射皮质类固醇和硅凝胶膜等传统方法,甚至期望能逐步淘汰这些传统治疗方法。本章讨论的一些替代方案可能为患者提供了更多获益,但还需要进一步的研究和探索。大多数新兴疗法仍缺乏足够的证据,无法在临床上广泛开展[39],目前的研究中最大的缺陷之一是缺乏随机对照试验来比较不同治疗策略之间的优效性[2]。尽管目前有大量潜在的候选疗法正在进行临床前试验,但在Ⅱ期和Ⅲ期临床试验中得到阳性结果的药物和设备相对较少。然而,研究人员正在进行的试验思路和创新观点显示出了巨大的前景。到目前为止,瘢痕的治疗在总体上获得了振奋人心的初步结果。瘢痕管理的前景是乐观的,随着研究的不断深入,将会有更多高效、安全的瘢痕疗法供患者选择。

(王运帷 译)

参考文献

[1] Mustoe TA, Cooter RD, Gold MH, et al. International clinical recommendations on scar management. Plast Reconstr Surg, 2002, 110(2): 560–571.

[2] Reish RG, Eriksson E. Scars: a review of emerging and currently available therapies. Plast Reconstr Surg, 2008, 122(4): 1068–1078.

[3] Waibel JS, Rudnick A. Current trends and future considerations in scar treatment. Semin Cutan Med Surg, 2015, 34(1): 13–16.

[4] Lawrence JW, Mason ST, Schomer K, et al. Epidemiology and impact of scarring after burn injury: A systematic review of the literature. J Burn Care Res, 2012, 33(1): 136–146.

[5] Gold MH, McGuire M, Mustoe TA, et al. Updated international clinical recommendations on scar management: Part 2–algorithms for scar prevention and treatment. Dermatol Surg, 2014, 40(8): 825–831.

[6] Ledon JA, Savas J, Franca K, et al. Intralesional treatment for keloids and hypertrophic scars: a review. Dermatol Surg, 2013, 39(12): 1745–1757.

[7] Meaume S, Le Pillouer-Prost A, Richert B, et al. Management of scars: Updated practical guidelines and use of silicones. Eur J Dermatol, 2014, 24(4): 435–443.

[8] O'Brien L, Jones DJ. Silicone gel sheeting for preventing and treating hypertrophic and keloid scars. Cochrane Database Syst Rev, 2013, 9: CD003826.

[9] Braam KI, Kooijmans EC, van Dulmen-den Broeder E, et al. No efficacy for silicone gel sheeting in prevention of abnormal scar formation in children with cancer: A randomized controlled trial. Plast Reconstr Surg, 2015, 135(4): 1086–1094.

[10] Bleasdale B, Finnegan, S, Murray, K, et al. The use of silicone adhesives for scar reduction. Adv Wound Care (New Rochelle), 2015, 4(7): 422–430.

[11] Niessen FB, Spauwen PH, Schalkwijk J, et al. On the nature of hypertrophic scars and keloids: a review. Plast Reconstr Surg, 1999, 104(5): 1435–1458.

[12] Muneuchi G, Suzuki S, Onodera M, et al. Long-term outcome of intralesional injection of triamcinolone acetonide for the treatment of keloid scars in Asian patients. Scand J Plast Reconstr Surg Hand Surg, 2006, 40(2): 111–116.

[13] Gauglitz GG. Management of keloids and hypertrophic scars: Current and emerging options. Clin Cosmet Investig Dermatol, 2013, 6: 103–114.

[14] Trisliana Perdanasari A, Lazzeri D, Su W, et al. Recent developments in the use of intralesional injections keloid treatment. Arch Plast Surg, 2014, 41(6): 620–629.

[15] Wang XQ, Liu YK, Qing C, et al. A review of the effectiveness of antimitotic drug injections for hypertrophic scars and keloids. Ann Plast Surg, 2009, 63(6): 688–692.

[16] Bodokh I, Brun P. Treatment of keloid with intralesional bleomycin. Ann Dermatol Venereol, 1996, 123(12): 791–794.

[17] Saray Y, Gulec AT. Treatment of keloids and hypertrophic scars with dermojet injections of bleomycin: a preliminary study. Int J Dermatol, 2005, 44(9): 777–784.

[18] Yeowell HN, Marshall MK, Walker LC, et al. Regulation of lysyl oxidase mRNA in dermal fibroblasts from normal donors and patients with inherited connective tissue disorders. Arch Biochem Biophys, 1994, 308(1): 299–305.

[19] Naeini FF, Najafian J, Ahmadpour K. Bleomycin tattooing as a promising therapeutic modality in large keloids and hypertrophic scars. Dermatol Surg, 2006, 32(8): 1023-1029; discussion 1029–1030.

[20] Payapvipapong K, Niumpradit N, Piriyanand C, et al. The treatment of keloids and hypertrophic scars with intralesional bleomycin in skin of color. J Cosmet Dermatol, 2015, 14(1): 83–90.

[21] Camacho-Martinez FM, Rey ER, Serrano FC, et al. Results of a combination of bleomycin and triamcinolone acetonide in the treatment of keloids and hypertrophic scars. An Bras Dermatol, 2013, 88(3): 387–394.

[22] Manca G, Pandolfi P, Gregorelli C, et al. Treatment of keloids and hypertrophic scars with bleomycin and electroporation. Plast Reconstr Surg, 2013, 132(4): 621e–630e.

[23] Jimenez SA, Freundlich B, Rosenbloom J. Selective inhibition of human diploid fibroblast collagen synthesis by interferons. J Clin Invest, 1984, 74(3): 1112–1116.

[24] Arno AI, Gauglitz GG, Barret JP, et al. Up-to-date approach to manage keloids and hypertrophic scars: A useful guide. Burns, 2014, 40(7): 1255–1266.

[25] Tredget EE, Levi B, Donelan MB. Biology and principles of scar management and burn reconstruction. Surg Clin North Am, 2014, 94(4): 793–815.

[26] Leventhal D, Furr M, Reiter D. Treatment of keloids and hypertrophic scars: A meta-analysis and review of the literature. Arch Facial Plast Surg, 2006, 8(6): 362–368.

[27] Berman B. Imiquimod: A new immune response modifier for the treatment of external genital warts and other diseases in dermatology. Int J Dermatol, 2002, 41(Suppl 1): 7–11.

[28] Zurada JM, Kriegel D, Davis IC. Topical treatments for hypertrophic scars. J Am Acad Dermatol, 2006, 55(6): 1024–1031.

[29] Sidgwick GP, McGeorge D, Bayat A. A comprehensive evidence-based review on the role of topicals and dressings in the management of skin scarring. Arch Dermatol Res, 2015, 307(6): 461–477.

[30] Berman B, Frankel S, Villa AM, et al. Double-blind, randomized, placebo-controlled, prospective study evaluating the tolerability and effectiveness of imiquimod applied to postsurgical excisions on scar cosmesis. Dermatol Surg, 2005, 31(11 Pt 1): 1399–1403.

[31] de Mesquita CJ, Leite JA, Fechine FV, et al. Effect of imiquimod on partial-thickness burns. Burns, 2010, 36(1): 97–108.

[32] Qiu Y, Ma G, Lin X, et al. Treating protruding infantile hemangiomas with topical imiquimod 5% cream caused severe local reactions and disfiguring scars. Pediatr Dermatol, 2013, 30(3): 342–347.

[33] Kleinerman R, Kilmer SL, Chotzen VA. Mitomycin C in the treatment of keloids: a case and review. J Drugs Dermatol, 2013, 12(6): 701–703.

[34] Sanders KW, Gage-White L, Stucker FJ. Topical mitomycin C in the prevention of keloid scar recurrence. Arch Facial Plast Surg, 2005, 7(3): 172–175.

[35] Ribeiro Fde A, Guaraldo L, Borges Jde P, et al. Clinical and histological healing of surgical wounds treated with mitomycin C. Laryngoscope, 2004, 114(1): 148–152.

[36] Simman R, Alani H, Williams F. Effect of mitomycin C on keloid fibroblasts: An in vitro study. Ann Plast Surg, 2003, 50(1): 71–76.

[37] Rolfe KJ, Richardson J, Vigor C, et al. A role for TGF-beta1-induced cellular responses during wound healing of the non-scarring early human fetus? J Invest Dermatol, 2007, 127(11): 2656–2667.

[38] Walraven M, Gouverneur M, Middelkoop E, et al. Altered TGF-beta signaling in fetal fibroblasts: What is known about the underlying mechanisms? Wound Repair Regen, 2014, 22(1): 3–13.

[39] Gold MH, Berman B, Clementoni MT, et al. Updated international clinical recommendations on scar management: Part 1–evaluating the evidence. Dermatol Surg, 2014, 40(8): 817–824.

[40] Durani P, Occleston N, O'Kane S, et al. Avotermin: anovel antiscarring agent. Int J Low Extrem Wounds, 2008, 7(3): 160–168.

[41] Young VL, Bush J, O'Kane S. A new approach for the prophylactic improvement of surgical scarring: avotermin (TGF beta 3). Clin Plast Surg, 2009, 36(2): 307–313, viii.

[42] Little JA, Murdy R, Cossar N, et al. TGF beta 3 immunoassay standardization: Comparison of NIBSC reference preparation code 98/608 with avotermin lot 205-0505-005. J Immunoassay Immunochem, 2012, 33(1): 66–81.

[43] Kamath VV, Krishnamurthy S, Satelur KP, et al. Transforming growth factor-beta1 and TGF-beta2 act synergistically in the fibrotic pathway in oral submucous fibrosis: an immunohistochemical observation. Indian J Med Paediatr Oncol, 2015, 36(2): 111–116.

[44] Wang YW, Liou NH, Cherng JH, et al. siRNA-targeting transforming growth factor-beta type I receptor reduces wound scarring and extracellular matrix deposition of scar tissue. J Invest Dermatol, 2014, 134(7): 2016–2025.

[45] Daniels JT, Schultz GS, Blalock TD, et al. Mediation of transforming growth factor-beta(1)-stimulated matrix contraction by fibroblasts: a role for connective tissue growth factor in contractile scarring. Am J Pathol, 2003, 163(5): 2043–2052.

[46] Colwell AS, Phan TT, Kong W, et al. Hypertrophic scar fibroblasts have increased connective tissue growth factor expression after transforming growth factor-beta stimulation. Plast Reconstr Surg, 2005, 116(5): 1387–1390; discussion 1391–1382.

[47] Mazaheri MK, Schultz GS, Blalock TD, et al. Role of connective tissue growth factor in breast implant elastomer capsular formation. Ann Plast Surg, 2003, 50(3): 263–268; discussion 268.

[48] Sisco M, Kryger ZB, O'Shaughnessy KD, et al. Antisense inhibition of connective tissue growth factor (CTGF/CCN2) mRNA limits hypertrophic scarring without affecting wound healing in vivo. Wound Repair Regen, 2008, 16(5): 661–673.

[49] Levinson H. A paradigm of fibroblast activation and dermal wound contraction to guide the development of therapies for chronic wounds and pathologic scars. Adv Wound Care (New Rochelle), 2013, 2(4): 149–159.

[50] Galiano RD. An antisense oligonucleotide (EXC 001) targeting connective tissue growth factor reduces skin scarring associated with abdominoplasty and reduces CTGF expression. Plast Reconstr Surg, 2011, 128(suppl 4S): 45.

[51] Libertine L, Cauwenbergh G, Bulock K, et al. RXI-109 reduces a key component of dermal scarring, connective tissue growth factor mRNA, in a multidose phase 1 clinical trial. J Am Acad Dermatol, 2014, 70(5): AB196.

[52] Liechty KW, Kim HB, Adzick NS, et al. Fetal wound repair results in scar formation in interleukin-10-deficient mice in a syngeneic murine model of scarless fetal wound repair. J Pediatr Surg, 2000, 35(6): 866–872; discussion 872–863.

[53] Shi J, Li J, Guan H, et al. Anti-fibrotic actions of interleukin-10 against hypertrophic scarring by activation of PI3K/AKT and STAT3 signaling pathways in scar-forming fibroblasts. PLoS One, 2014, 9(5): e98228.

[54] Shi JH, Guan H, Shi S, et al. Protection against TGF-beta1-induced fibrosis effects of IL-10 on dermal fibroblasts and its potential therapeutics for the reduction of skin scarring. Arch Dermatol Res, 2013, 305(4): 341–352.

[55] Peranteau WH, Zhang L, Muvarak N, et al. IL-10 overexpression decreases inflammatory mediators and promotes regenerative healing in an adult model of scar formation. J Invest Dermatol, 2008, 128(7): 1852–1860.

[56] Wise LM, Stuart GS, Real NC, et al. Orf virus IL-10 accelerates wound healing while limiting inflammation and scarring. Wound Repair Regen, 2014, 22(3): 356–367.

[57] Kieran I, Knock A, Bush J, et al. Interleukin-10 reduces scar formation in both animal and human cutaneous wounds: Results of two preclinical and phase II randomized control studies. Wound Repair Regen, 2013, 21(3): 428–436.

[58] Kieran I, Taylor C, Bush J, et al. Effects of interleukin-10 on cutaneous wounds and scars in humans of African continental ancestral origin. Wound Repair Regen, 2014, 22(3): 326–333.

[59] Gassner HG, Sherris DA, Otley CC. Treatment of facial wounds with botulinum toxin A improves cosmetic outcome in primates. Plast Reconstr Surg, 2000, 105(6): 1948-1953; discussion 1954–1945.

[60] Xiao Z, Zhang F, Cui Z. Treatment of hypertrophic scars with intralesional botulinum toxin type A injections: a preliminary report. Aesthetic Plast Surg, 2009, 33(3): 409–412.

[61] Wang XX, Chen X, Xiao ZB. Effects of botulinum toxin type A on expression of genes in keloid fibroblasts. Aesthet Surg J, 2014, 34(1): 154–159.

[62] Jeong HS, Lee BH, Sung HM, et al. Effect of botulinum toxin type A on differentiation of fibroblasts derived from scar tissue. Plast Reconstr Surg, 2015, 136(2): 171e–178e.

[63] Xiao ZB, Zhang MB. Intralesional botulinum toxin type A injection as a new treatment measure for keloids. Plast Reconstr Surg, 2009, 124(5): 275e–277e.

[64] Wilson AM. Eradication of keloids: surgical excision followed by a single injection of intralesional 5-fluorouracil and botulinum toxin. Can J Plast Surg, 2013, 21(2): 87–91.

[65] Haubner F, Leyh M, Ohmann E, et al. Effects of botulinum toxin A on patient-specific keloid fibroblasts in vitro. Laryngoscope, 2014, 124(6): 1344–1351.

[66] Freshwater MF. Botulinum toxin for scars: can it work, does it work, is it worth it? J Plast Reconstr Aesthet Surg, 2013, 66(3): e92–93.

[67] Rodgers K, Abiko M, Girgis W, et al. Acceleration of dermal tissue repair by angiotensin II. Wound Repair Regen, 1997, 5(2): 175–183.

[68] Rodgers K, Xiong S, Felix J, et al. Development of angiotensin (1-7) as an agent to accelerate dermal repair. Wound Repair egen, 2001, 9(3): 238–247.

[69] Rodgers KE, Espinoza T, Felix J, et al. Acceleration of healing, reduction of fibrotic scar, and normalization of tissue architecture by an angiotensin analogue, NorLeu3-A(1-7). Plast Reconstr Surg, 2003, 111(3): 1195–1206.

[70] Rodgers KE, Roda N, Felix JE, et al. Histological evaluation of the effects of angiotensin peptides on wound repair in diabetic mice. Exp Dermatol, 2003, 12(6): 784–790.

[71] Rodgers KE, Ellefson DD, Espinoza T, et al. Effect of NorLeu3-A(1-7) on scar formation over time after full-thickness incision injury in the rat. Wound Repair Regen, 2005, 13(3): 309–317.

[72] Rodgers KE, Bolton LL, Verco S, et al. NorLeu-angiotensin (1-7) [DSC127] as a therapy for the healing of diabetic foot ulcers. Adv Wound Care (New Rochelle), 2015, 4(6): 339–345.

[73] Balingit PP, Armstrong DG, Reyzelman AM, et al. NorLeu3-A(1-7) stimulation of diabetic foot ulcer healing: Results of a randomized, parallel-group, double-blind, placebo-controlled phase 2 clinical trial. Wound Repair Regen, 2012, 20(4): 482–490.

[74] Akita S, Akino K, Hirano A. Basic fibroblast growth factor in scarless wound healing. Adv Wound Care (New Rochelle), 2013, 2(2): 44–49.

[75] Akita S, Akino K, Yakabe A, et al. Basic fibroblast growth factor is beneficial for postoperative color uniformity in split-thickness skin grafting. Wound Repair Regen, 2010, 18(6): 560–566.

[76] Hamuy R, Kinoshita N, Yoshimoto H, et al. One-stage, simultaneous skin grafting with artificial dermis and basic fibroblast growth factor successfully improves elasticity with maturation of scar formation. Wound Repair Regen, 2013, 21(1): 141–154.

[77] Hiwatashi N, Hirano S, Mizuta M, et al. The efficacy of a novel collagen-gelatin scaffold with basic fibroblast growth factor for the treatment of vocal fold scar. J Tissue Eng Regen Med, 2015, 124(2): 116–25.

[78] Matsumine H. Treatment of skin avulsion injuries with basic fibroblast growth factor. Plast Reconstr Surg Glob Open, 2015, 3(4): e371.

[79] Zielins ER, Brett EA, Luan A, et al. Emerging drugs for the treatment of wound healing. Expert Opin Emerg Drugs, 2015, 20(2): 35–246.

[80] Xu W, Hong SJ, Zeitchek M, et al. Hydration status regulates sodium flux and inflammatory pathways through epithelial sodium channel (ENaC) in the skin. J Invest Dermatol, 2015, 135(3): 796–806.

[81] Saulis AS, Chao JD, Telser A, et al. Silicone occlusive treatment of hypertrophic scar in the rabbit model. Aesthet Surg J, 2002, 22(2): 147–153.

[82] Walmsley GG, Maan ZN, Wong VW, et al. Scarless wound healing: Chasing the holy grail. Plast Reconstr Surg, 2015, 135(3): 907–917.

[83] Silver FH, Siperko LM, Seehra GP. Mechanobiology of force transduction in dermal tissue. Skin Res Technol, 2003, 9(1): 3–23.

[84] Kuang R, Wang Z, Xu Q, et al. Influence of mechanical stimulation on human dermal fibroblasts derived from different body sites. Int J Clin Exp Med, 2015, 8(5): 7641–7647.

[85] Rustad KC, Wong VW, Gurtner GC. The role of focal adhesion complexes in fibroblast mechanotransduction during scar formation. Differentiation, 2013, 86(3): 87–91.

[86] Aarabi S, Bhatt KA, Shi Y, et al. Mechanical load initiates hypertrophic scar formation through decreased cellular apoptosis. FASEB J, 2007, 21(12): 3250–3261.

[87] Derderian CA, Bastidas N, Lerman OZ, et al. Mechanical strain alters gene expression in an in vitro model of hypertrophic scarring. Ann Plast Surg, 2005, 55(1): 69–75; discussion 75.

[88] Akaishi S, Akimoto M, Ogawa R, et al. The relationship between keloid growth pattern and stretching tension: Visual analysis using the finite element method. Ann Plast Surg, 2008, 60(4): 445–451.

[89] Longaker MT, Rohrich RJ, Greenberg L, et al. A randomized controlled trial of the embrace advanced scar therapy device to reduce incisional scar formation. Plast Reconstr Surg, 2014, 134(3): 536–546.

[90] Jeffery SL. Advanced wound therapies in the management of severe military lower limb trauma: a new perspective. Eplasty, 2009, 9: e28.

[91] Payne C, Edwards D. Application of the single use negative pressure wound therapy device (PICO) on a heterogeneous group of surgical and traumatic wounds. Eplasty, 2014, 14: e20.

[92] Fraccalvieri M, Sarno A, Gasperini S, et al. Can single use negative pressure wound therapy be an alternative method to manage keloid scarring? A preliminary report of a clinical and ultrasound/colour-power-doppler study. Int Wound J, 2013, 10(3): 340–344.

[93] Buchanan EP, Longaker MT, Lorenz HP. Fetal skin wound healing. Adv Clin Chem, 2009, 48: 137–161. DOI: 10.1016/s0065-2423(09)48006-5.

[94] Hu MS, Maan ZN, Wu JC, et al. Tissue engineering and regenerative repair in wound healing. Ann Biomed Eng, 2014, 42(7): 1494–1507.

[95] Li Z, Wang H, Yang B, et al. Three-dimensional graphene foams loaded with bone marrow derived mesenchymal stem cells promote skin wound healing with reduced scarring. Mater Sci Eng C Mater Biol Appl, 2015, 57: 181–188.

[96] Lam MT, Nauta A, Meyer NP, et al. Effective delivery of stem cells using an extracellular matrix patch results in increased cell survival and proliferation and reduced scarring in skin wound healing. Tissue Eng Part A, 2013, 19(5-6): 738–747.

[97] Zhang JY, Guan JJ, Niu X, et al. Exosomes released from human induced pluripotent stem cells-derived MSCs facilitate cutaneous wound healing by promoting collagen synthesis and angiogenesis. J Transl Med, 2015, 13: 49. DOI: 10.1186/s12967-015-0417-0.

[98] Liu SY, Jiang L, Li HJ, et al. Mesenchymal stem cells prevent hypertrophic scar formation via inflammatory regulation when undergoing apoptosis. J Invest Dermatol, 2014, 134(10): 2648–2657.

[99] Badiavas EV, Falanga V. Treatment of chronic wounds with bone marrow-derived cells. Arch Dermatol, 2003, 139(4): 510–516.

[100] Hiwatashi N, Hirano S, Mizuta M, et al. Adipose-derived stem cells versus bone marrow-derived stem cells for vocal fold regeneration. Laryngoscope, 2014, 124(12): E461–469.

[101] Yun IS, Jeon YR, Lee WJ, et al. Effect of human adipose derived stem cells on scar formation and remodeling in a pig model: a pilot study. Dermatol Surg, 2012, 38(10): 1678–1688.

[102] Uysal CA, Tobita M, Hyakusoku H, et al. The effect of bone-marrow-derived stem cells and adipose-derived stem cells on wound contraction and epithelization. Adv Wound Care (New Rochelle), 2014, 3(6): 405–413.

[103] Piccolo NS, Piccolo MS, Piccolo MT. Fat grafting for treatment of burns, burn scars, and other difficult wounds. Clin Plast Surg, 2015, 42(2): 263–283.

[104] Mazzola IC, Cantarella G, Mazzola RF. Management of tracheostomy scar by autologous fat transplantation: a minimally invasive new approach. J Craniofac Surg, 2013, 24(4): 1361–1364.

[105] Klinger M, Caviggioli F, Klinger FM, et al. Autologous fat graft in scar treatment. J Craniofac Surg, 2013, 24(5): 1610–1615.

[106] Klinger M, Marazzi M, Vigo D, et al. Fat injection for cases of severe burn outcomes: A new perspective of scar remodeling and reduction. Aesthetic Plast Surg, 2008, 32(3): 465–469.

[107] Reckhenrich AK, Kirsch BM, Wahl EA, et al. Surgical sutures filled with adipose-derived stem cells promote wound healing. PLoS One, 2014, 9(3): e91169.

[108] Shumaker PR. Laser tratment of traumatic scars: A military perspective. Semin Cutan Med Surg, 2015, 34(1): 17–23.

[109] Uebelhoer NS, Ross EV, Shumaker PR. Ablative fractional resurfacing for the treatment of traumatic scars and contractures. Semin Cutan Med Surg, 2012, 31(2): 110–120.

[110] Anderson RR, Donelan MB, Hivnor C, et al. Laser treatmentof traumatic scars with an emphasis on ablative fractional laser resurfacing: Consensus report. JAMA Dermatol, 2014, 150(2): 187–193.

[111] Sklar LR, Burnett CT, Waibel JS, et al. Laser assisted drug delivery: A review of an evolving technology. Lasers Surg Med, 2014, 46(4): 249–262.

[112] Waibel JS, Wulkan AJ, Shumaker PR. Treatment of hypertrophic scars using laser and laser assisted corticosteroid delivery. Lasers Surg Med, 2013, 45(3): 135–140.